Ghirlandaio

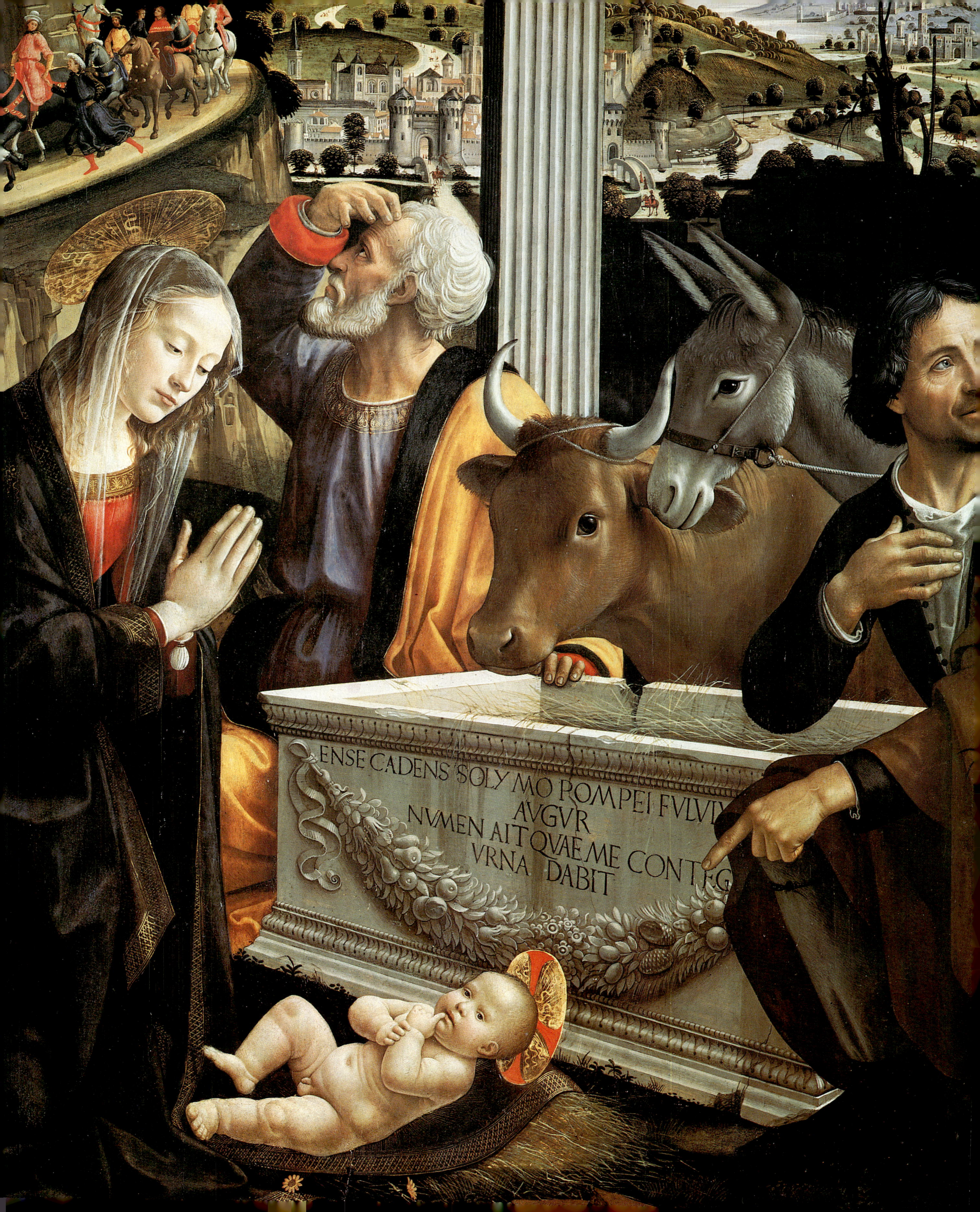
ENSE CADENS SOLYMO POMPEI FVLVIVS
AVGVR
NVMEN AIT QVAE ME CONTEG
VRNA DABIT

Andreas Quermann

Domenico di Tommaso di Currado Bigordi

Ghirlandaio

1449–1494

KÖNEMANN

Frontispiz
1 *Anbetung der Hirten* (Detail Abb. 59)

Bonner Straße 126, D-50968 Köln

Art Director: Peter Feierabend
Projektleitung: Sally Bald, Ute E. Hammer
Redaktion: Ute E. Hammer
Redaktionsassistenz: Jeannette Fentroß
Projektassistenz: Susanne Hergarden
Lektorat: Anne Mueller von der Haegen
Layout: Andi Huck
Herstellungsleitung: Detlev Schaper
Lithographie: Omniscanners, Mailand
Druck und Bindung: Neue Stalling, Oldenburg
Printed in Germany

ISBN 3-8290-0690-X

Inhalt

Einleitung

2 *Vertreibung Joachims aus dem Tempel* (Detail)
1486–1490
Fresko
Cappella Tornabuoni, S. Maria Novella, Florenz

Am Rande einer religiösen Erzählung zeigt sich Domenico Ghirlandaio in selbstbewußter Pose. Ganz rechts blickt er den Bildbetrachter an und deutet mit der rechten Hand stolz auf seine Brust. Vasari sieht in der Rückenfigur vor ihm den Bruder Davide; der Schwager Sebastiano Mainardi stehe hinter seinem Meister. Gemeinsam arbeiteten sie in der großen Werkstatt Ghirlandaios. Das Familienbild wird angeblich durch Tommaso Bigordi, den Vater Domenicos, ergänzt.

Der Maler Domenico Ghirlandaio wurde bereits 1494 im Alter von nur fünfundvierzig Jahren in seiner Heimatstadt Florenz von der Pest dahingerafft. Er galt als einer der berühmtesten Künstler seiner Zeit und war der Künstlerlegende nach Lehrer Michelangelos. Die wichtigsten Persönlichkeiten aus Gesellschaft, Politik und Kirche hatten ihn mit Tafelbildern und Fresken beauftragt. Einflußreiche Familien ließen sich von Ghirlandaio und seiner Werkstatt ihre Privatkapellen mit monumentalen Freskenzyklen und großen Tafelbildern ausstatten. Einige dieser bis heute komplett erhaltenen Ensembles gehören zu den bedeutendsten Monumenten der italienischen Frührenaissance, die mit Ghirlandaio ihrem Ende zuging.

Die meisten Werke Ghirlandaios befinden sich bis heute in Florenz. In der Stadt am Arno führte er eine vielbeschäftigte Werkstatt, in der sein Schwager Sebastiano Mainardi sowie seine Brüder Benedetto und Davide, der vor allem die kaufmännische Leitung übernommen haben soll, mitwirkten (Abb. 2). Es handelte sich also um einen Familienbetrieb, was eine nicht seltene Art künstlerischer Arbeitsteilung war. Obwohl auch andere Hände an den Werken der Werkstatt mitgewirkt hatten, galten sie den Zeitgenossen als »echte Ghirlandaios«, ein Markenzeichen für hervorragende Qualität.

Eigentlich führte Ghirlandaio den bürgerlichen Namen Domenico di Tommaso di Currado Bigordi. Der berühmte Kunstliterat Vasari erzählt in Ghirlandaios Lebensbeschreibung, wie dieser zu seinem Künstlernamen »Ghirlandaio« gelangt sei: Domenicos Vater habe als Goldschmiedemeister einen Kopfschmuck aus metallenen Blumenkränzen für die feinen Frauen der Stadt erfunden. Dieser Schmuck sei so beliebt gewesen, daß der Goldschmied den Beinamen »der Kranzbinder, il Ghirlandaio« erhielt, den seine Söhne erbten. In den erhaltenen Grundbüchern wird Domenicos Vater allerdings als Händler oder Makler geführt.

Der Anekdote Vasaris zufolge sollte Domenico als ältester Sohn ebenfalls das Goldschmiedehandwerk erlernen, um die Werkstatt des Vaters übernehmen zu können. Doch er habe die Kunst des Zeichnens bevorzugt und die an der Werkstatt vorübergehenden Leute skizziert, statt zu arbeiten. So soll Domenico schon früh seine Fähigkeit als Porträtist entwickelt haben. Endlich gestattete ihm der Vater, Malkunst sowie Mosaiktechnik wahrscheinlich bei Alessio Baldovinetti zu erlernen. Später verbrachte Ghirlandaio vermutlich einige Zeit in Verrocchios Werkstatt, aus der einige der berühmtesten Maler der Epoche hervorgingen: Lorenzo di Credi, Sandro Botticelli, Perugino und Leonardo da Vinci. Wie Leonardo wurde auch Ghirlandaio am Ende der Ausbildung 1472 in die Florentiner Bruderschaft des Hl. Lukas, eine Art Malergilde, aufgenommen.

Als Zeitgenosse der schon berühmten Künstler Domenico Veneziano, Piero della Francesca und Andrea del Castagno fügt sich Domenico Ghirlandaio in eine Reihe herausragender Maler der Frührenaissance ein. Er kann sich durchaus mit den etwa gleichaltrigen Künstlerkollegen und Konkurrenten Botticelli und Perugino messen, die ihn überlebten und zusammen mit Leonardo da Vinci den Übergang zur Hochrenaissance um 1500 markieren. Ghirlandaio gehört also zur letzten Malergeneration der Frührenaissance. Im 16. Jahrhundert sollte dann mit Raffael, Michelangelo und Tizian die Renaissance ihren Höhepunkt erreichen.

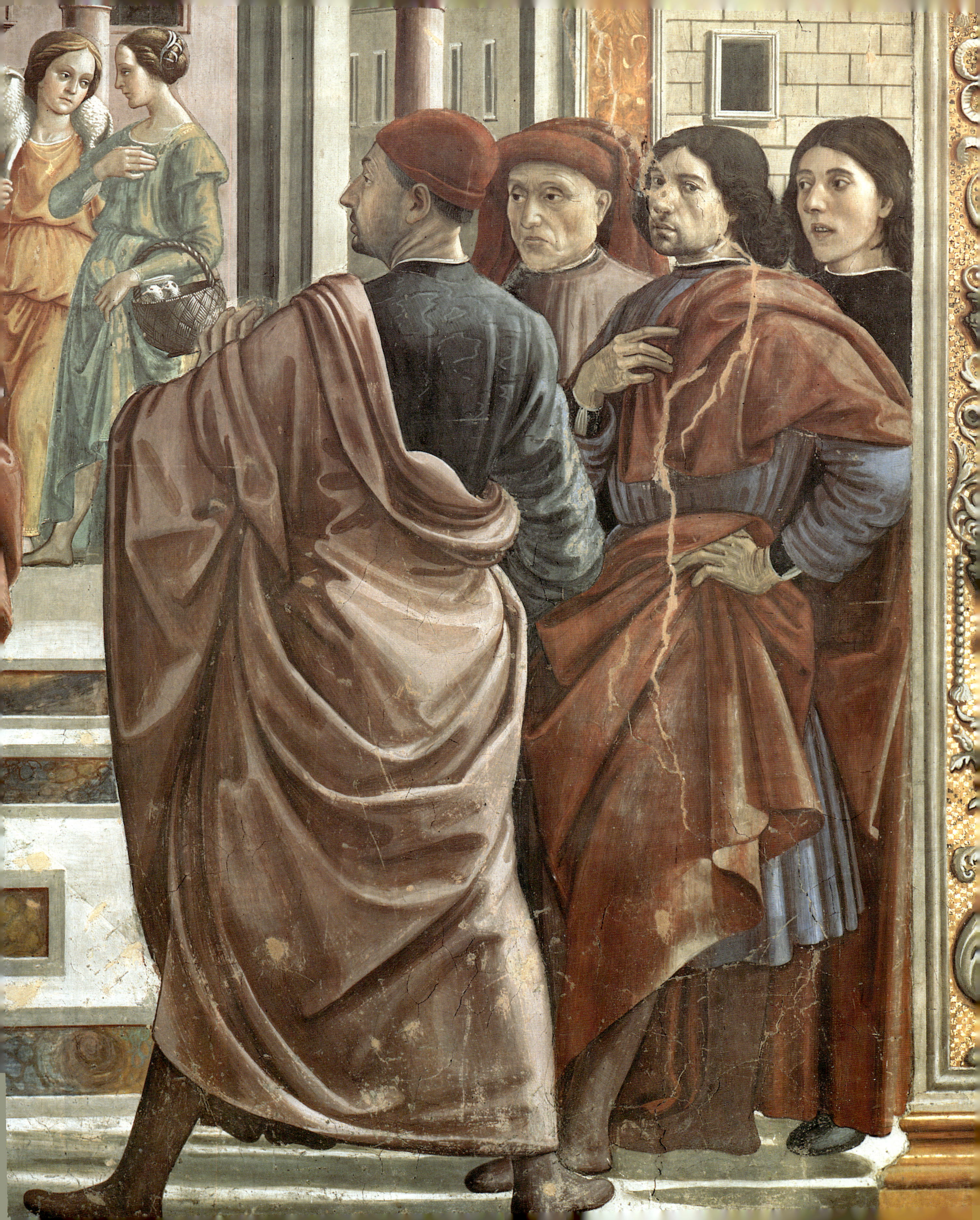

Das Frühwerk, Ghirlandaios Lehrer und Vorbilder

Das Apsisfresko in der Pieve di Sant' Andrea

In einer Pfarrkirche in der Nähe von Florenz befindet sich Ghirlandaios frühestes erhaltenes Werk. In der kleinen Pfarrkirche S. Andrea im Ort Cercina freskierte er 1471 eine Nebenapsis. Ghirlandaio malte eine Scheinarchitektur mit drei Nischen zwischen korinthischen Pilastern.

In der mittleren Nische steht die Hl. Barbara auf ihrem vom Blitz niedergestreckten Vater. Sie wird flankiert von den Heiligen Hieronymus und Antonius (Abb. 3). Alles ist auf die Betonung der weiblichen Heiligen hin angelegt. In ihrer zarten Farbigkeit von Purpur und hellem, ins Violett spielenden Rot harmoniert sie mit der gold-orangenen Farbe der Kapitelle und der Apsiskalotte. Auch das Quadrat unterhalb ihrer Nische betont durch rot-braune Marmorimitation die Mittelachse, während die seitlichen Felder mit der verhaltenen Farbigkeit der beiden Eremiten korrespondieren. Der junge Maler spielt in diesem Fresko mit dem illusionistischen Eindruck von Bildern, um zu beweisen, wozu er und seine Malkunst in der Lage sind. Die Figuren, deren Schattenbildung einen freien Stand in den Nischen evoziert, stehen dort nicht starr, sondern erweitern durch ihre Bewegung und ihre Körperlichkeit den ihnen zugewiesenen Platz. Hier wird die Malerei plastisch, und die gemalte Figur verläßt ihren Ort.

Der Hl. Antonius markiert mit seinem Stab die äusserste Grenze seiner Nische und traut sich nicht, sie zu überschreiten (Abb. 6). Dagegen wagt sich der Hl. Hieronymus vorsichtig einen Schritt nach vorn und ertastet mit den nackten Zehen das gemalte Gesims (Abb. 4).

Zusätzlich zum räumlichen Eindruck schafft der Künstler in dieser Berührung ein taktiles Moment, welches an altniederländische Malerei erinnert. Bereits in Jan van Eycks *Genter Altar* von 1432 wagen sich Adam und Eva in ihren Nischen einen Schritt vor. Die Körperhaltung des Hl. Hieronymus sowie seine physische Statur gehen aber auf ein näheres Vorbild zurück: auf Domenico Venezianos Fresko, das nach 1455 im Florentiner Kloster S. Croce entstanden ist. Dort ist Johannes der Täufer ähnlich gestaltet.

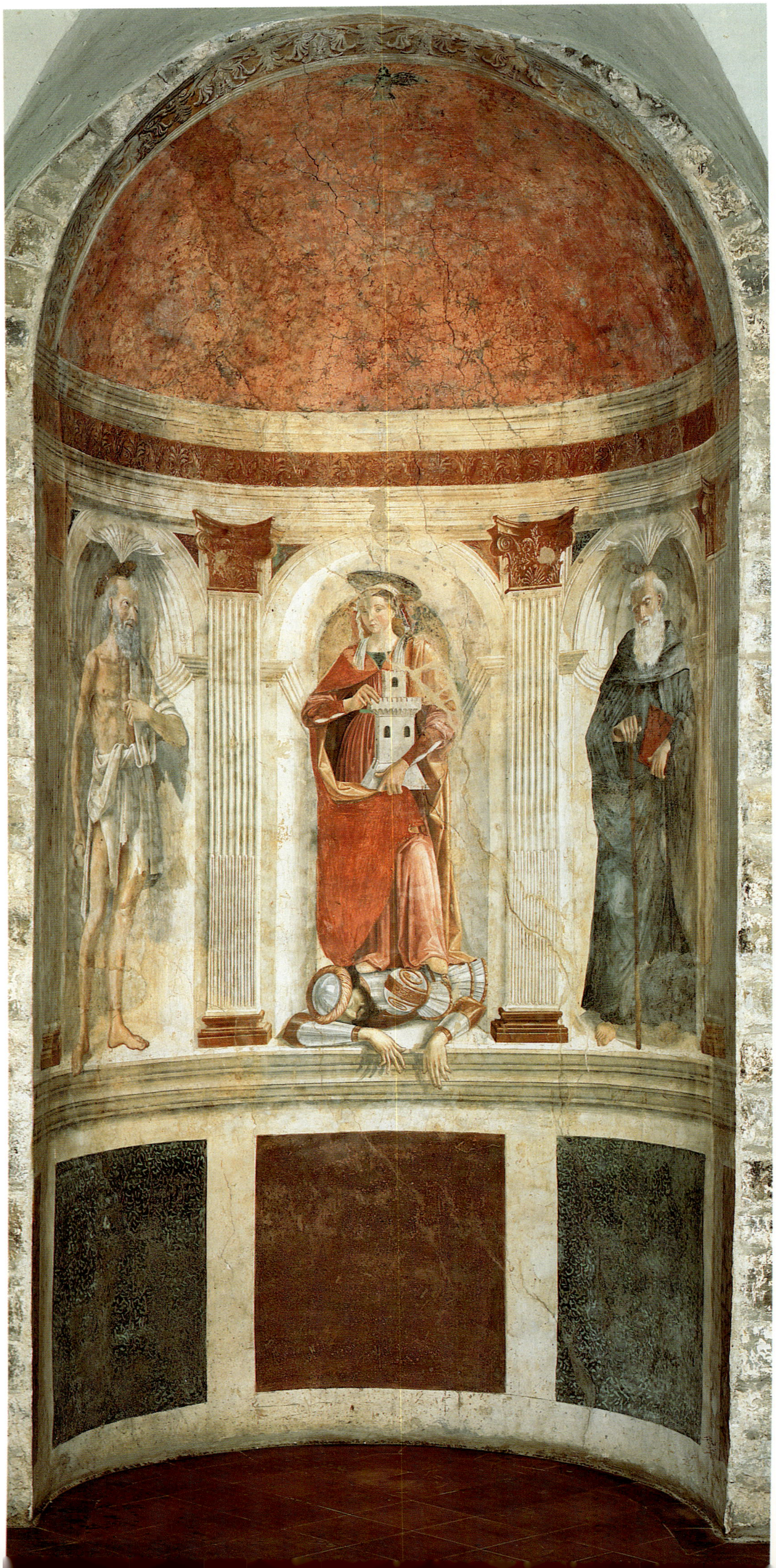

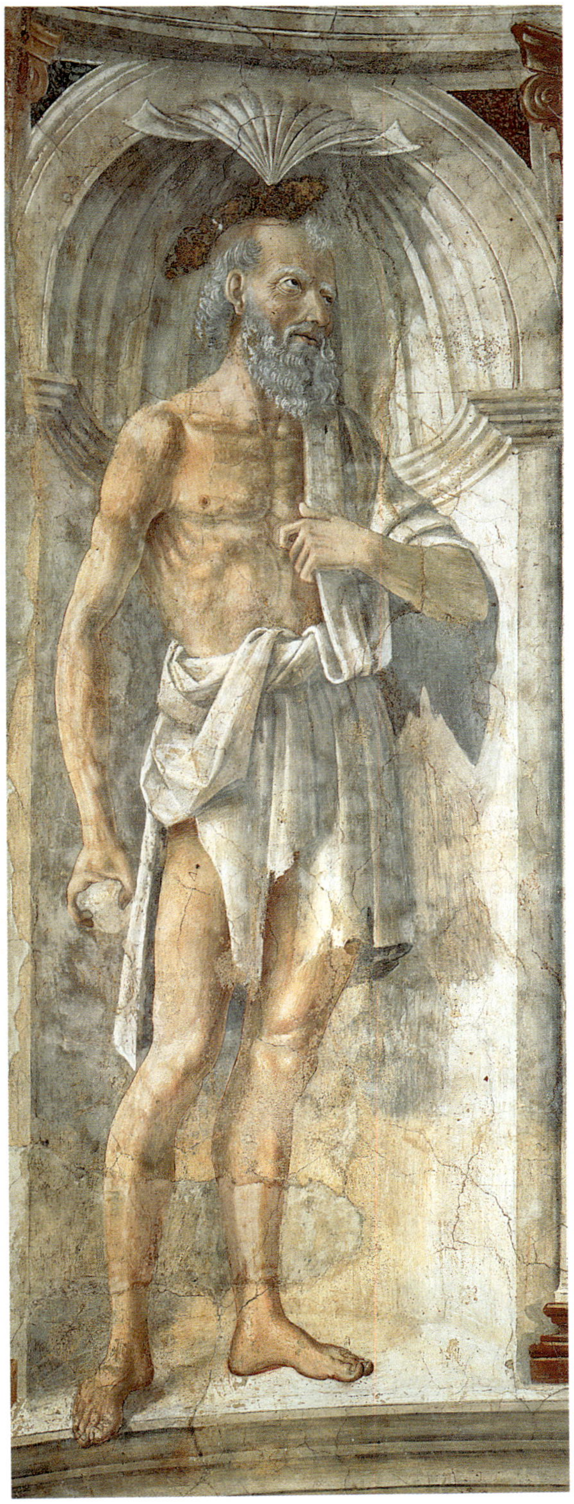

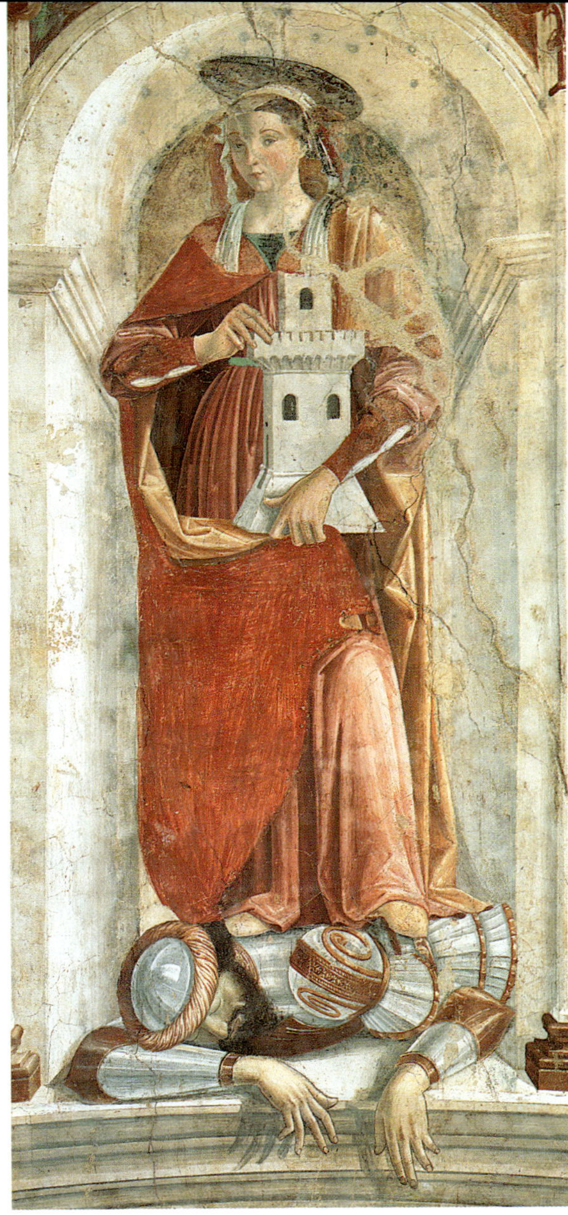

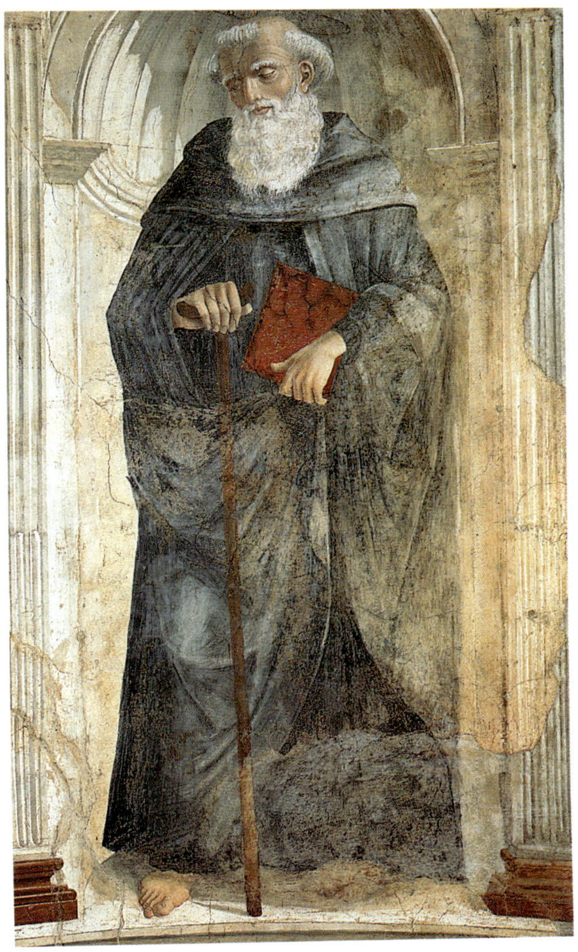

3 (gegenüberliegende Seite) *Apsisfresko*, um 1471
S. Andrea, Cercina bei Florenz

Dieses Fresko ist Ghirlandaios frühstes erhaltenes Werk. Die Heiligen Barbara, Hieronymus und Antonius stehen in illusionistischen Nischen zwischen gemalten Pilastern. Die jugendliche Barbara wird zwischen den beiden Greisen durch ihre Gewandfarbe sowie die abweichende Nischenform hervorgehoben. Entgegen den alten Männern blickt uns die Heilige direkt an und präsentiert ihr Attribut, den Turm.

4 (links) *Hl. Hieronymus* (Detail Abb. 3)

Im zerrissenen Büßerhemd blickt der Hl. Hieronymus zur Hl. Barbara hinüber. Der sehnige, halbnackte Körper scheint durch die Entbehrungen der Einsiedelei ausgezehrt. Der Heilige hält einen Stein in seiner rechten Hand zur Selbstkasteiung bereit. Sein Standmotiv erinnert an den antiken Kontrapost, wobei der rechte Fuß aus dem Raum der Nische über das gemalte Gesims herausragt.

5 (rechts oben) *Hl. Barbara* (Detail Abb. 3)

Wegen ihrer Schönheit wurde die Jungfrau von ihrem heidnischen Vater in einen Turm gesperrt. Gegen seinen Willen ließ sie – zum Christentum bekehrt – das Bad in ihrem Gefängnis in eine Kapelle mit drei Fenstern als Zeichen der Trinität umbauen, woraufhin ihr Vater sie enthauptete. Triumphierend steht sie auf dem gerüsteten Leichnam ihres Vaters, der durch einen Blitz den Tod gefunden hat. Die Hände des Heidenfürsten hängen über das Gesims herunter, wo sie in illusionistischer Manier Schatten werfen.

6 (rechts unten) *Hl. Antonius* (Detail Abb. 3)

Im Gegensatz zu seinem Gegenpart Hieronymus ist dieser Eremit mit einem dunklen Mönchsgewand bekleidet. Er blickt schräg nach unten auf die Figur, welche der Hl. Barbara als Standsockel dient. Als Attribute trägt er ein Buch und den T-förmigen Stab, auf den er sich stützt.

Auf das Gesims unter der Hl. Barbara werfen die Hände ihres vom Blitz getroffenen Vaters Schlagschatten (Abb. 5). Sie scheinen weit aus der Nische in den realen Raum hineinzuragen. Dieser Eindruck provoziert die Frage, ob es sich noch um Malerei, oder doch um Skulpturen in Nischen handelt. Ein Wettbewerb zwischen den Gattungen der Kunst kann bei solchen Gestaltungsmitteln angenommen werden. Einige Jahre später erweitert Verrocchio das »Spiel« zwischen Innen und Außen im Bereich der Skulptur, indem er bei seiner Gestaltung einer Nische an der Kirchenfassade von Or San Michele in Florenz den ungläubigen Thomas vor der Nische mit Christus plaziert.

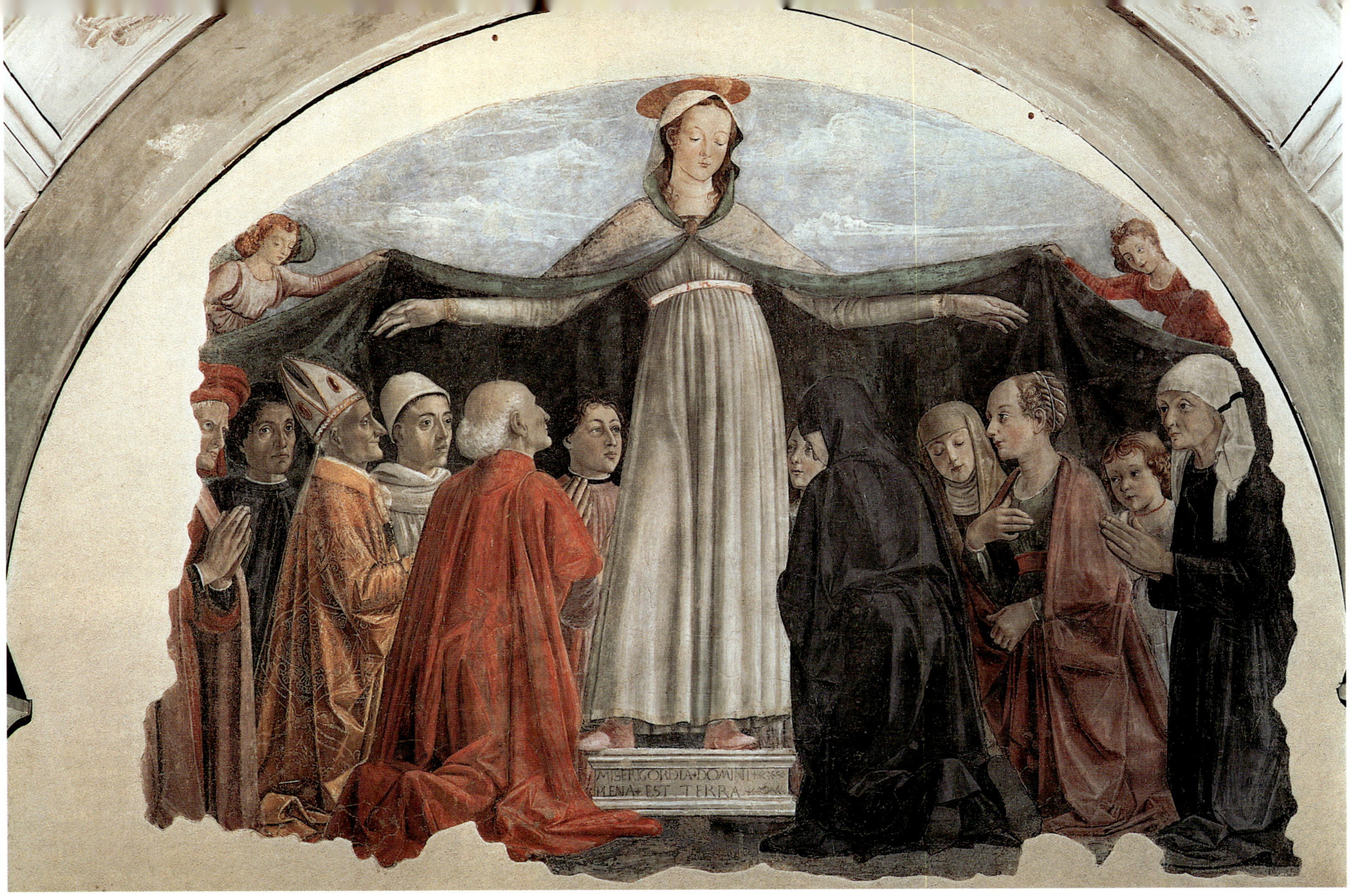
MISERICORDIA DOMINI
PLENA EST TERRA

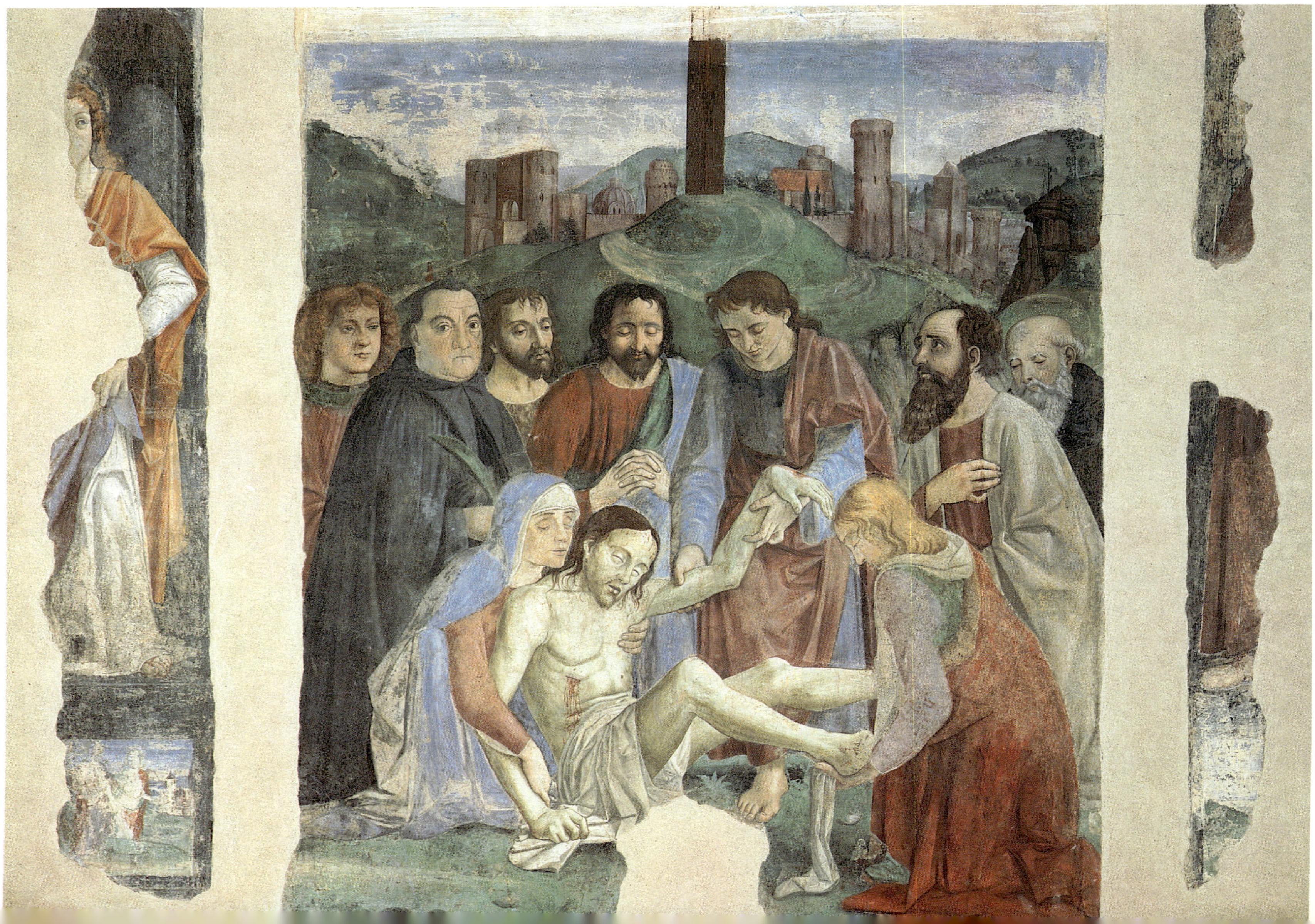

DIE VESPUCCI-KAPELLE IN DER KIRCHE OGNISSANTI

Von der einflußreichen Florentiner Familie Vespucci bekam Ghirlandaio den Auftrag, ihre 1472 erbaute Grabkapelle in der Kirche Ognissanti mit einer Schutzmantelmadonna und einer Beweinung Christi zu schmücken. Die Fresken wurden versetzt und befinden sich heute in einem schlechten Erhaltungszustand in der zweiten Altarnische rechts vom Eingang der Florentiner Kirche. In diesen Fresken zeigt der Künstler erstmals seine Fähigkeit, charakteristische Porträts seiner Zeitgenossen in Gemälde religiösen Inhalts wie selbstverständlich zu integrieren.

Die *Schutzmantelmadonna* (Abb. 7) im Bogenfeld über der *Beweinung Christi* (Abb. 8) zeigt stilistische Ähnlichkeiten mit Ghirlandaios frühestem Fresko in Cercina. Um die stehende Jungfrau knien im Kreis angeordnet junge wie alte Vertreter der Familie Vespucci, wobei den Männern der Ehrenplatz zur Rechten Marias vorbehalten ist. Im Schutz der Muttergottes erfreuen sie sich der Barmherzigkeit des Herrn, wie es die Inschrift auf dem Steinpodest unter der Stehenden verspricht: »MISERICORDIA DOMINI PLENA EST TERRA«, die Erde ist voll der Barmherzigkeit des Herrn. Dabei bleibt zu fragen, ob die Vespucci vor irdischem Unglück oder vielmehr vor dem Zorn Gottes beim Jüngsten Gericht unter dem von Engeln ausgebreiteten Mantel Schutz suchen.

Wie eine kannelierte Säule bildet Marias hoch gegürtetes Gewand senkrechte Falten. In leichtem S-Schwung steht sie durch den Marmorsockel ein wenig erhöht wie eine ruhige Schutzmacht über den ihr Anvertrauten. Entgegen älteren Beispielen dieses Themas haben diese die gleiche Körpergröße wie Maria. Piero della Francesca zum Beispiel zeigt seine *Schutzmantelmadonna* von 1445–1462, die sich in seinem Heimatort Borgo San Sepolcro befindet, noch im Sinne der Bedeutungsperspektive größer als die im Kreis Knienden. Sie öffnet ihren Mantel eigenhändig und muß dank ihrer Größe nicht auf ein Postament steigen. Während in Pieros älterem Tafelbild nur die Stifter sehr lebendig wirken, ist in Ghirlandaios lieblicher Mariengestalt auch die frontale Steifheit der älteren Madonna überwunden.

Bereits Piero della Francesca hatte auf dem oben genannten Tafelbild die Figuren nach Geschlechtern getrennt und die vorderen Personen im verlorenen Profil gegeben. Ghirlandaio setzt dieses Stilmittel noch ausgepägter ein: Bei seiner beeindruckenden Rückenfigur eines Alten im leuchtend roten Mantel handelt es sich vermutlich um den Familienvater der Auftraggeber-Familie Vespucci. Schon sein Profil wurde von Ghirlandaio außerordentlich kühn angeschnitten, doch das Gesicht der ebenfalls als Rückenfigur vor der Madonna knienden Gattin des Alten ist kaum zu sehen.

Ghirlandaios junge Dame zwischen den beiden alten, schwarz gekleideten Frauen trägt ihr geflochtenes Haar in modischer Weise hochgesteckt und hat nach florentinischer Mode jener Zeit ihre Stirn glattrasiert. Als ihr Pendant auf der Männerseite kniet ein greiser Erzbischof, vielleicht der Erzbischof von Florenz. Schonungslos zeigt Ghirlandaio das Alter des Kirchenmannes, welcher in vollem Profil gezeigt wird. Der zahnlose Mund wirkt zwischen der spitzen Nase und ebensolchem Kinn wie eingefallen.

Mit dem rötlich-gelben Goldbrokatmantel des Bischofs setzt der Künstler einen weiteren Farbakzent neben das Rot der männlichen Rückenfigur, welches sich in der linken Figur mit modischem Hut in geminderter Intensität wiederholt. Im Kontrast zu einem dunklen Grün klingt das Rot noch einmal abgeschwächt im Mantel der jungen Frau rechts und in den Engeln an. Auf der Seite der Frauen dominieren Schwarz und verhaltenere Farben. Die Madonna erscheint in grauer Steinfarbe wie der Marmorsockel, auf dem sie steht. Selbst das Inkarnat ihrer Hände nimmt im Gegensatz zu ihrem rosafarbenen Gesicht dessen Farbe an. Wie im Apsisfresko von Cercina spielt Ghirlandaio hier mit den Möglichkeiten der Malerei. Hat er diese in Grisaille gemalte Madonna im Gegensatz zu den Stiftern als eine gemalte Skulptur aufgefaßt? Ungewöhnlicherweise liegt der Blickpunkt des Betrachters bei dieser Komposition in Höhe des Madonnensockels, so daß ein Blick auf den hinteren Saum ihres Gewandes möglich wird. Diese Ansicht ist durch die hohe Anbringung des Freskos motiviert. Wegen dieser Perspektive bleibt dem Maler nur eine schmale Standfläche, auf der er die Figuren anordnen kann. Dennoch gelingt es ihm, im nach vorne offenen Kreis der Knienden einen überzeugenden räumlichen Eindruck zu erzielen.

Auf der Wandzone unterhalb der *Schutzmantelmadonna* befindet sich heute direkt über dem Altar das Fresko mit der *Beweinung Christi* (Abb. 8). Es wurde erst 1898 freigelegt und ist schlecht erhalten. Die Herbheit dieser Szene läßt nordalpine Einflüsse vermuten und ist dem bitteren Inhalt des Dargestellten angemessen. Vielleicht konnte Ghirlandaio auf nordalpine Drucke mit dem Thema der Pietà zurückgreifen. Der geschundene Leichnam Christi – eine gute Aktstudie mit gelungenen Verkürzungen – ist vom Kreuz herabgenommen und wird von seiner Mutter, dem Jünger Johannes und der blonden Maria Magdalena behutsam niedergelegt.

Bemerkenswert ist die Disposition der beiden Fresken übereinander. In Verlängerung des Kreuzstammes steht die Schutzmantelmadonna im oberen Bildfeld mit ausgebreiteten Armen da, als sei sie selbst gekreuzigt. Daß dieser Eindruck beabsichtigt war, muß bezweifelt werden, da die beiden Bilder aus ihrem ursprünglichen Zusammenhang versetzt wurde.

7 *Schutzmantelmadonna*, um 1472
Fresko
Ognissanti, Florenz

Nach Geschlechtern getrennt knien Mitglieder der Familie Vespucci in frommer Verehrung unter dem von Engeln weit aufgespannten Mantel der Madonna. Mit ausgebreiteten Armen nimmt die barmherzige Jungfrau sie schützend bei sich auf. Laut Vasari kniet der junge Amerigo Vespucci links hinter der Madonna. Als Seefahrer und Kartograph entdeckte er den Amazonas und erkannte den nach ihm benannten Kontinent Amerika als selbständigen Erdteil.

8 *Beweinung Christi*, um 1472
Fresko
Ognissanti, Florenz

Von Trauer gezeichnet umfängt Maria ihren toten Sohn. Maria Magdalena am Fußende und Johannes halten die von Wundmalen gezeichneten Glieder ihres Herrn. Um die Gruppe scharen sich sechs weitere Heilige, darunter auf der rechten Seite Joseph von Arimathea und Nikodemus. Hinter ihnen ragt auf dem Hügel Golgatha der Kreuzesstamm vor der Stadtkulisse Jerusalems empor.

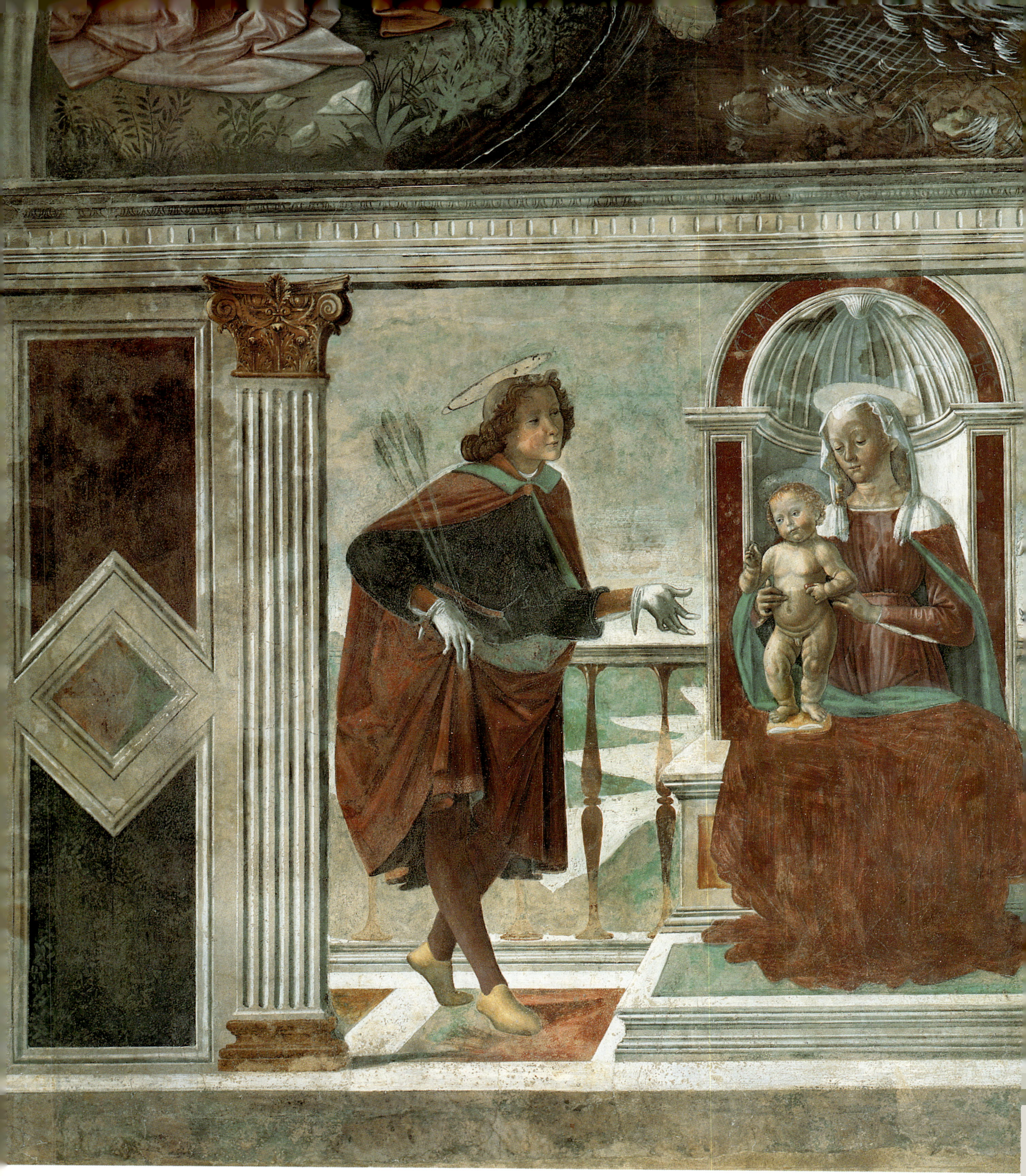

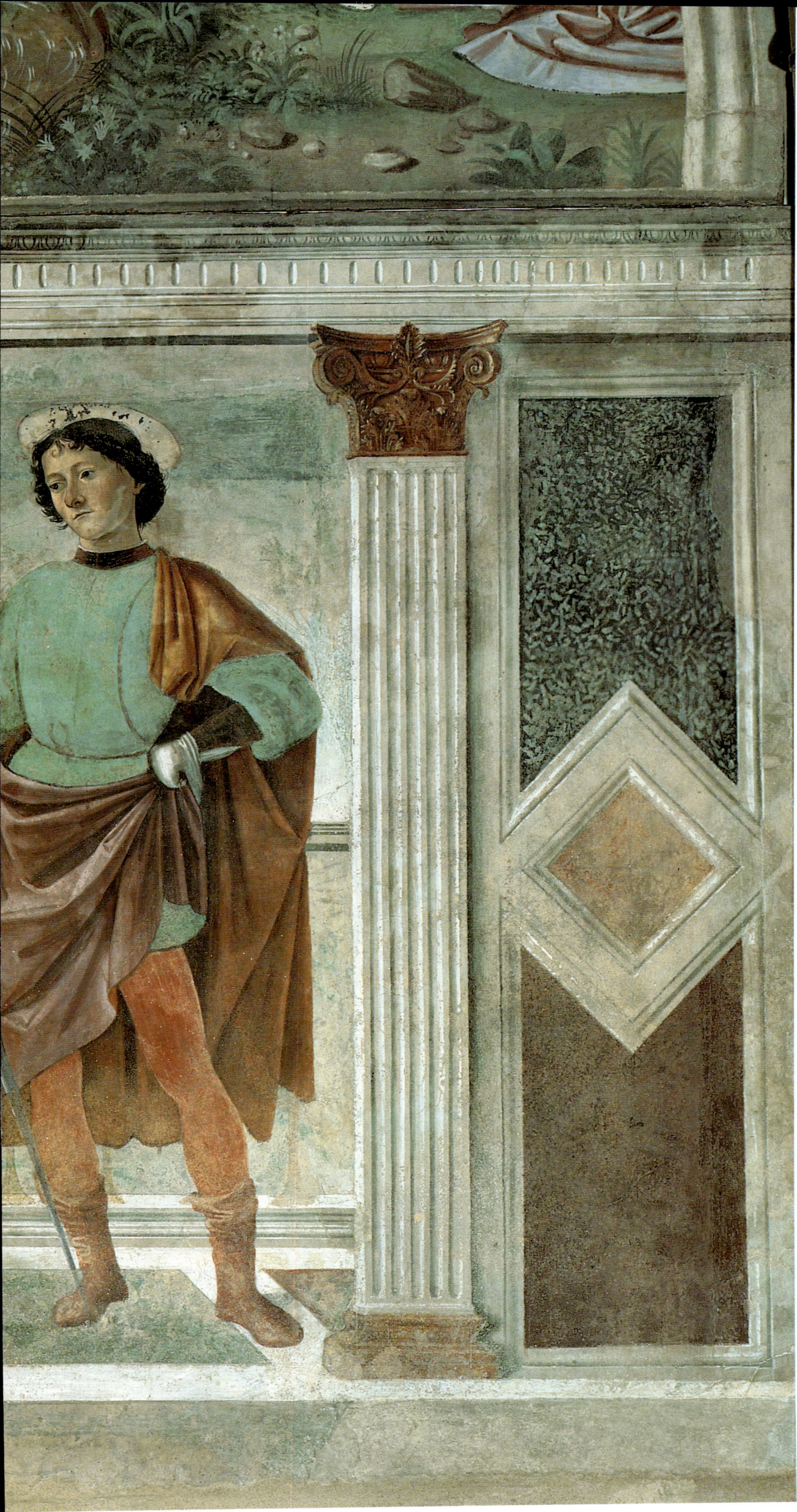

9 *Thronende Madonna mit den Heiligen Sebastian und Julianus*, um 1473
Fresko
S. Andrea a Brozzi, San Donnino bei Florenz

Das in der italienischen Renaissancemalerei beliebte Thema der »Sacra Conversazione« gestaltete Ghirlandaio hier zum ersten Mal. Auf einem marmornen Thron präsentiert die Madonna ihr Kind, welches auf ihrem Oberschenkel stehend die Rechte zum Segensgruß erhebt. Der Hl. Sebastian mit Pfeilen und der Hl. Julianus mit Schwert erscheinen in zeitgenössischer Tracht.

10 *Thronende Madonna mit den Heiligen Petrus, Clemens, Sebastian und Paulus*, um 1479
Holz, 170 x 160 cm
Duomo S. Martino, Lucca

Ein zur Seite gezogener goldener Brokatvorhang gibt den Blick auf die thronende Madonna mit ihrem Sohn frei. Sie hält zärtlich ihr Kind, welches aufrecht auf einem Kissen steht. Das Christuskind stützt lässig seine linke Hand in die Hüfte, während es mit der rechten Hand den Segen spendet. Umgeben ist der Thron von dem Hl. Petrus und Papst Clemens links, sowie den Heiligen Paulus und Sebastian rechts.

DIE TAUFE CHRISTI UND DIE THRONENDE MADONNA IN BROZZI

Ghirlandaio freskierte um 1473 in der Kirche S. Andrea a Brozzi in San Donnino bei Florenz die *Thronende Madonna mit den Hl. Sebastian und Julianus* (Abb. 9). Es bleibt umstritten, ob Ghirlandaio dieses Werk, dessen schlechter Erhaltungszustand zu bedauern ist, vor oder nach den Arbeiten in San Gimignano um 1475 ausführte, doch scheint er in diesem Fresko noch nicht zu seinem persönlichen Stil gefunden zu haben:

Entgegen Ghirlandaios späteren Versionen dieses Themas wirkt die Komposition summarisch konstruiert. Die Figuren scheinen wie aufgereiht, als ob sie in Nischen auf Postamenten plaziert wären. Dieser Umstand erinnert an das Apsisfresko von Cercina. In S. Andrea a Brozzi aber ist die Architektur – bis auf die Muschelnische im Thron und die rahmenden Pilaster – zugunsten einer Landschaft zurückgenommen. Die Heiligen stehen nicht mehr in Nischen, sondern posieren auf einer Terrasse hoch über einer Flußlandschaft. Streng rhythmisiert vermeiden die Figuren Überschneidungen und stehen vor wenig ausgestaltetem Raum. Später wird Ghirlandaio bei solchen Themen versuchen, jeden Leerraum des Bildfeldes mit Gegenständen auszufüllen.

Deutlich beeinflußte Verrocchio den Typus der Madonna und die Gestalt des stehenden Kindes, in dessen Werkstatt Ghirlandaio vermutlich einige Zeit gearbeitet hat. So wundert es nicht, wenn für ein vergleichbares Tafelbild mit Maria und Kind aus der Schule des Verrocchio in der Berliner Gemäldegalerie (Inv. Nr. 108) der junge Ghirlandaio als Autor vorgeschlagen wurde. Mit ihrer hohen Stirn, dem spitzen Kinn und den schmalen Lippen erinnert die Marienfigur in S. Andrea a Brozzi ebenso wie das kräftige Kind in seiner aufrechten kontrapostischen Haltung an Figuren von Verrocchio. Der Christusknabe präsentiert sich dem Betrachter nackt und steht frontal auf einem kleinen Kissen, das auf dem rechten Oberschenkel der Mutter liegt. Auch dieses Motiv ist Verrocchio entliehen und wird von Ghirlandaio um 1479 ein weiteres Mal auf dem Altarbild von Lucca gezeigt (Abb. 10), wo Ghirlandaio die Haltung des Knaben nur geringfügig variiert. Die hoch gegürtete Madonna gehört in beiden Werken demselben Typus an. Ihr im Fresko über den Knien völlig zerstörtes Gewand läßt sich dem späteren Tafelbild ähnlich rekonstruieren.

Über Farbwirkung und Modellierung der Gewänder im Fresko ist wegen des schlechten Erhaltungszustandes wenig auszusagen. Die künstlerischen Qualitäten dieser Arbeit sind erheblich gestört, weshalb man das Fresko nicht allzu leichtfertig abwerten sollte.

Die beiden Heiligen zu Seiten des Throns tragen modische Kleidung und posieren in gezierter Haltung. Beide Figuren gehen auf Vorbilder in Castagnos *Himmelfahrt Marias* aus der Zeit um 1450 zurück, die heute in der Berliner Gemäldegalerie hängt. Dieser Typus junger Männer wird in Ghirlandaios Werken später häufiger erscheinen. Der Hl. Sebastian links wendet sich mit manierierter Sprechgeste zum Christuskind, während der Hl. Julianus sein Schwert präsentiert. Er stützt dabei seine linke Hand lässig in die Hüfte. Dieselbe Körperhaltung wirkt bei dem Christuskind in Lucca amüsant, weil sie für ein Kleinkind ungewöhnlich ist.

Motivische Verwandtschaft zwischen dem Tafelbild in Lucca und dem Fresko in S. Andrea findet sich ebenfalls in der Haltung des greisen Paulus, der sein Schwert in gleicher Weise hält wie der Hl. Julianus. Der Hl. Sebastian des Tafelbildes hat ein ähnlich engelhaftes Gesicht wie der des Freskos. Darüber hinaus halten beide als Zeichen ihres Martyriums mit spitzen Fingern die Pfeile.

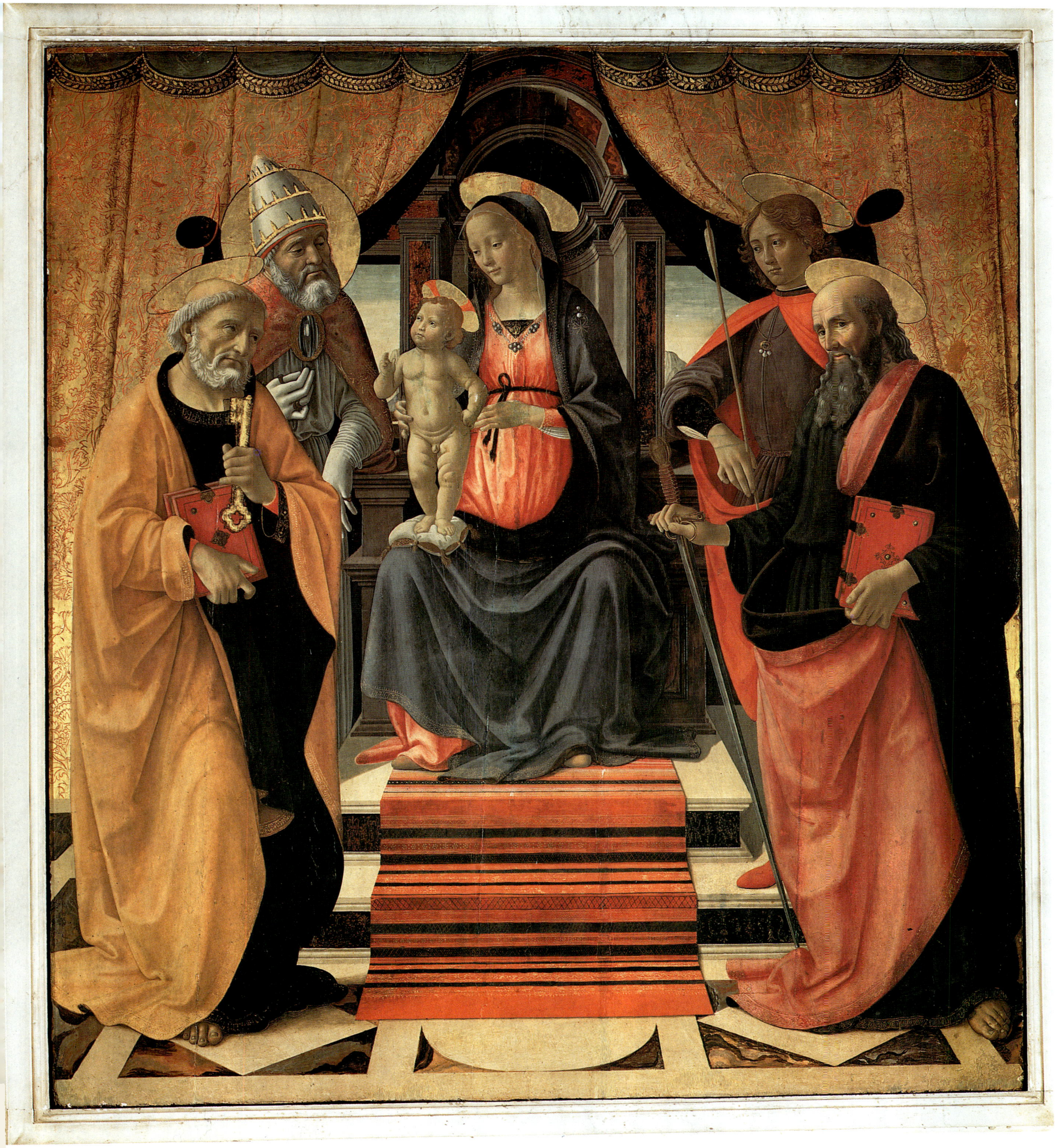

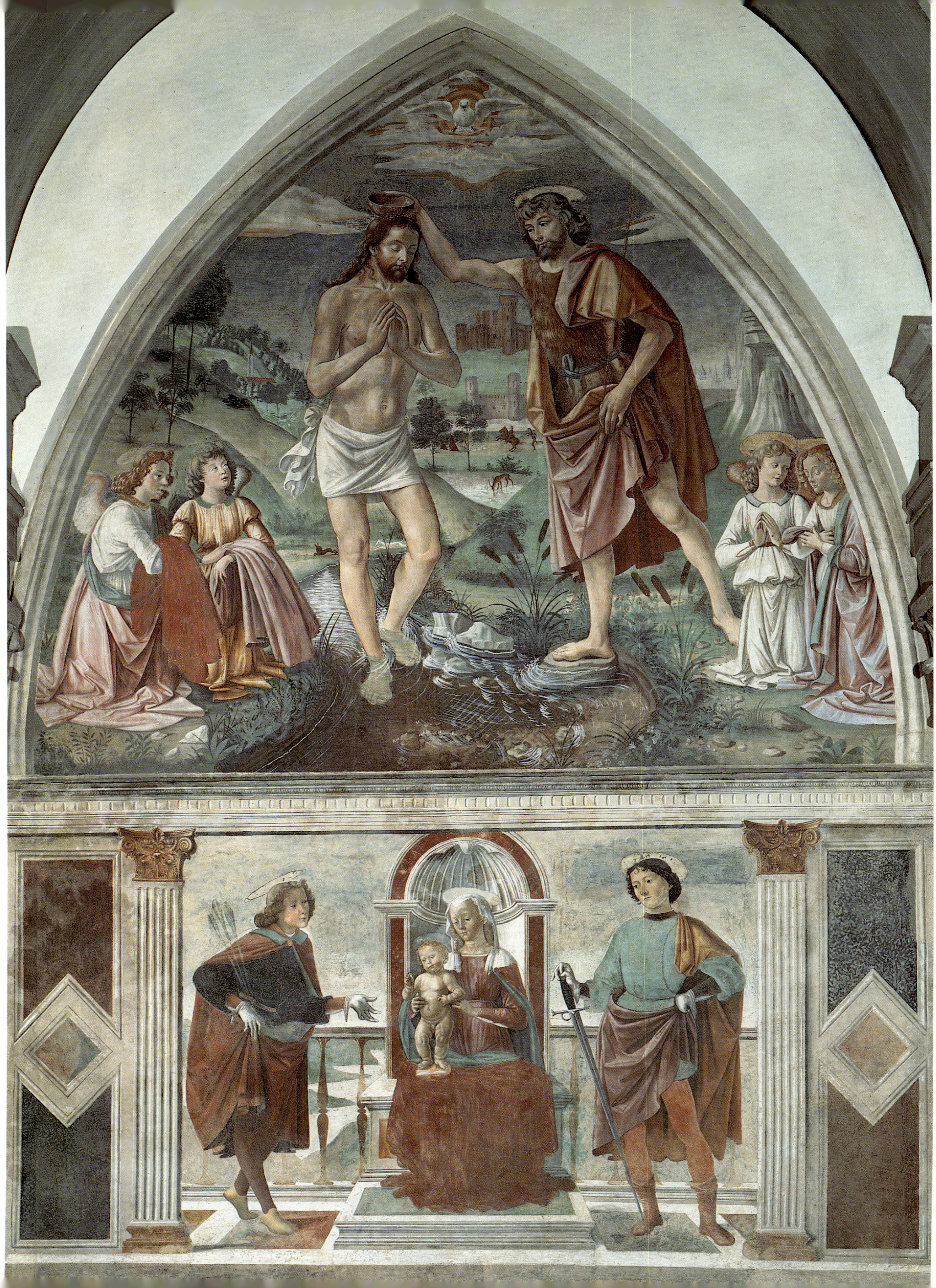

11 (links) *Taufe Christi* und *Thronende Madonna mit den Heiligen Sebastian und Julianus*, um 1473
Fresko
S. Andrea a Brozzi, San Donnino bei Florenz

Im Bogenfeld über der thronenden Madonna knien am linken Ufer des Jordan, der als flaches Bächlein auf den Betrachter zufließt, zwei Engel. Sie halten die Kleider des nur mit einem Tuch beschürzten Täuflings. Christus steht bis zu den Knöcheln im Wasser. Johannes im Fellhemd rafft seinen Mantel, tritt vorsichtig auf einen Stein und tauft den Heiland.

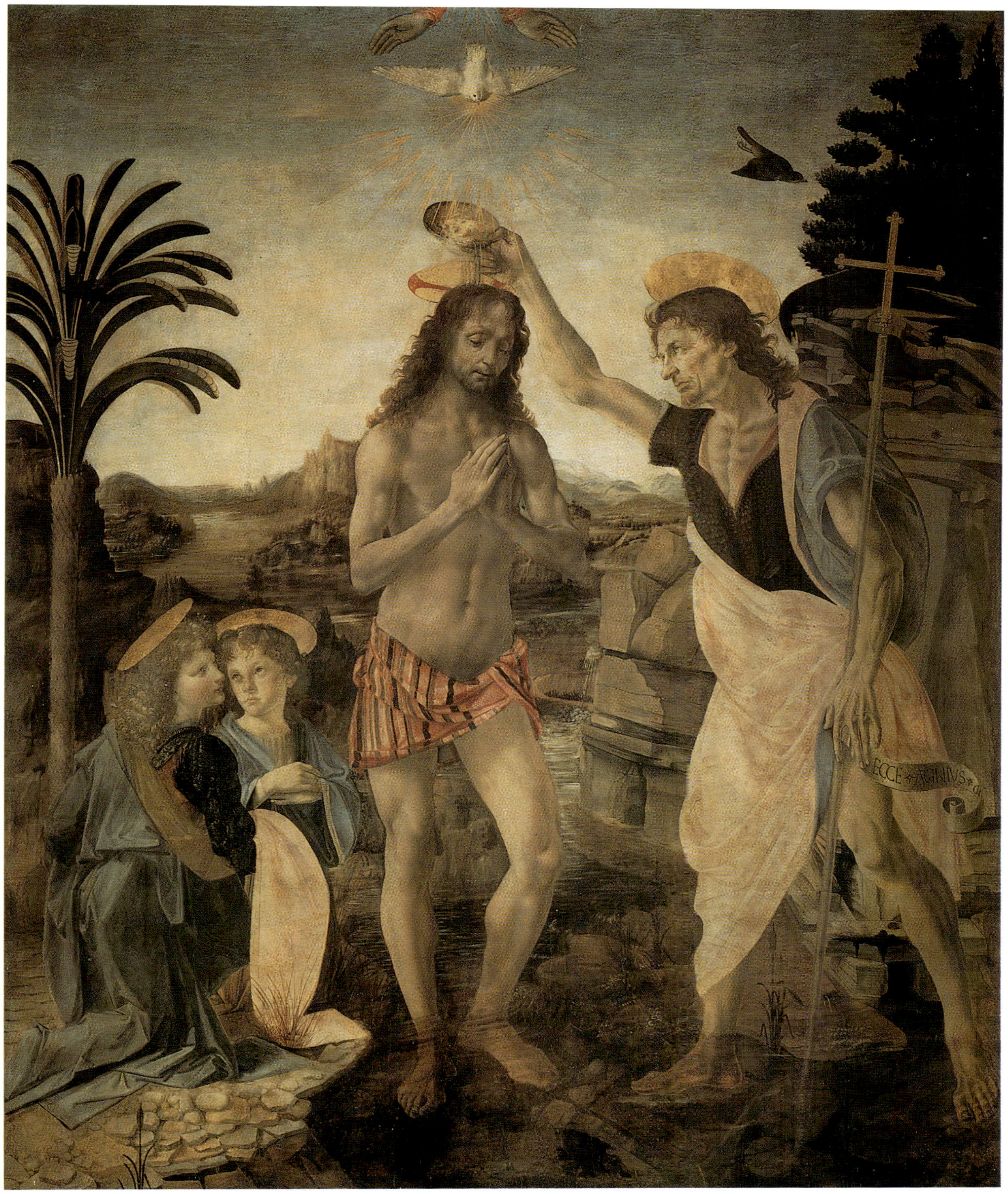

12 Andrea del Verrocchio und Leonardo da Vinci
Taufe Christi, um 1470
Holz, 177 x 151 cm
Galleria degli Uffizi, Florenz

Stilistische Differenzen haben bei diesem Bild zu Meinungsverschiedenheiten über die Zuschreibung geführt. Die Figur des Täufers und die felsige Landschaft dahinter gelten allgemein als Werk Verrocchios. Den viel anmutigeren linken Engel im Profil und die ferne dunstige Landschaft soll Leonardo hinzugefügt haben. Er hat möglicherweise auch die malerische Ausführung des Christus über Verrocchios Vorzeichnung übernommen.

Im Bogenfeld über der *Thronenden Madonna mit den Heiligen Sebastian und Julianus* befindet sich das Fresko *Taufe Christi* und *Thronende Madonna mit den Heiligen Sebastian und Julianus*, welches wegen seiner minderen Qualität häufig für eine Werkstattarbeit gehalten wird (Abb. 11). Unverkennbar handelt es sich um eine freie Wiederholung des berühmten Tafelbildes in den Uffizien, welches Verrocchio mit seinem genialen Schüler und Gehilfen Leonardo da Vinci um 1470 in Tempera und Öl ausgeführt hatte (Abb. 12). In den unterschiedlichen Partien lassen sich die beiden Künstlerpersönlichkeiten erkennen, und man meint den Wandel von der Früh- zur Hochrenaissance zu erahnen. Ghirlandaio fügte seiner Komposition die beiden betenden Engel rechts hinzu, die mit jenen auf der anderen Seite des Wassers ein Rahmenmotiv bilden. Hierin zeigt sich die eher konservative Haltung des Künstlers, der auf symmetrischen Ausgleich als Stilmittel bedacht war.

FLÄMISCHE BILDER IN FLORENZ

Nach der Unterwerfung Pisas im Jahre 1406 erhielt Florenz Zugang zu einem Seehafen, der den Fernhandel sicherte. Im 15. Jahrhundert herrschte ein reger Geschäftsverkehr zwischen Florenz und den Niederlanden, bei dem nicht nur Produkte des täglichen Lebens in beide Richtungen verkauft wurden, sondern auch Kunstwerke – insbesondere Tafelbilder und Bildteppiche. Viele Florentiner Kaufleute lebten zeitweilig in Gent, Brügge und Antwerpen. Die Medici unterhielten nicht nur zahlreiche Bankfilialen im Norden, sondern pflegten auch gute diplomatische Beziehungen zu den burgundischen Herzögen. In der Folge gingen aus Florenz bedeutende Aufträge von Adeligen und Kaufleuten an flämische Maler wie Rogier van der Weyden, Hugo van der Goes und Hans Memling. Die nordalpinen Maler strebten wie die Künstler Italiens nach naturgetreuer Wiedergabe der Wirklichkeit im Bild. Dabei verließen sie sich besonders auf genaue Beobachtung von Details und erreichten ver-

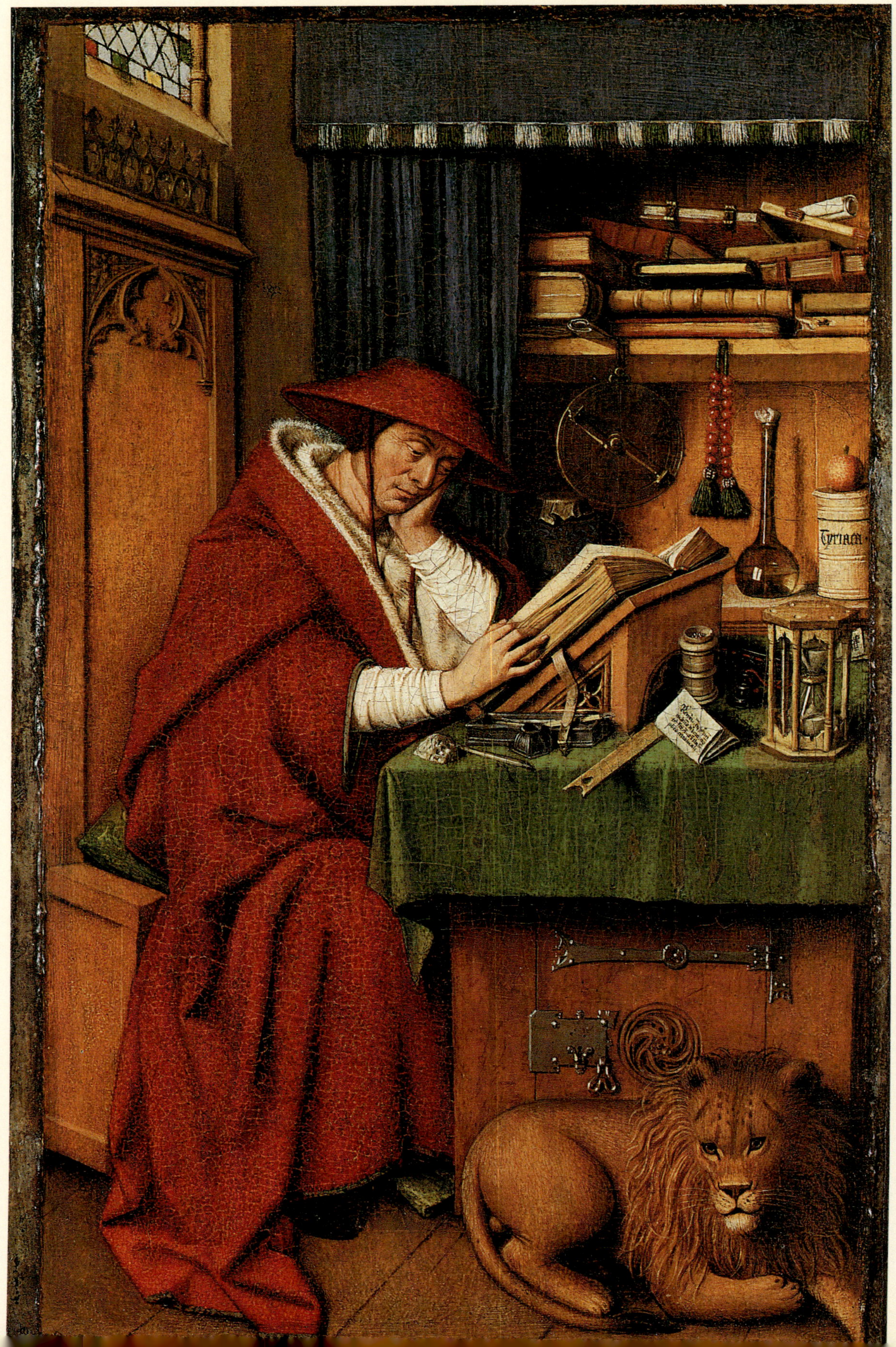

13 Jan van Eyck
Hl. Hieronymus (Werkstatt), 1442
Pergament auf Holz, 20,5 x 13,3 cm
The Detroit Institute of Arts, Detroit

Das Bild trägt die Jahreszahl 1442 und ist damit erst ein Jahr nach des Künstlers Tod vollendet worden. Ghirlandaio nimmt in seinem Fresko in Ognissanti nicht nur die Gesamtdisposition dieses Tafelbildes mit dem Raumeckmotiv auf, sondern auch die nachdenkliche Geste des Heiligen mit aufgestütztem Kopf, den Vorhang und die vielen realistisch wiedergegebenen Gegenstände. Den Löwen als Attribut des Hl. Hieronymus hat er dagegen nicht hinzugefügt.

blüffende Wirkungen von Stofflichkeit auf der Oberfläche der abgebildeten Dinge. Die Maler im Süden dagegen entdeckten die Linear- und Zentralperspektive. Damit fanden sie ein Mittel, den dreidimensionalen Raum, den sie abbilden wollten, mathematisch richtig auf der zweidimensionalen Bildoberfläche darzustellen. Die Suche nach Wiedergabe der Wirklichkeit war also der Kunst beider Regionen gemein, wobei sie sich in kontinuierlichem Austausch gegenseitig befruchteten. Italienische Künstler fanden Anregungen in niederländischen Werken vor Ort. Ghirlandaio hatte Italien nie verlassen; seine weiteste Reise führte ihn nach Rom. Seine Auftraggeber und Gönner pflegten jedoch enge Beziehungen zu flämischen Handelspartnern und ließen sich von dort Kunstwerke für ihre privaten Sammlungen mitbringen. Durch ihre Sammelleidenschaft spornten die Medici andere Familien an. Das Inventar der Sammlung Lorenzo de' Medicis aus dessen Todesjahr 1492 verzeichnet unter anderem einen *Hl. Hieronymus* von Jan van Eyck, der wahrscheinlich jenem berühmten Bild in Detroit ähnelte oder sogar mit diesem identisch ist (Abb. 13). Im Inventar wird auch das Porträt einer jungen Dame als Werk des Pietro Cresti da Bruggia (Petrus Christus aus Brügge) aufgeführt. Bei diesem Tafelbild handelt es sich vielleicht um ein heute in Berlin befindliches Werk. Man muß annehmen, daß weit mehr flämische Werke in florentinischem Besitz waren, als heute überliefert ist. Die exakte Schilderung von Gegenständen des täglichen Lebens in ihrer Stofflichkeit sowie die Bildwürdigkeit von genrehaften Elementen sowie Landschaft und Stilleben als Beiwerk hatten mit flämischen Werken Einzug in Italien gehalten. Von nun an integrierten die Maler Landschaften, Interieurs, Porträts und Stilleben in ihre meist religiösen Gemälde. Die sorgfältige Analyse der Physiognomien mit nuancenreicher Verteilung des Lichts und die genaue Schilderung der Landschaft finden sich bei Ghirlandaio wieder. Flämische Stilelemente waren unterdessen schon zum festen Bestandteil seines eigenen Repertoires geworden (Abb. 14).

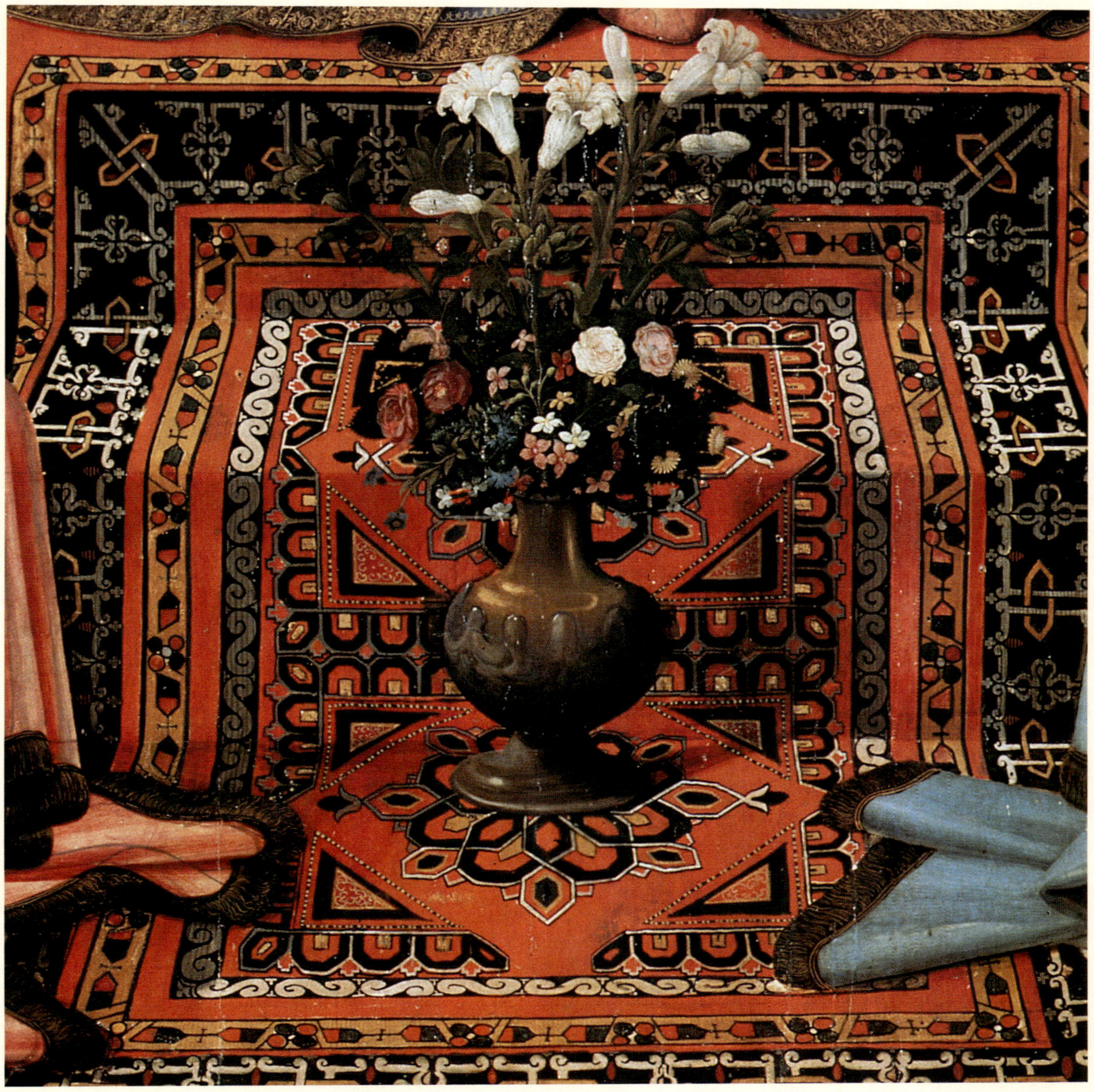

14 *Thronende Madonna mit den Erzengeln Michael und Raffael sowie den Bischöfen Jendrius und Justus* (Detail Abb. 117)

Dieses Detail mit einer Blumenvase auf buntem Teppich könnte auch aus einem niederländischen Tafelbild stammen, wäre es in der dort entwickelten Öltechnik und nicht, wie von Ghirlandaio, in Tempera gemalt. Der Künstler entfacht in diesem Beiwerk geradezu einen Farb- und Formenrausch, mit dem er das Bild schmückt.

Auf dem Weg zum Erfolg: die ersten grossen Aufträge

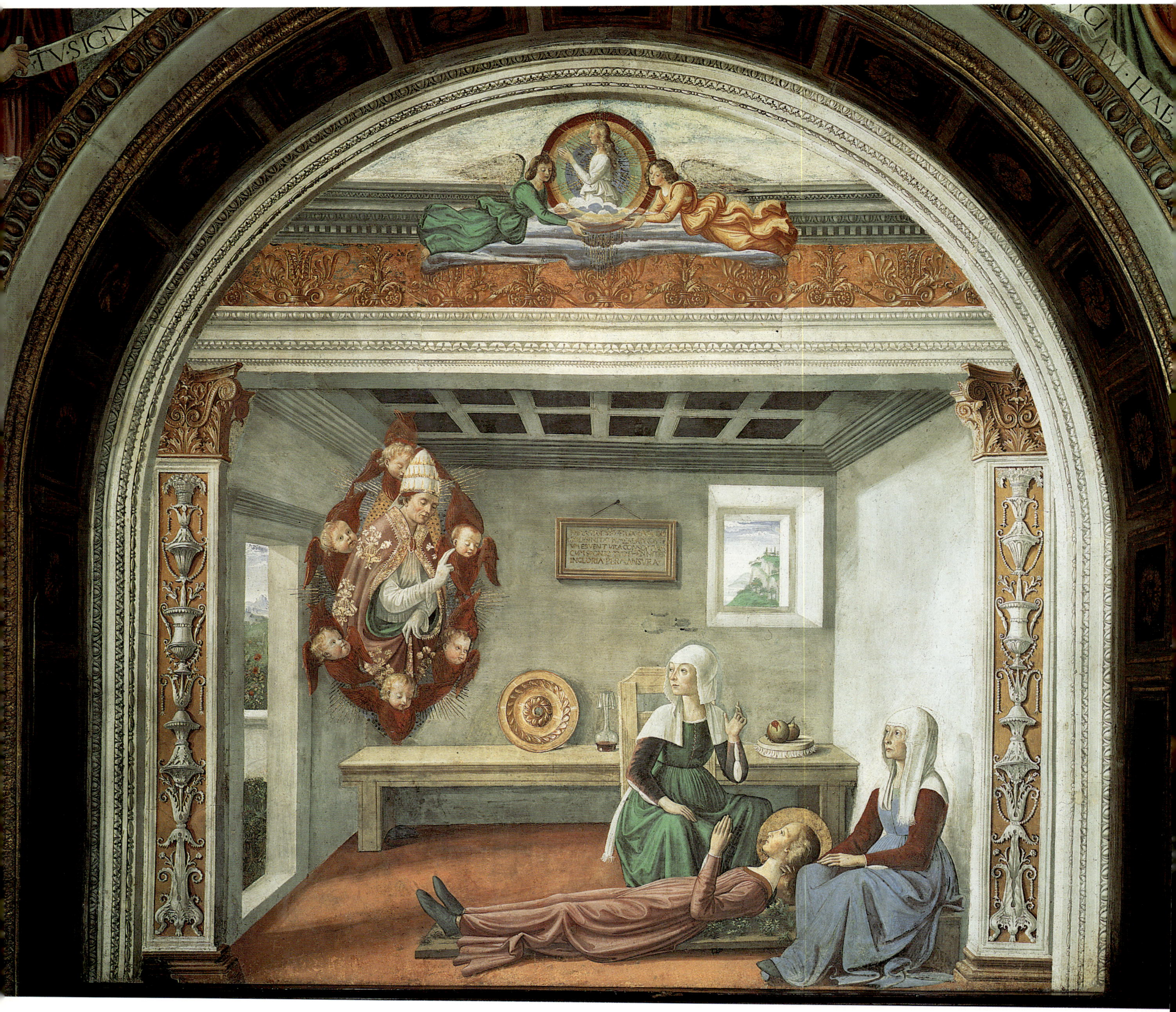

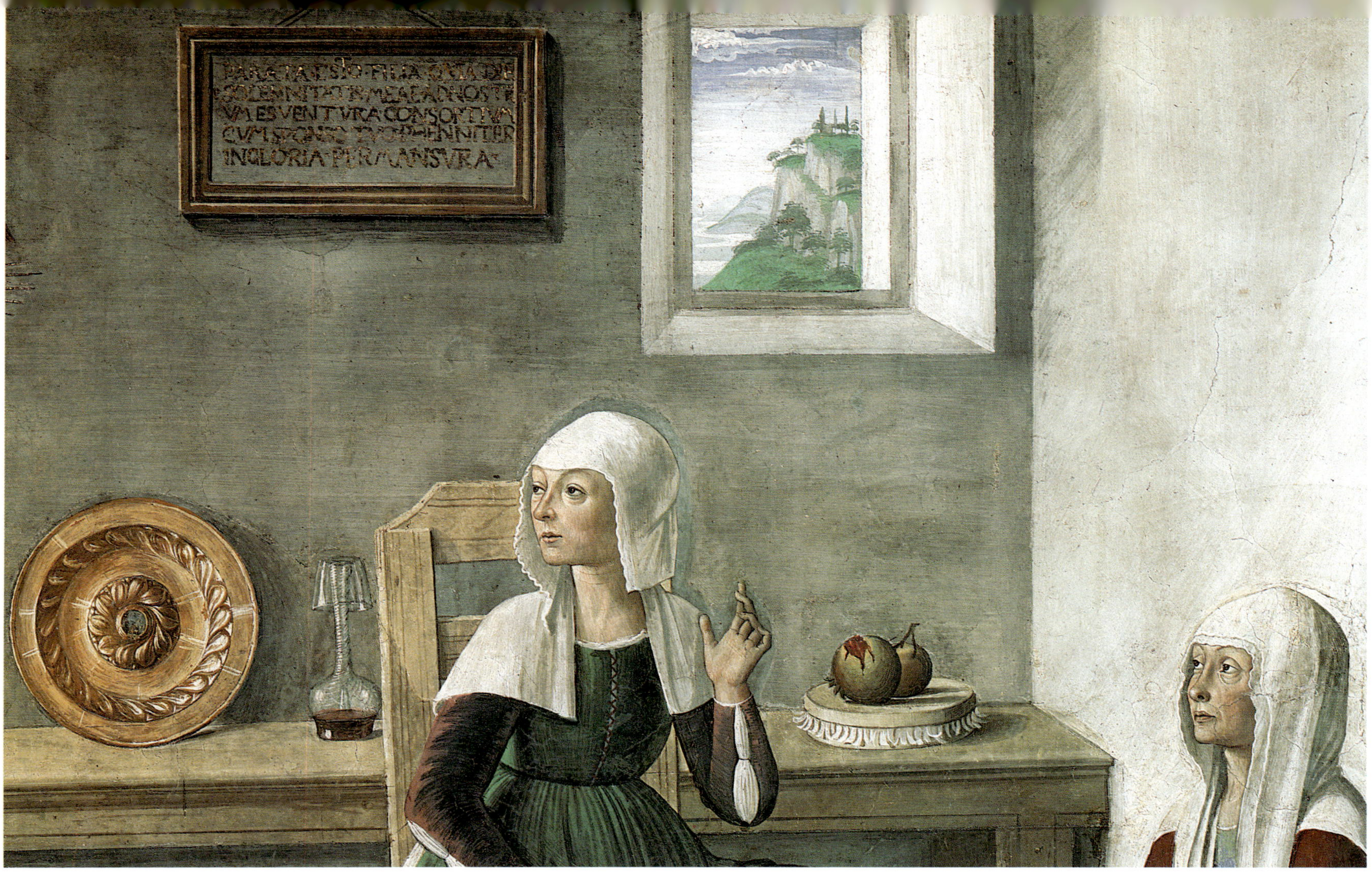

16 (oben) *Tod der Hl. Fina* (Detail Abb. 15)

Eine gerahmte Tafel an der Rückwand enthält die Worte des Hl. Gregor an Fina in lateinischer Sprache: »Sei bereit, meine Tochter, denn am Tage meines Festes wirst du in unsere Gemeinschaft aufgenommen werden und ewig dort mit deinem Bräutigam weilen.« Ein Fenster in der Rückwand läßt Luft und Licht in den kargen Raum. Als Bild im Bild erscheint es für sich genommen wie ein Landschaftsgemälde. Die wenigen häuslichen Dinge auf der rückwärtigen Bank geben dem Raum Wohnlichkeit.

GHIRLANDAIO FINDET SEINEN STIL: DIE FINA-KAPELLE IN SAN GIMIGNANO

In der turmreichen Stadt San Gimignano blühen im März die Veilchen, die »Fiori di Santa Fina«, die man im Gedenken an die Hl. Fina, die Lokalheilige der Stadt, feiert. Giuliano da Maiano erbaute 1468–1472 die Grabkapelle der Hl. Fina in der Collegiata, für die sein Bruder Benedetto um 1475 den Grabaltar der Heiligen schuf, während Ghirlandaio die Wände freskierte. Beide Künstler arbeiteten in direkter Konkurrenz, indem sie nebeneinander in ihrem jeweiligen Medium, dem Fresko und dem Relief, die gleiche Szene mit der Totenfeier für die *Hl. Fina* darstellten.

Eine lateinische Inschrift auf dem Grab der Heiligen spielt sogar auf die Fresken an: »Suchst du nach Wundern? Dann betrachte die, von denen die Wände und lebendigen Bilder erzählen – 1475.« Das großartige, am Ort erhaltene Ensemble erinnert in seiner Gesamtanlage an Antonio Rossellinos Grabkapelle des Kardinals von Portugal aus den Jahren 1461–1466 in der Florentiner Kirche San Miniato al Monte, die Ghirlandaios erster Lehrer Alessio Baldovinetti freskiert hatte. In jener etwa gleich großen Kapelle sind Architektur, Plastik und Malerei ebenfalls kunstvoll aufeinander bezogen.

In den Fresken der Fina-Kapelle findet Ghirlandaio zu seinem eigenen Stil. Das zweite Fresko, *Totenfeier für die Hl. Fina* (Abb. 18), lehnt sich noch am ehesten an traditionelle Bildmuster an, doch finden sich in ihm bereits die für den Künstler typischen Porträts. Dem poetischen Charakter der Heiligenvita entspricht die erzählerische Gestaltung der Gemälde. Fina, die fromme Tochter armer Leute, starb am Tag des Hl. Gregor 1253 nach langem Leiden im Alter von nur fünfzehn Jahren (Abb. 15). Der Legende zufolge lebte die Jungfrau nach dem Tod ihrer Mutter in strenger Askese, bis sie sich kaum noch bewegen konnte. Ihr Körper wurde von Ungeziefer und Ratten benagt, bis der Tod sie von langem, qualvollem Leid befreite. In einer Gloriole aus rot beflügelten Engeln erscheint schwebend und in vollem Ornat der Hl. Papst Gregor der Große, um die Sterbende zu segnen und ihr den Tod anzukündigen. In der Stunde des Todes entsprossen dem Schmerzenslager der Heiligen leuchtend weiße, köstlich duftende Blumen. Als Zeugen des Wunders sind die alte Amme und eine weitere Frau – gedeutet als hilfreiche Nachbarin – anwesend. Zaghaft grüßt die Nachbarin in einer Geste verhaltenen Schreckens den großen Kirchenlehrer (Abb. 16). Hinter ihr sind auf einer Bank Gegenstände aufgereiht. So lehnt an der Rückwand des Kastenraumes eine goldene Schale, die allerdings nicht so recht in die von Kargheit bestimmte Szene paßt. Gleiches gilt für die flankierenden Pilaster, deren goldene Kapitelle einen kräftigen Architrav tragen. Diese Architektur soll mehr das Bildfeld prunkvoll rahmen als den Ort des Geschehens bezeichnen.

Neben der glänzenden Schale ist eine fast leere Weinkaraffe durch ein übergestülptes Glas verschlossen, um das kostbare Getränk zu schützen. Da der Maler beide Gefäße in seinen späteren Abendmahlsfresken wiederholt, könnten sie auf das Sakrament des Abendmahls hinweisen.

15 (links) *Tod der Hl. Fina*, 1473–1475
Fresko
Collegiata, San Gimignano

Durch strenge Askese geschwächt brachte die Hl. Fina ihr kurzes Leben bewegungslos auf einem harten Brett liegend zu. Ihre alte Amme Belida stützt das Haupt der Jungfrau, während der Hl. Papst Gregor erscheint, um der demütig Betenden ihren nahen Tod anzukündigen. Über der Szene heben zwei Engel die Seele der bereits Verstorbenen in den Himmel empor, während aus ihrem unbequemen Lager Blumen sprießen.

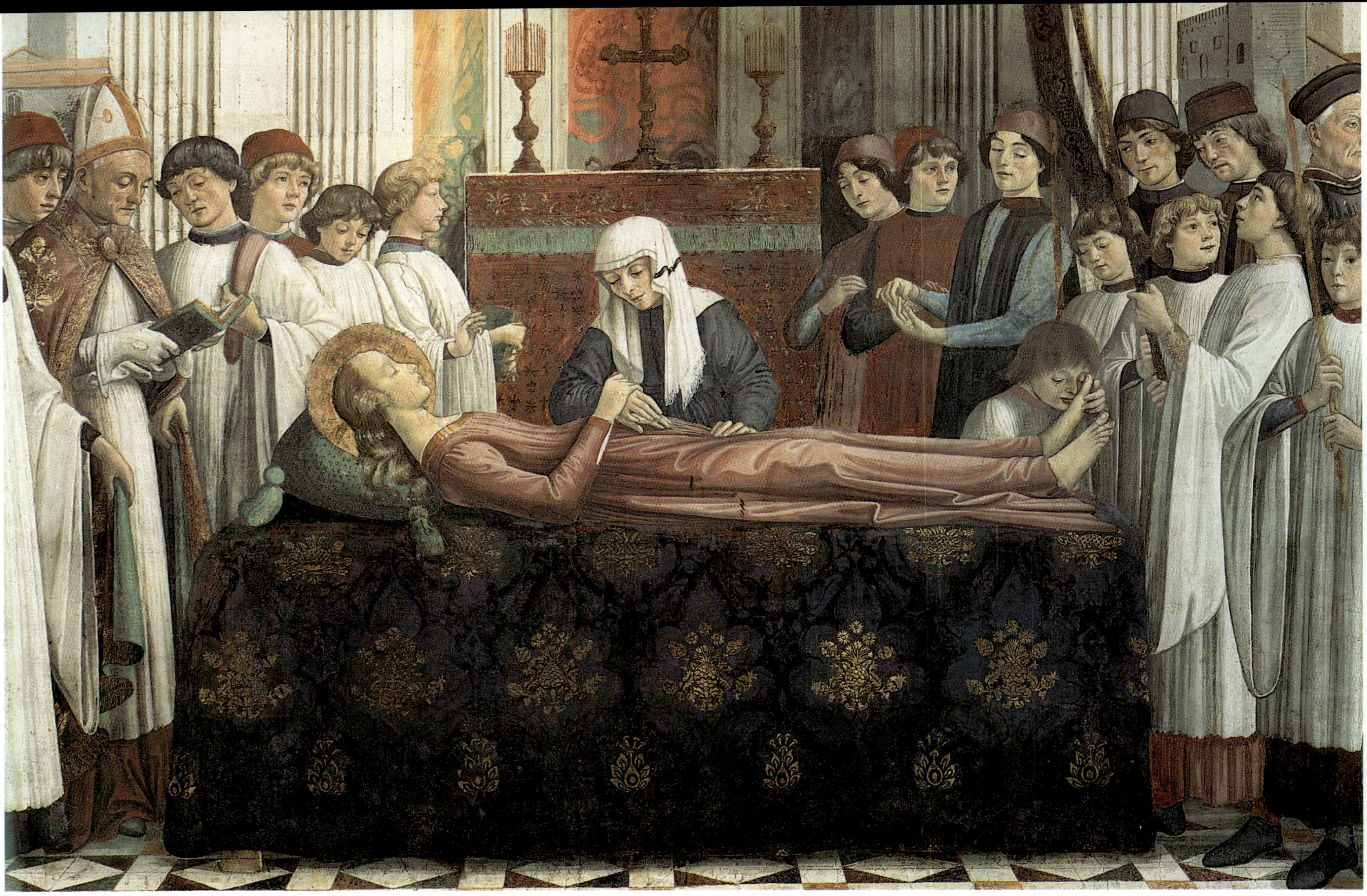

17 *Totenfeier für die Hl. Fina* (Detail Abb. 18)

Der Leichnam der Hl. Fina liegt vor einem Altar aufgebahrt. Am Kopfende liest ein würdiger Bischof die Messe, während ihm eine ganze Reihe Meßdiener beim Totenamt assistieren. Auch einige porträtierte Bürger der Stadt – die Auftraggeber der Kapelle – nehmen an der Zeremonie teil.

In dem stillebenhaften Charakter der Gegenstände ist schon eine Annäherung an flämische Vorbilder zu spüren, deren Stofflichkeit Ghirlandaio hier jedoch noch nicht erreicht.

Ganz rechts liegen auf einer Schachtel zwei Granatäpfel, die auf den Sündenfall im Garten Eden hinweisen könnten. Die Hl. Fina hat nicht nach diesen verbotenen Früchten gegriffen und wird in den Kreis der Heiligen aufgenommen. Soll die große aufgeplatzte Frucht auf den körperlichen Verfallszustand der Heiligen anspielen, den der Künstler nicht in der ganzen Furchtbarkeit zu zeigen wagt? Allein eine Ratte verbirgt sich unter der rückwärtigen Bank und erinnert an Finas schauerliches Martyrium.

In krassem Gegensatz zu ihrem hölzernen Schmerzenslager liegt die schöne Heilige bei ihrer Totenfeier auf kostbaren Stoff und Kissen gebettet vor dem Altar (Abb. 17). Die lebendigen Blumen sind gleichsam in Goldbrokat verwandelt, der in Schwarz und dunklem Türkis schimmert. Folgen wir der Aufforderung der Grabinschrift und suchen nach Wundern, die an den Wänden dargestellt sind:

Nachdem die alte Amme zu lange den Kopf ihres Schützlings gehalten hatte, wurde sie von einer Lähmung befallen. Nun kniet sie hinter der Bahre im Zentrum der Szene und wird durch die Berührung der Hände Finas geheilt. Eine weitere Heilung vollzieht sich am Fußende der Toten. Hier wird ein blinder Knabe durch die Berührung seiner Augen mit den Füßen der Heiligen sehend. Ein drittes Wunder ist im linken Hintergrund zu sehen, dort läutet ein Engel die Totenglocken (Abb. 18). Die gemalten Pilaster, die Ghirlandaios frühe Werke in der vorderen Bildfläche flankierten, sind hier als monumentale Sakralarchitektur in die Tiefe des Bildes integriert. Die Szene wird von einer Apsis hinterfangen, die sich zum einen harmonisch nach oben in das Bogenfeld der Kapellenwand fügt und zum anderen den Blick des Betrachters immer wieder zurück auf die Mitte lenkt. Der Fluchtpunkt dieser Konstruktion liegt auf dem von zwei Kerzen flankierten Altarkreuz. Vorbilder für diese mit farbigem Marmor spielende Architektur konnte der Maler in realen Grabanlagen der Zeit – etwa bei Rossellino in der Florentiner Kirche S. Croce – finden. Filippo Lippis Fresko mit der *Bestattung des Hl. Stephanus* im Chor des Doms in Prato 1452–1466 war Vorbild für die Figurenkomposition. Später wird Ghirlandaio diese Disposition für ein Fresko in der Sassetti-Kapelle in Florenz erneut variieren.

In den beiden Fresken der Fina-Kapelle erreicht Ghirlandaio einen ersten Höhepunkt seines Schaffens. Die nach perspektivischen Gesetzen phantasievoll konstruierten Architekturen seiner späteren Werke kündigen sich bereits an. Die Räume erscheinen von Luft und Licht durchflutet und atmen eine heitere Atmosphäre, die von den Farben Domenico Venezianos beeinflußt ist. Das von seinen Mäzenen geschätzte Geschick Ghirlandaios, sie und ihre Nächsten als Zeugen in die heiligen Geschehnisse einzubinden, wird ebenfalls deutlich (Abb. 19).

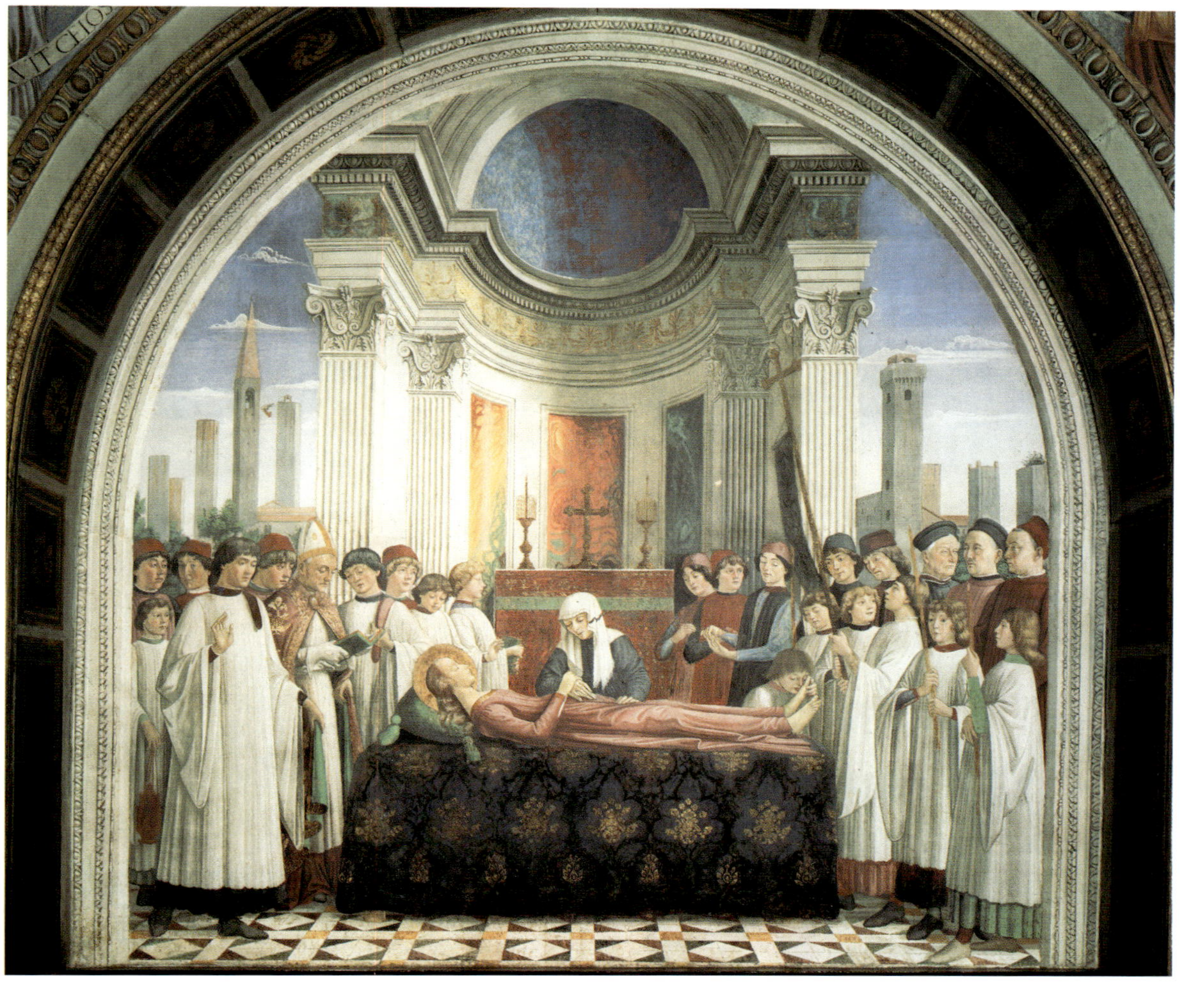

18 *Totenfeier für die Hl. Fina*, 1473–1475
Fresko
Collegiata, San Gimignano

Im Hintergrund ragen die für San Gimignano charakteristischen Geschlechtertürme in den Himmel empor. Zur Todesstunde der Hl. Fina sollen alle Glocken San Gimignanos wundersam, das heißt ohne menschliches Zutun, geläutet haben. Der Maler setzt das akustische Wunder mit einem Kunstgriff in Szene, indem er links einen Engel die Glocken im höchsten Turm der Stadt schlagen läßt.

19 *Totenfeier für die Hl. Fina* (Detail Abb. 18)

Die lange Reihe ausdrucksstarker Köpfe zeugt bereits von Ghirlandaios einzigartiger Fähigkeit zu Charakterstudien, die ihm viel Ruhm und gut bezahlte Aufträge einbringen sollte. Einige der Dargestellten scheinen unbeteiligt, andere dagegen ergriffen zu sein. Der Meßdiener am Fußende der Heiligen interessiert sich mehr für sein Vortragekreuz als für die Zeremonie, jener neben ihm blickt sich amüsiert um.

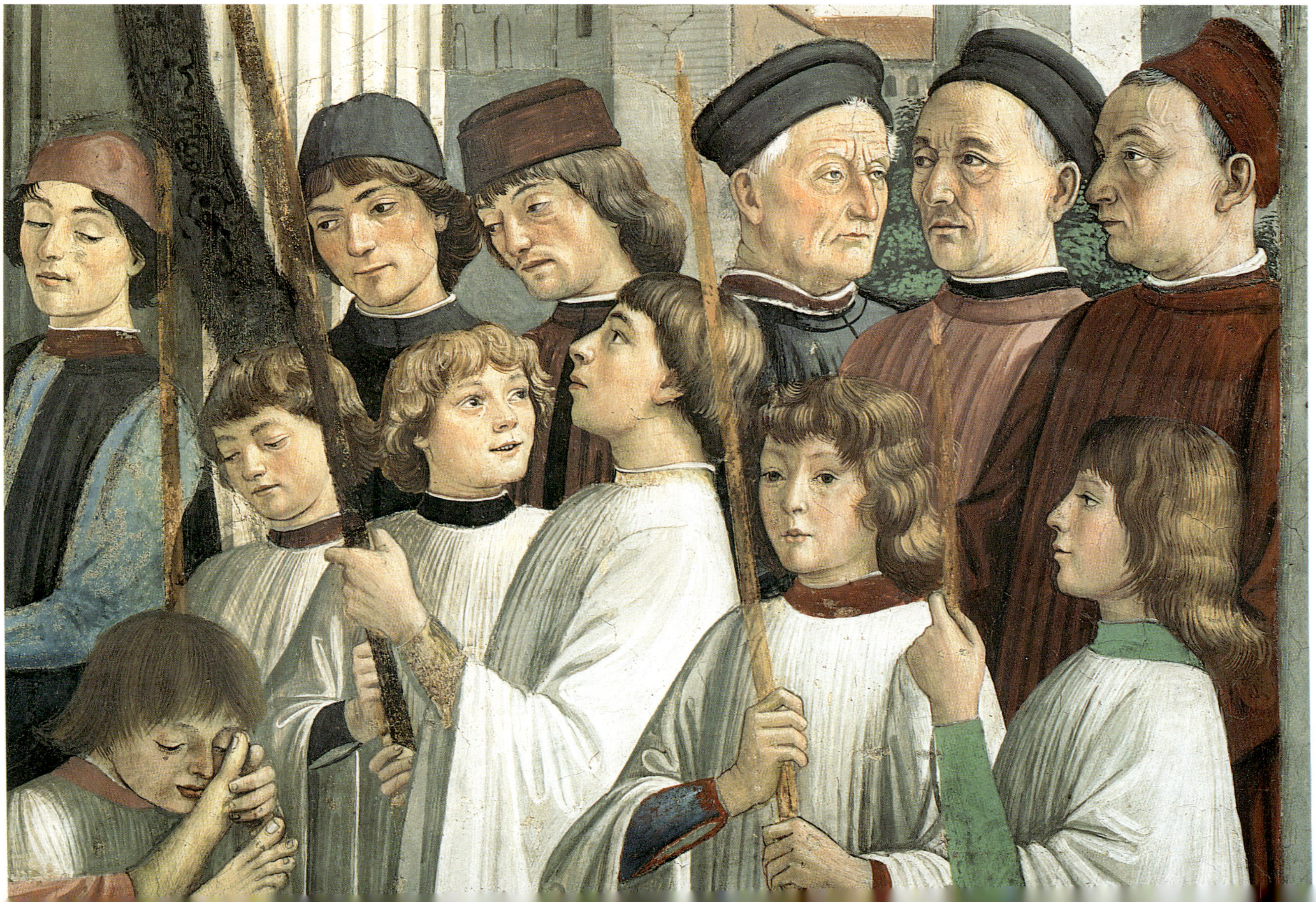

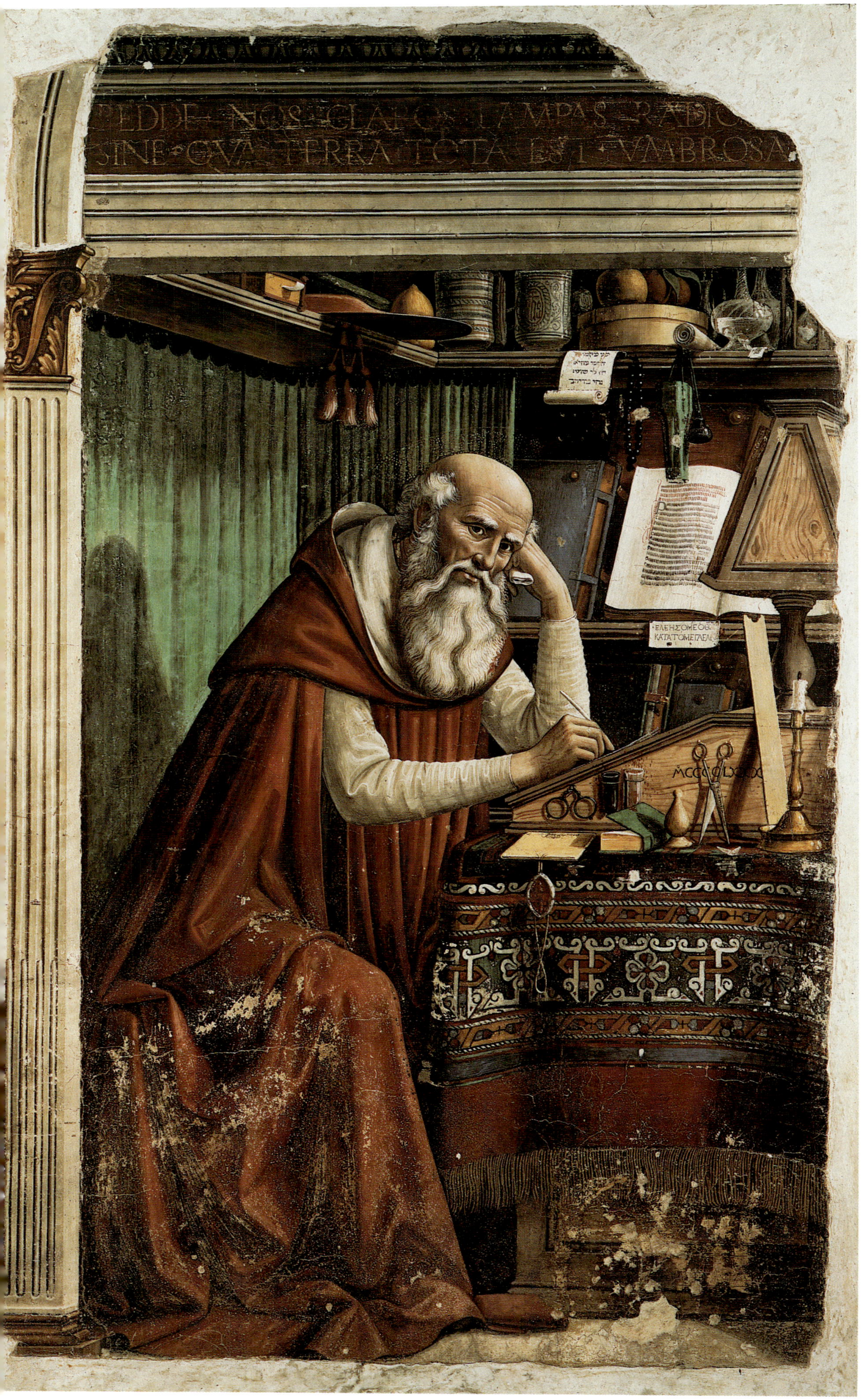
EDDE NOS CLARO LAMPAS RADIO
SINE QVA TERRA TOTA EST TENEBROSA
MCCCCLXXX

EIN WETTSTREIT MIT BOTTICELLI:
DER HL. HIERONYMUS

Von der Familie Vespucci bekam Ghirlandaio den Auftrag, als Pendant zu Botticellis *Hl. Augustinus*, der kurz zuvor an den Chorschranken der Florentiner Kirche Ognissanti entstanden war, den *Hl. Hieronymus* in einem Fresko auszuführen. Beim Abbruch der Chorschranken wurden beide Wandbilder versetzt, dabei beschädigt und aus ihrem architektonischen Zusammenhang gerissen. Sie befinden sich heute einander gegenüber an den Wänden der Kirche. Im Wettstreit mit dem drei Jahre älteren Maler, der ihn um fünfzehn Jahre überlebte, schuf Domenico 1480 sein am stärksten nordalpin beeinflußtes Werk (Abb. 20). Wie bereits im Exkurs zu den flämischen Bildern in Florenz erwähnt, besaß Lorenzo de' Medici ein niederländisches Tafelbild des *Hl. Hieronymus.* Möglicherweise hat Domenico Ghirlandaio dieses Gemälde gesehen. Wahrscheinlich stammte es aus der Werkstatt Jan van Eycks und war vergleichbar mit der heute in Detroit befindlichen Tafel von 1442.

Die Darstellungen der beiden Kirchenväter in Ognissanti unterscheiden sich in mehrfacher Hinsicht. Während sich Botticellis Augustinus, von prophetischem Eifer erfüllt, in pathetischer Geste zur Brust greift (Abb. 21), hält Ghirlandaios Hieronymus beim Schreiben inne und stützt in Gedanken versunken sein kahles Haupt auf. Überall ist Papier mit griechischer, lateinischer und hebräischer Aufschrift zu sehen, das auf des

20 *Hl. Hieronymus*, 1480
Fresko, 184 x 119 cm
Ognissanti, Florenz

Ghirlandaio hat den Heiligen hier nicht wie zuvor in Cercina als Büßer, sondern als gelehrten Übersetzer der Bibel dargestellt. Beim Schreiben war der Kirchenvater unachtsam und hat sein hölzernes Schreibpult mit roter Tinte bespritzt. Der Maler hat sich den Scherz erlaubt, die Brille des Heiligen in der Nähe einer Schere so anzuordnen, daß man sie verwechseln könnte.

Kirchenvaters Tätigkeit als Übersetzer der Heiligen Schrift verweist. Gutmütig blickt er den Bildbetrachter aus seiner Studierstube heraus an, wogegen Augustinus mit gerunzelter Stirn ganz von Visionen erfüllt zu sein scheint. Er hat an seinem Arbeitsplatz Ordnung geschaffen und die kostbaren Handschriften auf einem Gesims aufgereiht. Hieronymus hat in seinem Gehäus dagegen viele Dinge angesammelt:

Auf seinem Schreibpult und mehreren Holzregalen liegen Bücher, ein versiegelter Brief, eine erloschene Kerze für die Arbeit bei Nacht sowie Tongefäße, Glaskaraffen, Schachteln und Obst. Auf dem Bord über sich hat er seinen roten Kardinalshut abgelegt. Vor allem das sorgfältig arrangierte Stilleben auf dem Regal ist flämisch beeinflußt. Es erinnert an die Seitenflügel des Verkündigungsaltars aus Aix-en-Provence, die sich heute getrennt in Brüssel und Rotterdam befinden. Auf diesen Tafeln hatte der Maler Barthélemy d'Eyck zwischen 1443–1445 Stilleben geschaffen, die über stehenden Heiligen plaziert waren. Sie wurden so hoch geschätzt, daß man in späterer Zeit eines abtrennte, um es unabhängig vom Rest der Tafel zu bewundern. Auch der Teppich auf Hieronymus' Schreibtisch in Ghirlandaios Fresko ist ein geläufiges Detail in niederländischen Bildern. Wir kennen ihn aus Werken Jan van Eycks und Hans Memlings, der in demselben Jahr wie Ghirlandaio starb. Botticellis *Hl. Augustinus* ist, unterstrichen durch die überzeichnete Perspektive, ausdrucksstärker. Die manirierte Haltung des Heiligen verweist bereits auf die Entwicklung der italienischen Kunst nach 1500.

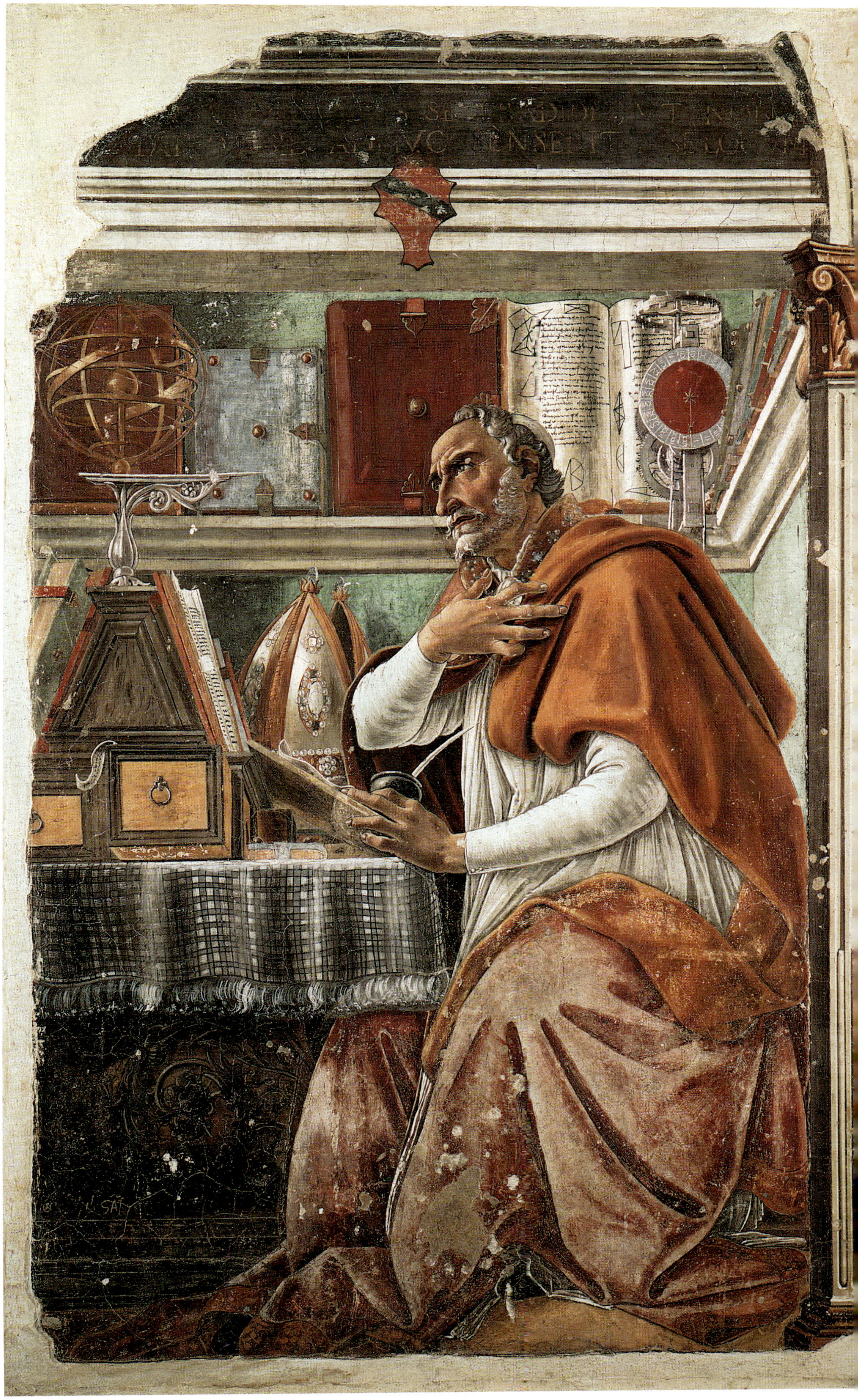

21 Sandro Botticelli
Hl. Augustinus, 1480
Fresko, 152 x 112 cm
Ognissanti, Florenz

Durch dieses Fresko war die Raumsituation mit Raumeckmotiv und das oben abschließende Gebälk für Ghirlandaio vorgegeben. Botticelli führte dieses Gebälk in veränderter Form in die Raumtiefe fort, um darauf große Bücher und astronomische Geräte aufzureihen. Er zeigt den Raum und den Heiligen in starker Untersicht, wogegen der Bildbetrachter bei Ghirlandaio einen höheren Blickpunkt einnimmt. Dadurch unterstreicht Botticelli die pathetische Geste von Augustinus.

SPEIS UND TRANK MIT DEM HERRN: DIE DREI ABENDMAHLSFRESKEN

Einige Bildthemen erfreuten sich im Florenz des 14. und 15. Jahrhunderts großer Beliebtheit und waren zur Ausschmückung bestimmter Räume besonders angemessen. So gibt es noch heute in den Museen auffällig viele »Thronende Madonnen«, »Verkündigungen« oder »Anbetungen der Könige«. Es ist deshalb nicht verwunderlich, wenn Maler ein Thema mehrfach, manchmal sogar sehr oft ausführten. Das »Letzte Abendmahl« gehört zu diesen beliebten Szenen, die vor allem für Speisesäle von Klöstern, die sogenannten Refektorien, immer wieder bestellt wurden: Christus versammelt seine Jünger zum Mahle um sich und kündigt an, daß einer seiner Jünger ihn verraten werde. Das bekannteste Beispiel dieses Bildthemas ist wohl Leonardo da Vincis *Abendmahl* in Mailand.

Ghirlandaio malte im Abstand von wenigen Jahren mehrmals diese Szene. In allen drei erhaltenen Werken Ghirlandaios gleicht die Grunddisposition dem Fresko Andrea del Castagnos im Florentiner Cenacolo di S. Apollonia aus der Zeit um 1450 (Abb. 22): Die Apostel sitzen vor einer bildparallelen Rückwand an einer langen gedeckten Tafel. In ihrer Mitte sitzt Christus, an den sich traurig sein Lieblingsjünger Johannes lehnt.

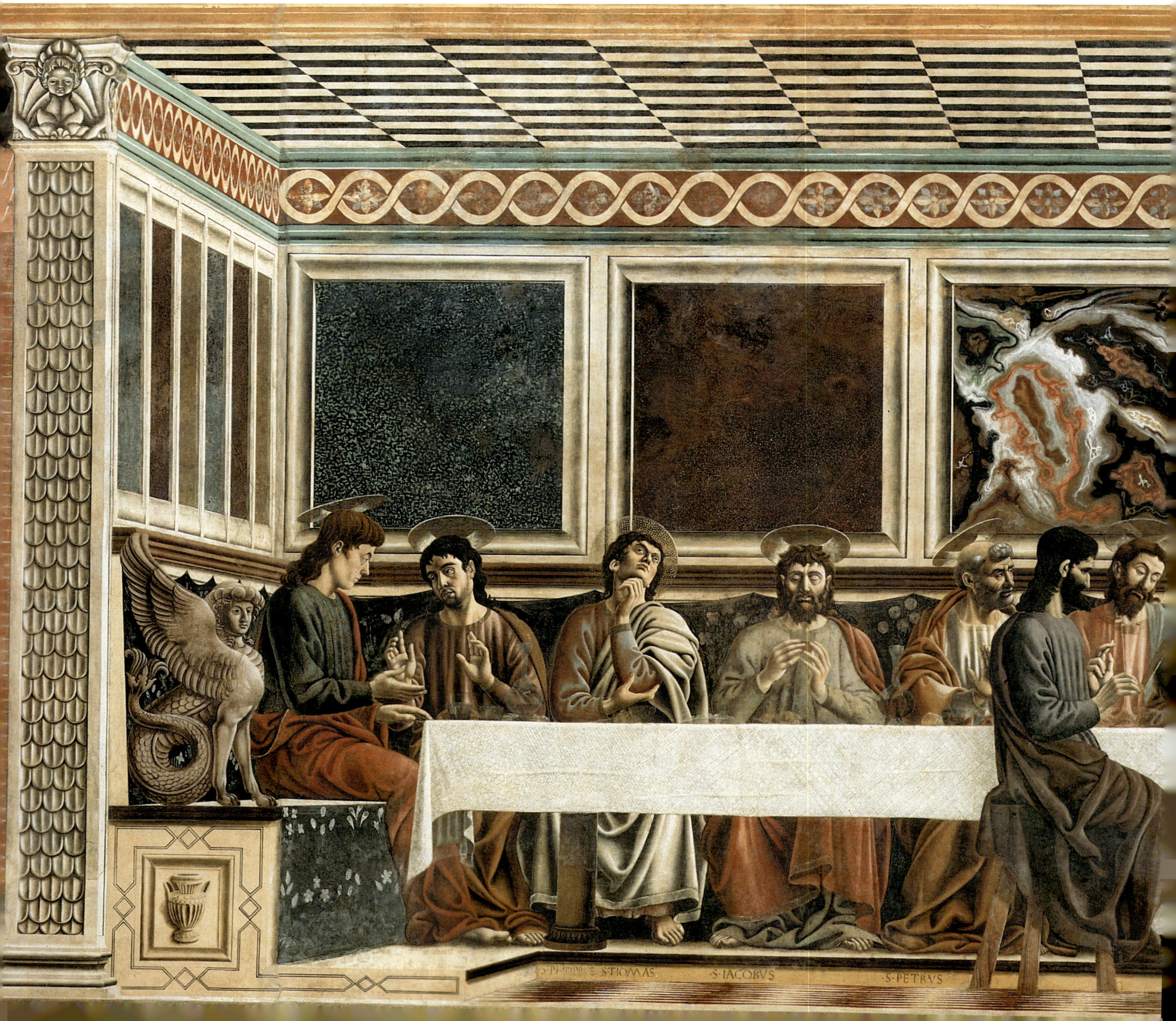

Christus zur Rechten, also auf dem Ehrenplatz neben ihm, sitzt der Apostelfürst Petrus. In Ghirlandaios Fresko greift Petrus zu einem Messer, als Anspielung darauf, daß er bei der nächtlichen Gefangennahme seines Herrn einem der Häscher ein Ohr abschlagen wird. Der Verräter Judas wird als einziger abgesondert: Er hat vor dem Tisch Platz genommen.

Trotz all dieser Ähnlichkeiten weisen die drei Abendmahlsfresken Ghirlandaios doch deutliche Unterschiede auf, die eine Entwicklung des Künstlers offenbaren. Das früheste Beispiel, 1476 in der Abtei Passignano sul Trasimeo bei Florenz gemalt, ist am stärksten von Castagnos Vorbild geprägt (Abb. 23). Diesem folgend ist der Tisch gerade; noch ist der Raum flach gedeckt und hinten geschlossen. Die verschiedenen Emotionen der Apostel werden durch steife Handbewegungen ausgedrückt, die kaum lebendig wirken und vom Charakter der einzelnen wenig zum Ausdruck bringen. Ghirlandaio zeigt im Gegensatz zu Castagno den Tisch in leichter Aufsicht, damit er Speisen und Getränke, vor allem Brot und roten Wein, stillebenartig aufreihen kann. Der größte Unterschied zu der Komposition des Älteren ist die Drehung und Verschiebung des Verräters Judas nach rechts. Dadurch rückt dieser bei Ghirlandaio unschön in die Mitte des Bildes und verdeckt den Körper des traurigen Johannes.

22 Andrea del Castagno
Abendmahl, um 1450
Fresko
Cenacolo di S. Apollonia, Florenz

Zur traditionellen Ausmalung Florentiner Refektorien gehörte seit Taddeo Gaddis monumentalen Fresken in S. Croce aus der Zeit um 1330–1340 die Szene des letzten Abendmahls mit lebensgroßen Figuren. Castagno vollzog mit seinem Werk den entscheidenden Schritt zu einer realitätsnahen Darstellung der Figuren in einem exakt perspektivisch konstruierten Bildraum. Die groben Gesichter und die versteinert wirkenden, starren Formen sind für ihn typisch.

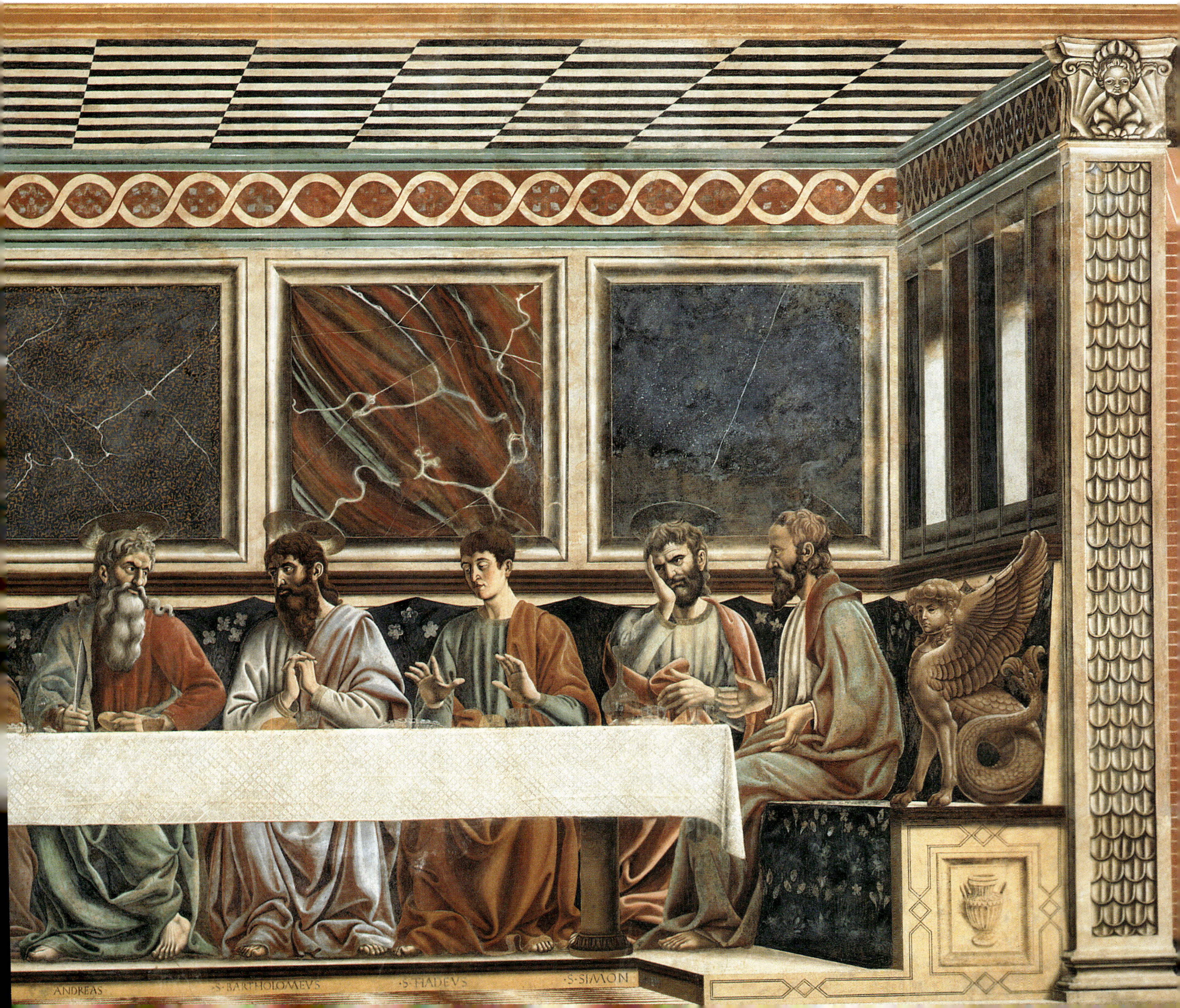

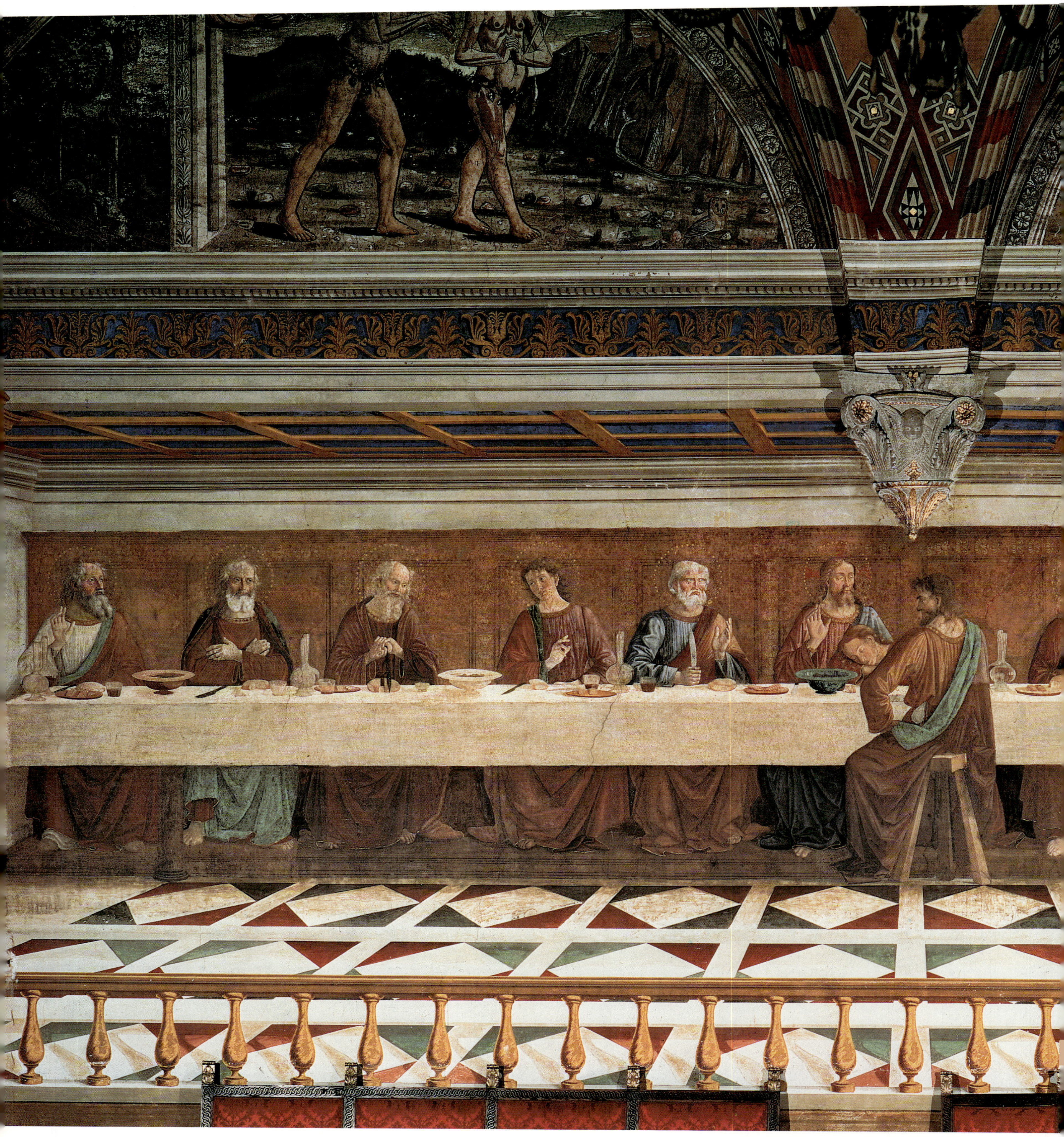

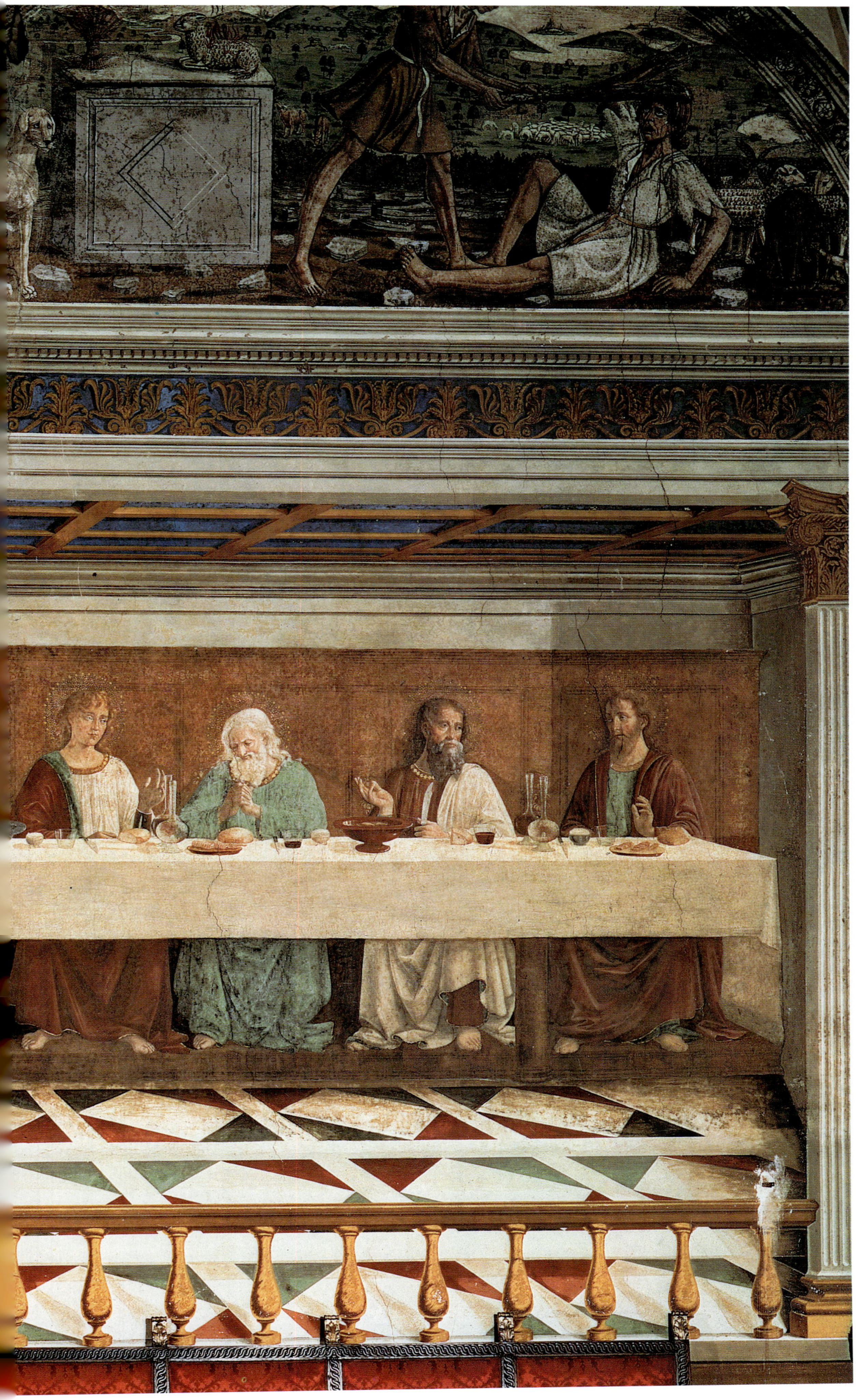

23 *Abendmahl*, 1476
Fresko
Badia dei Santi Michele e Biagio, Passignano sul Trasimeo bei Florenz

In einem zu niedrig anmutenden Raum mit flacher Decke sitzen die Apostel mit Christus beim letzten Abendmahl zusammen. Der Verräter Judas sitzt Christus auf einem dreibeinigen Hocker vor der gedeckten Tafel gegenüber. Die Figuren befinden sich um drei Bodenfelder weit zurückgesetzt in geraumer Entfernung zum Betrachter.

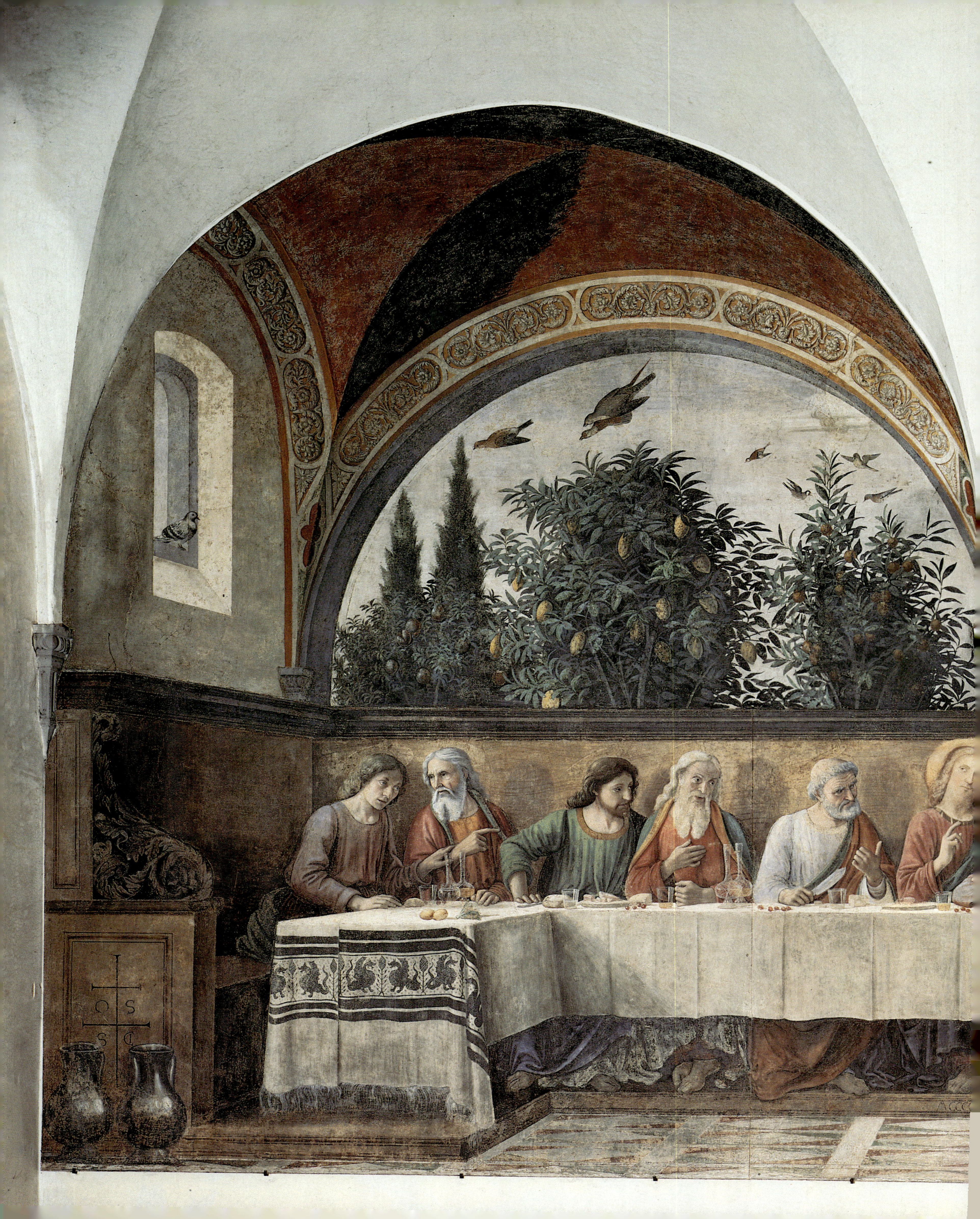

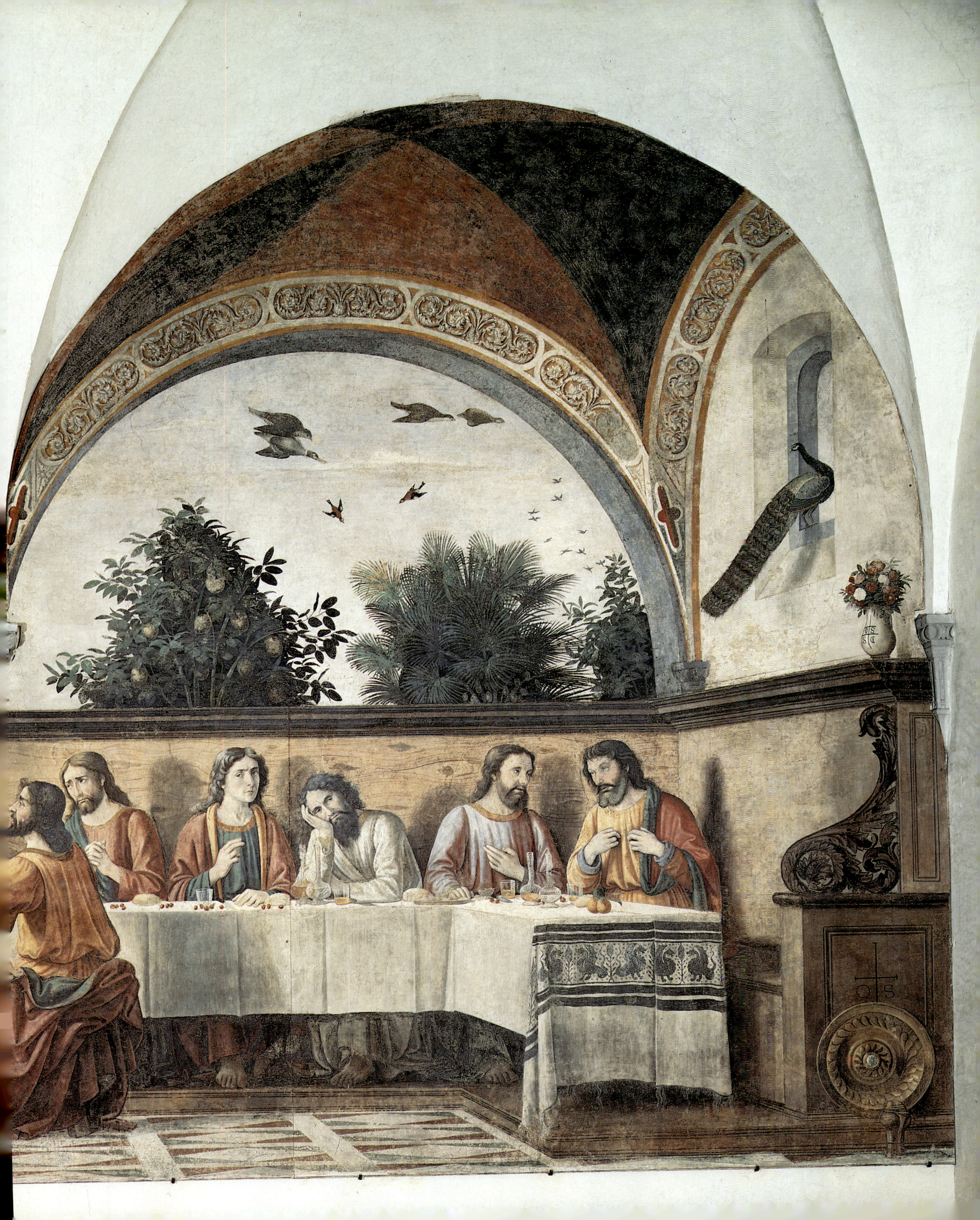

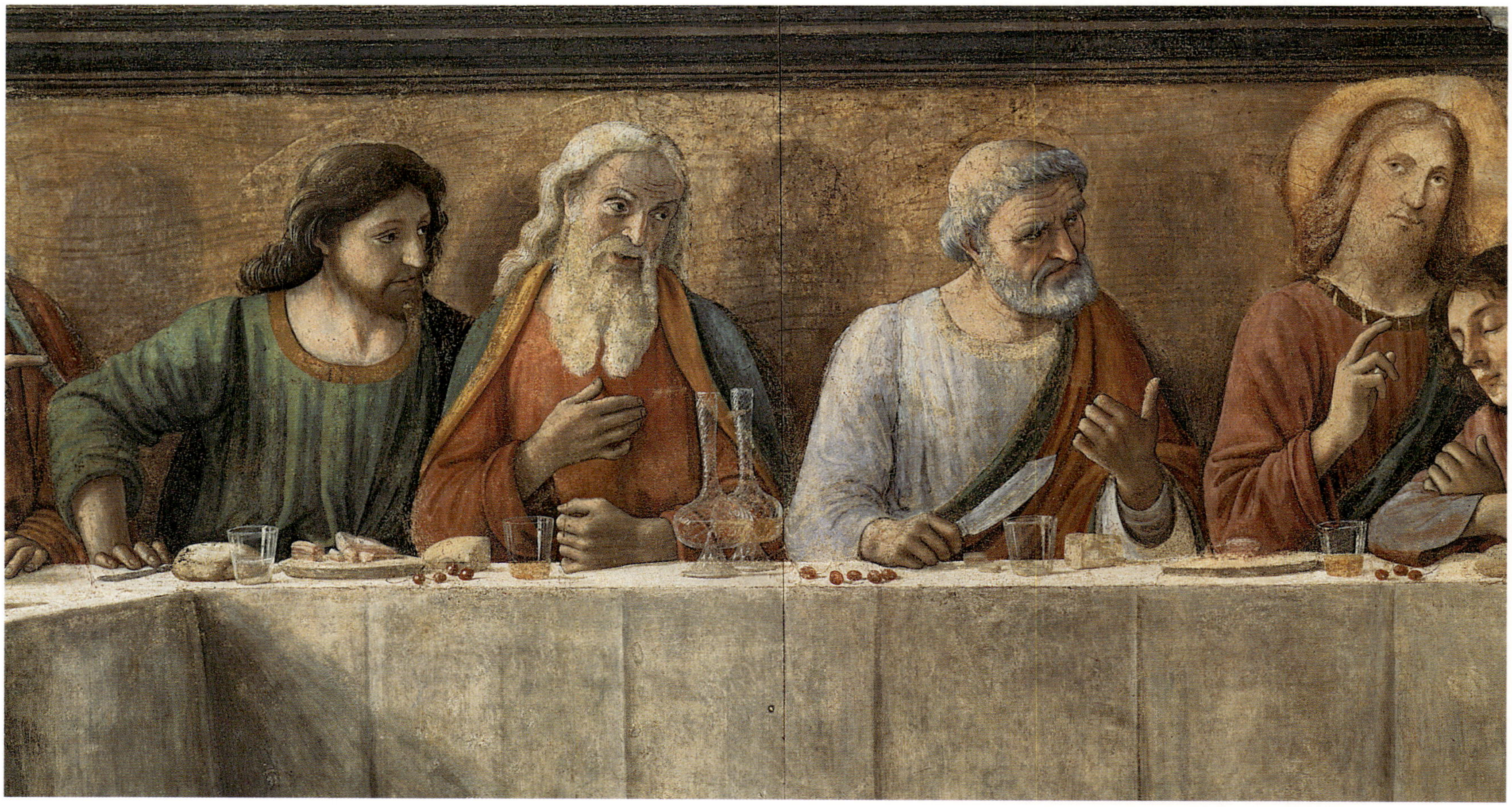

25 (oben) *Abendmahl* (Detail Abb. 24)

Grimmig hat Petrus das Messer ergriffen und zeigt mit diesem und seinem Daumen auf Christus. Er scheint bereit, seinen Herrn zu verteidigen. Der jüngere Apostel links im grünen Gewand stützt seinen Arm energisch auf den Tisch, als wolle er aufspringen, um sich mit Judas auseinanderzusetzen. Im Vergleich zur freigelegten Sinopie wird deutlich, daß genau diese Motive entscheidend verändert wurden.

24 (vorhergehende Seiten) *Abendmahl*, 1480
Fresko, 400 x 880 cm
Ognissanti, Florenz

Entgegen den früheren Versionen des Themas ist der Tisch u-förmig angelegt, so daß mehr Platz an den Seiten bleibt. Diesen zusätzlichen Raum nutzen die Apostel jedoch nicht: Sie sitzen weiterhin dicht gedrängt an der Stirnseite des Tisches. In Zweiergruppen reagieren sie unterschiedlich auf Christi Ankündigung, daß einer unter ihnen ein Verräter sei. Der Kopf Christi ist eine schlechte Erneuerung späterer Zeit.

Nur vier Jahre später gestaltet er im Refektorium des Klosters Ognissanti in Florenz, etwa zeitgleich mit seinem *Hl. Hieronymus,* ein *Abendmahl* in stärker individuell geprägtem Stil (Abb. 24).

Das kurz zuvor erbaute Refektorium dieses Klosters ist ein langer gewölbter Saal, an dessen Rückwand sich das gemalte Abendmahl befindet. Hier hat Ghirlandaio den realen Raum durch sein Fresko illusionistisch erweitert. Es sieht so aus, als ob sich das tatsächliche Gewölbe im Bild fortsetzt, da sich die realen Konsolen des Raumes in der Tiefe des gemalten Bildes wiederholen. Besonders geschickt greift der Maler die Beleuchtungssituation des Speisesaales in seinem Bild auf: Zwei Fenster zeigt er und läßt helles Licht von links in den gemalten Raum dringen. Das rechte Fenster spendet weniger Helligkeit und entspricht damit der Lichtführung im tatsächlichen Speisesaal. Dieser gebaute Raum hat links ein Fenster, durch welches helles Licht auf die Wand mit dem Fresko fällt, während die Fenster der rechten Seite des Saales wegen der Überdachung des anschließenden Kreuzgangs weniger Licht spenden.

Ghirlandaio hat diesen Eindruck in seinem Fresko integriert. Dadurch verschmelzen realer Raum und Bildraum zu einem einzigen Speisesaal, so daß die Klosterbrüder gleichsam am letzten Abendmahl ihres Herrn, das ihnen wie eine erhabene Gesellschaft vor Augen steht, teilnehmen.

Ghirlandaio öffnet die Rückwand des gemalten Raumes in Bögen und zeigt Bäume eines toskanischen Gartens. Luft und Licht dringen ein, so daß man beinahe den Gesang der Vögel und die Gerüche der Früchte wahrzunehmen scheint. Im Himmel greift links ein Raubvogel im Flug seine Beute, rechts jagt ein weiterer eine Ente; zwei fliegende Stieglitze sind in verschiedenen Ansichten gegeben. Bäume und Büsche erscheinen mit botanischer Genauigkeit und tragen üppige Früchte: Granatäpfel scheinen schon zu platzen, pralle Zitronen, Apfelsinen sowie Äpfel leuchten im Licht und in der Palmenkrone schimmern Datteln. Einige der Früchte haben ihren Weg auf die Tafel der Apostel gefunden, nur die auf dem Tisch verteilten Kirschen scheinen nicht aus dem Garten zu stammen: ein Kirschbaum fehlt nämlich in diesem reichen Garten.

Mit ebenso großer Freude am Detail ist die Tafel dargestellt: Zu Brot, Speck und Käse trinken die Apostel Weißwein und Wasser, die in paarweise angeordneten, gläsernen Karaffen bereit stehen. Einige Apostel haben ihre Gläser bereits geleert (Abb. 25, 26). Petrus hat soeben den Käse statt auf einem der Holzbrettchen direkt auf der Tischdecke in mundgerechte Würfel geschnitten.

Bei Restaurierungsarbeiten wurde die Sinopie, die Unterzeichnung des Freskos, freigelegt. Dieser Entwurf des Bildes aus rot-brauner Farbe wurde in einem aufwendigen Verfahren von der darüberliegenden Farbschicht getrennt und sichtbar gemacht. Er ist heute in demselben Saal ausgestellt und zeigt, welche Veränderungen in der endgültigen Fassung vorgenommen wurden. Der Hintergrund war ebensowenig vorgezeichnet wie die Gegenstände auf dem Tisch. Die Handhaltungen aller Apostel links wurden zur Betonung des Ausdrucks verändert.

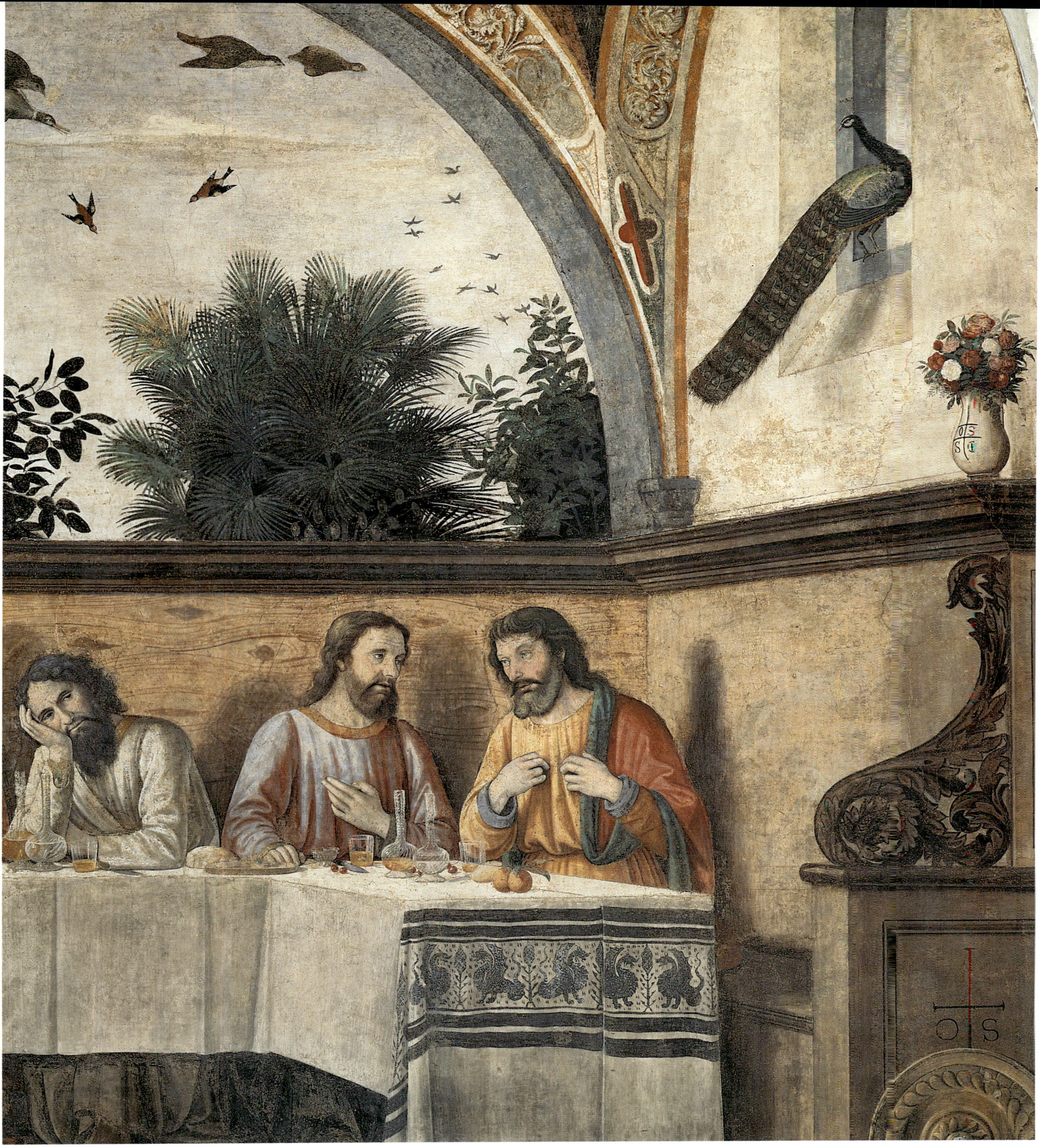

26 *Abendmahl* (Detail Abb. 24)

Auf Christi Worte, sein Verräter sei unter ihnen, scheinen sich die beiden Apostel ganz rechts gegenseitig zu fragen: »Bin ich es?« – während andere in Melancholie verfallen. Vergleichbar mit einer Bordüre in der Buchmalerei sind am rechten Bildrand vier Zierelemente übereinander gegeben: ein Pfau sitzt im Fenster und blickt sich um; zwischen zwei Stilleben mit Blumenvase, Metallschale und Krug ist reiches Schnitzwerk zu sehen.

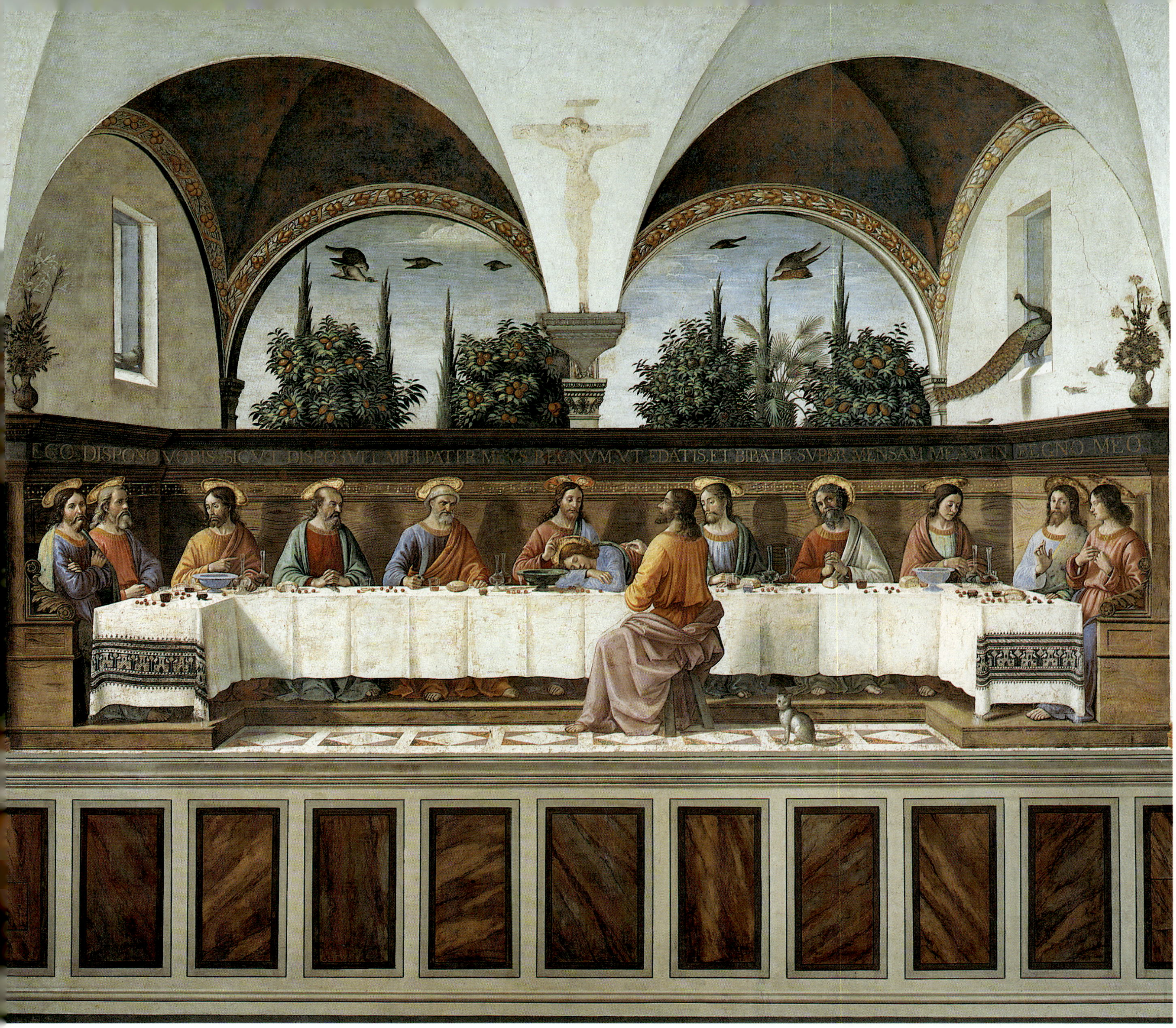
EGO DISPONO VOBIS SICVT DISPOSVIT MIHI PATER MEVS REGNVM VT EDATIS ET BIBATIS SVPER MENSAM MEAM IN REGNO MEO

27 *Abendmahl*, um 1486
Fresko
S. Marco, Florenz

Wahrscheinlich wurde Ghirlandaios Fresko in Ognissanti derart geschätzt, daß sich die Mönche von S. Marco ein ebensolches Werk für das Refektorium ihrer Fremdenherberge wünschten. Hier sind nun je zwei Apostel an die Seiten des u-förmigen Tisches gerückt. Dadurch wirken die anderen vor der Rückwand vereinzelt. Eine Katze sitzt vor dem Tisch und wartet begierig auf einen herabfallenden Happen.

Wer bei dem sechs Jahre später folgenden *Abendmahl* in San Marco eine weitere Steigerung erwartet, wird enttäuscht sein (Abb. 27). Hier wiederholt Ghirlandaio eher schematisch die in Ognissanti großartig entwickelten Ideen. Wahrscheinlich ließ der Meister diesen Auftrag weitgehend durch seine Werkstattgehilfen ausführen. Die Apostel fallen in die Steifheit der ersten Abendmahlsdarstellung zurück (Abb. 28, 29). Die aggressive Haltung des Judas mit aufgestütztem Arm ist zurückgenommen. Die Vegetation wirkt in ihrer übertriebenen Symmetrie kaum noch natürlich. Auch die in Ognissanti logisch entwickelte Lichtführung macht hier wenig Sinn, da sich die Fenster des realen Raumes an der gegenüberliegenden Wand befinden. Ghirlandaio hat mit seinen Abendmahls-Szenen keine Bilderfindung hervorgebracht, die Gültigkeit erlangen konnte.

Das sollte erst Leonardo mit dem Mailänder *Abendmahl* von 1495–1497 gelingen, welches durch zahlreiche gestochene Reproduktionen rasch zu außerordentlicher Berühmtheit gelangte. Dieses geniale Werk in S. Maria delle Grazie in Mailand bestimmt bis heute unsere Vorstellung von diesem Bildthema (Abb. 30). Dabei greift Leonardo vielleicht auf einige Vorarbeiten Ghirlandaios zurück, die jener im Ognissanti-Abendmahl geleistet hatte. Der Landschaftsausblick, die Zusammenfassung der Apostel in Gruppen und einige Handbewegungen finden sich bereits bei Ghirlandaio.

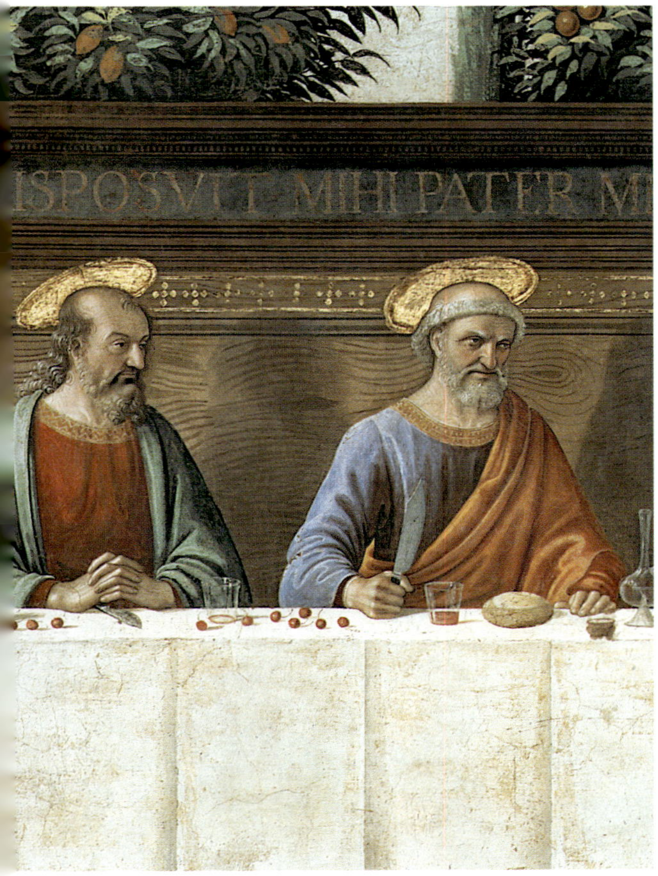

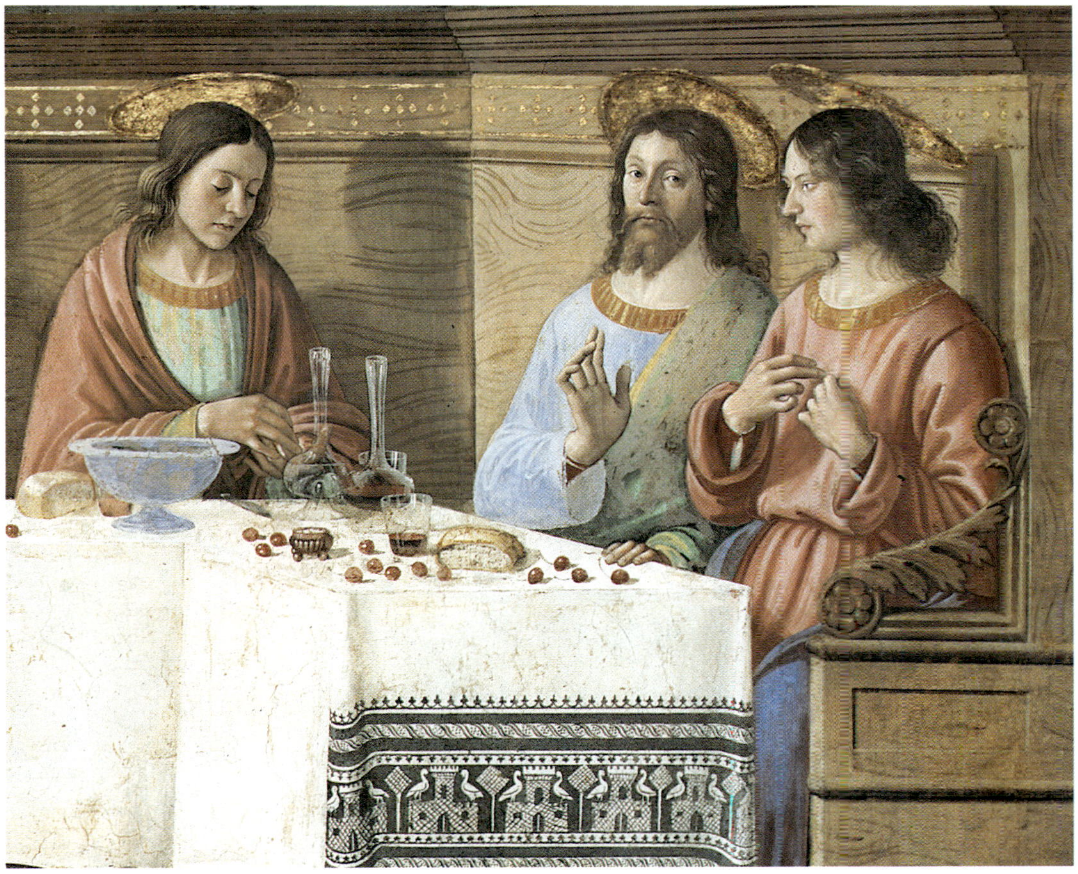

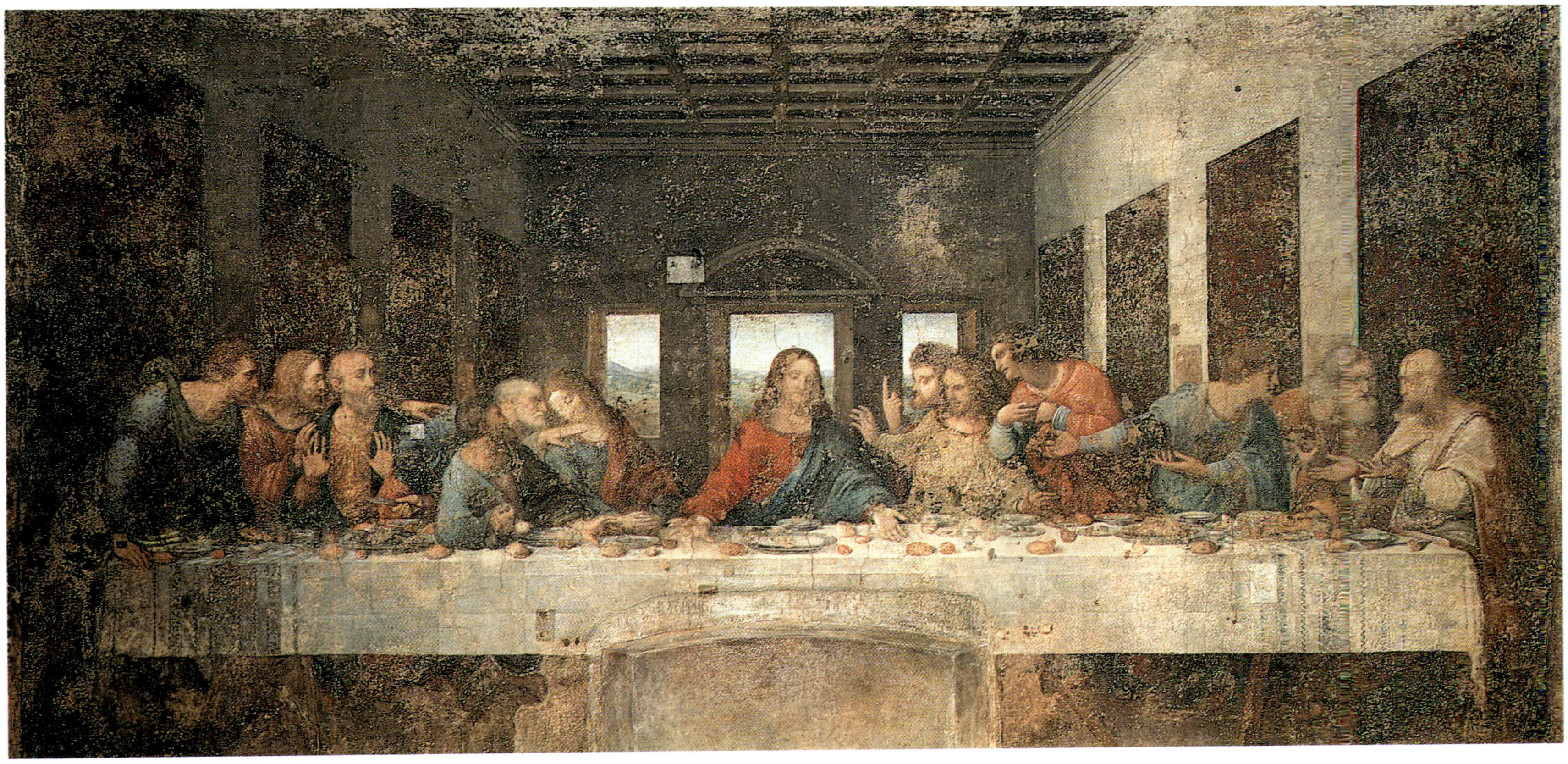

28 (oben links) *Abendmahl* (Detail Abb. 27)

Petrus hält das Messer in genau der Weise, wie es beim früheren Fresko von Ognissanti in der Unterzeichnung vorgesehen war. Dort wurde jedoch in der Ausführung die Spannung durch eine veränderte Stellung des Messers gesteigert. Der Apostel neben Petrus hat bereits sein Glas geleert, was an dem Rest roten Weines, der den Boden des Glases ringförmig nachzeichnet, abzulesen ist.

29 (oben rechts) *Abendmahl* (Detail Abb. 27)

Die Reaktion der Apostel auf Christi Worte gestaltet Ghirlandaio vielfältig. Während der Jünger rechts zu fragen scheint: »Bin ich es, Herr, der dich verraten wird?«, blickt der andere melancholisch auf seine Hände. Der Maler beweist seine feinsinnige Beobachtungsgabe darüber hinaus durch eine Spielerei mit den gläsernen Behältnissen auf dem Tisch: Durch eine Glaskaraffe blickt der Betrachter auf dahinterliegende Hände, durch ein anderes Glas erkennt man eine Karaffe.

30 Leonardo da Vinci
Abendmahl, 1495–1497
Wandmalerei mit Öl und Tempera auf Putz, 420 x 910 cm
S. Maria delle Grazie, Mailand

Leonardo erreichte durch eine ungewöhnliche Maltechnik ein fein abgestuftes Licht und Schattenspiel. Doch gleichzeitig war das Bild sehr empfindlich und schon bald stark zerstört. Die Komposition brach mit dem traditionellen Schema, indem je drei Jünger zu bewegten Gruppen zusammengefaßt wurden.

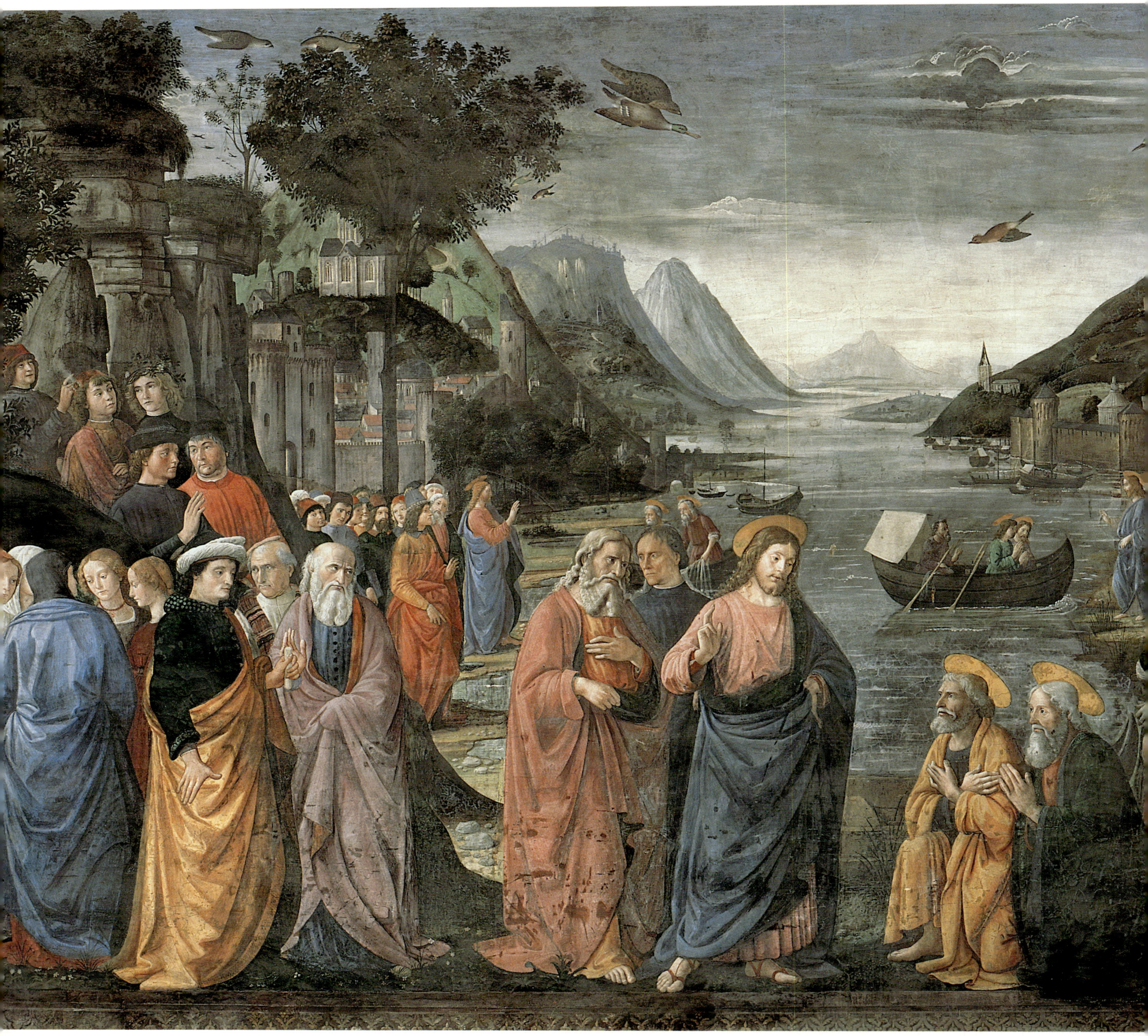

31 *Berufung der ersten Jünger*, 1481–1482
Fresko
Cappella Sistina, Vaticano, Rom

Zweimal tritt Christus am Ufer auf und ruft jeweils zwei Fischer zu sich, die in ihren Booten arbeiten. Im linken Hintergrund spricht er zu Simon Petrus und Andreas: »Folget mir nach; ich will euch zu Menschenfischern machen!« Ein drittes Mal steht er im Vordergrund und segnet sie. In einer langen Reihe von Porträts zeigt der Künstler rechts Vertreter der Florentiner Kolonie in Rom.

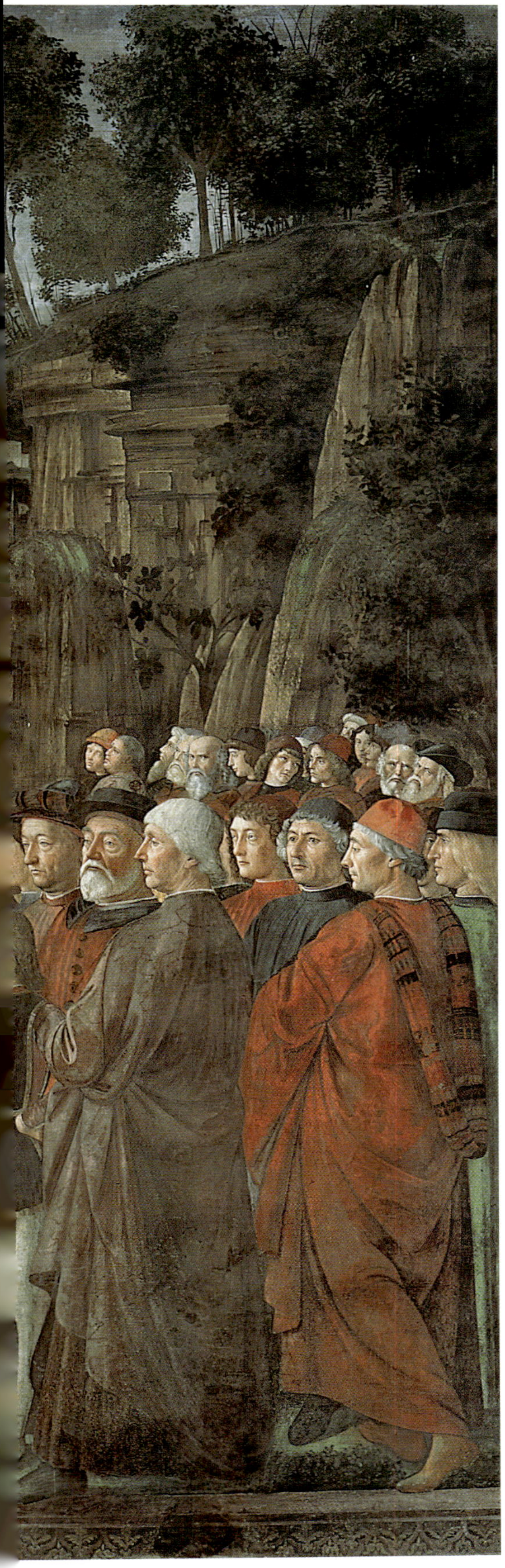

ROM UND DIE TRIUMPHALE RÜCKKEHR NACH HAUSE

Zur Ausgestaltung seiner neuen Hofkapelle holte Papst Sixtus IV. berühmte toskanische und umbrische Künstler nach Rom. Ghirlandaio muß sich bereits mit seinen Werken, vor allem mit den Fresken der Fina-Kapelle, einen Namen gemacht haben, um am Sixtina-Projekt beteiligt zu werden. Die Decke der Sixtinischen Kapelle sollte erst unter Sixtus' Neffen Julius II. die berühmten Fresken Michelangelos aufnehmen. Zwischen 1481–1483 wurden die Wände von Sandro Botticelli, Domenico Ghirlandaio, Cosimo Rosselli, Piero di Cosimo und anderen – vermutlich unter der Leitung von Pietro Perugino – freskiert.

Szenen aus dem Leben des Moses auf der linken Seite stehen dem Leben Christi auf der rechten Seite gegenüber. Diese typologische Zuordnung der Zyklen läßt Moses als Vorgänger Christi erscheinen. Der kostbare Freskenzyklus gehört zu den Hauptwerken des italienischen Quattrocento. Dem Wunsch des Papstes gehorchend wurden in jedem Bildfeld mehrere Episoden einer Geschichte gleichzeitig nebeneinander gestellt, wie es zu dieser Zeit eigentlich schon unüblich geworden war. Ghirlandaio schuf die beiden Fresken: die *Berufung der ersten Jünger* (Abb. 31) und die *Auferstehung Christi*. Doch das zweite Fresko war bereits zu Vasaris Zeit »zum größten Teil zu Grunde gegangen« und wurde im 16. Jahrhundert vollkommen neu geschaffen.

Das erhaltene Werk ist in zwei Zonen aufgeteilt. In der unteren Hälfte läßt der Künstler auf einer flachen Bühne am vorderen Bildrand mehrere zusammengedrängte Personengruppen, hintereinander gestaffelt, auftreten. Im Mittelpunkt segnet Christus die knienden Brüder Simon Petrus und Andreas, seine ersten Jünger. Sie folgen ihm nach und treten im rechten Hintergrund ein weiteres Mal auf. Dort wohnen sie Christus bei der Berufung des Jakobus und Johannes bei. Diese sitzen mit ihrem Vater Zebedäus im Boot und flicken die Netze in dem Moment, da der Heiland sie zu seinen Jüngern erwählt. Die Figuren der Hauptszene im mittleren Vordergrund erinnern in ihrer gewandbeladenen Massigkeit an Masaccios Fresken in der Brancacci-Kapelle um 1424–1428. Vor allem die Szene mit dem Zinsgroschen klingt hier in Farbigkeit, aber auch in Landschaft und Figurentypen an. An den Seiten des Bildfeldes traut sich Ghirlandaio, seinen eigenen Stil zu verwirklichen. Die linke Frauengruppe mit der blauen Rückenfigur läßt spätere Werke vorausahnen. Der eigentümlichen Art seiner Porträts, die bereits in der Vespucci- und Fina-Kapelle zu spüren war, läßt er hier freien Lauf.

Rechts porträtiert er in isokephalischer Reihe, wie an einer Perlenschnur aufgereiht, Mitglieder der einflußreichsten Florentiner Familien, die Niederlassungen in Rom unterhielten. In der Mitte steht Giovanni Tornabuoni als Vertreter der Kredit- und Handelsbank der Medici. Er war Ghirlandaios späterer Gönner und wurde trotz der Feindschaft zwischen Papst Sixtus IV. und den Medici zum Schatzmeister des Papstes ernannt. Sein Sohn Lorenzo Tornabuoni – vor ihm in schwarzem Rock – mußte den Tod seiner jungen Ehefrau und nach dem Tod des Vaters den finanziellen Bankrott der Familie erleben. Für die Grabkapelle der Mutter, Francesca Pitti Tornabuoni, in der Kirche S. Maria sopra Minerva in Rom hatte Ghirlandaio 1477 zwei Episoden aus dem Leben Johannes des Täufers und zwei aus dem der Madonna geschaffen, »welche damals sehr gerühmt wurden«, wie Vasari berichtet. Diese römischen Werke sind leider nicht mehr erhalten, dafür aber zwei anmutige Porträts der früh verstorbenen Ehefrau Lorenzos, Giovanna Tornabuoni. Rechts neben Giovanni Tornabuoni ist der Humanist Johannes Argyropoulos mit weißem Bart zu sehen. Er verfaßte Kommentare zu Aristoteles und war 1453 vor den Türken aus Konstantinopel nach Florenz geflüchtet. Als Freund Cosimo de' Medicis verbrachte er fünfzehn Jahre als Hofgelehrter und Professor für Griechisch an der Universität Florenz, bis der Papst ihn nach Rom holte. Dennoch fühlte er sich weiterhin als Florentiner – hatte er doch von Lorenzo de' Medici das Bürgerrecht verliehen bekommen.

Der Edelmann mit weißen Haaren ohne Kopfbedeckung neben ihm wird zuweilen als Francesco Soderini aus Florenz, dann wieder als Raimondo Orsini aus Rom erkannt. Der junge Mann dahinter, mit hell erleuchtetem Gesicht, soll Antonio Vespucci sein. Abgesondert von den übrigen Florentinern, steht hinter Christus Diotisalvi Neroni, ein früherer Freund Cosimo de' Medicis. Mehr oder weniger freiwillig lebte er im römischen Exil, weil er in Intrigen gegen Cosimos Sohn Piero verstrickt war.

Nicht nur diese Porträts, sondern auch seine Fähigkeiten als Landschaftsmaler, die im Fresko der Sixtina zu beobachten sind, verhalfen Ghirlandaio zu seinem Ruhm. So ist die gesamte obere Hälfte des Werks einer weitläufigen Landschaft mit hohem Horizont vorbehalten. Der von Hügeln und Bergen eingekeilte See Genezareth schlängelt sich wie ein Fluß in die Tiefe, wo durch Luftperspektive die Farben blasser und heller werden. Vor dem Himmel jagen Vögel einander, die auf Vorbilder aus Benozzo Gozzolis *Zug der Heiligen Drei Könige* 1459–1461 im Florentiner Medici-Palast oder auf Werke Domenico Venezianos zurückgehen.

Neben den erzählenden biblischen Szenen sind in der Fensterzone der Sixtinischen Kapelle die ersten dreißig Päpste in Muschelnischen stehend dargestellt. Von diesen Fresken lassen sich einige Ghirlandaio und seiner Werkstatt zuordnen. Dieser ehrenvolle Auftrag im Vatikan bildete den Auftakt zu Ghirlandaios großer Künstlerkarriere in Florenz: Er kehrte als anerkannter Künstler in seine Heimatstadt zurück und wurde dort mit Aufträgen überhäuft. Aus der ewigen Stadt nahm Ghirlandaio neben seinen Erinnerungen zahlreiche Zeichnungen und Studien von antiken Monumenten mit nach Hause, auf die er und seine Schüler vielfach zurückgriffen. So kehren römische Bauwerke und antikische Motive in vielen seiner Gemälde wieder, die vom Bemühen des Künstlers zeugen, seinen Stil an großen Vorbildern zu schulen.

Die Hauptwerke

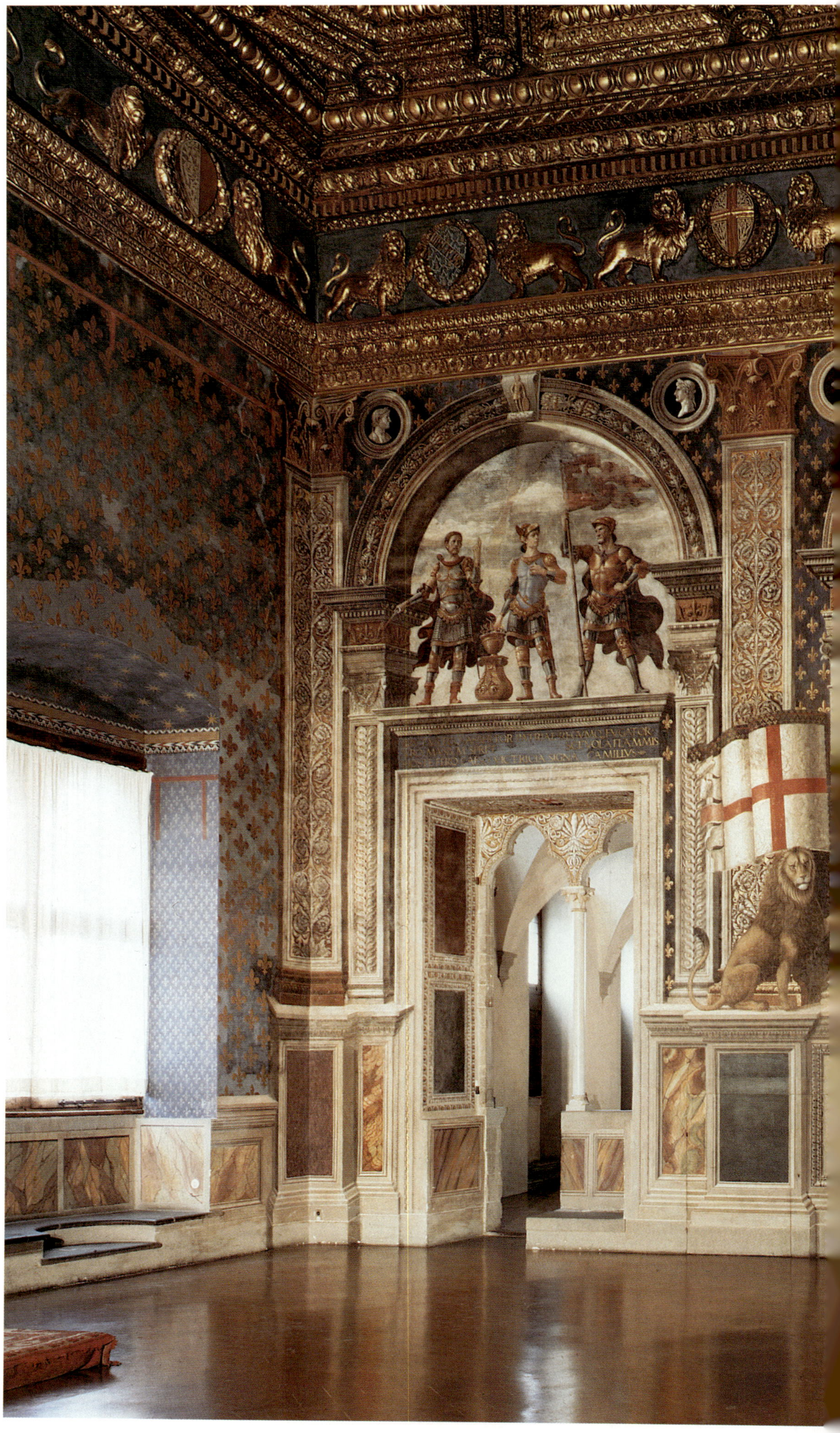

Ein patriotischer Auftrag: Der Liliensaal im Palazzo Vecchio

Nach seinem erfolgreichen Zwischenspiel in Rom hetzte Ghirlandaio nun von Auftrag zu Auftrag. Oft genug schickte er nur Mitarbeiter seiner Werkstatt vor Ort, um in seinem Namen – dem Markenzeichen Ghirlandaio – Arbeiten auszuführen. Er erhielt von der Stadtregierung, der Signoria, 1482 den Auftrag zur Ausschmückung der Sala dei Gigli (Liliensaal) im Rathaus, dem Palazzo Vecchio. Dieser Auftrag unterscheidet sich von anderen dadurch, daß nicht einzelne Patrizierfamilien dahinter standen, sondern der Magistrat von Florenz. Es handelt sich also um einen kommunalen Auftrag, der die öffentliche Anerkennung des Künstlers besiegelt.

Im Liliensaal-Fresko zählte vor allem ein prächtiger Gesamteindruck, und so konnte Ghirlandaio sich nach den Werken der Sixtinischen Kapelle ein weiteres Mal als Meister der großen Fläche erweisen (Abb. 32). Er sollte ein monumentales, repräsentatives Werk schaffen, das dem Stolz der Stadt und der Republik Florenz Ausdruck zu verleihen hatte.

Ghirlandaio teilte eine Wand des Saals durch gemalte kolossale Pilaster und fügte zwischen diesen drei Bögen ein. Die äußeren Bögen nehmen unten ein Portal und ein Blendfenster auf. Die gesamte Wand erscheint als ein gewaltiges Triumphtormotiv. In der Mitte ist der Schutzpatron von Florenz, der Hl. Zenobius, mit zwei heiligen Diakonen gegeben. Im Bogenfeld über dem Bischof ist ein Relief mit Madonna und Engeln zu sehen, wie sich viele aus der Werkstatt der Künstlerfamilie della Robbia erhalten haben. Links im Hintergrund wird ein Blick auf den Florentiner Dom gewährt. Unter den seitlichen Bögen repräsentieren die historischen Persönlichkeiten Brutus, Mutius Scaevola und Camillus links sowie Decius, Scipio und Cicero rechts bürgerlich-republikanische Tugenden. In ihnen brachte die Regierung von Florenz zum Ausdruck, daß sie sich dem idealisierten Menschheitsbild der Antike verpflichtet fühlte. In den Figuren variiert der Künstler detailreich römische Rüstungen und das antike Standmotiv des Kontrapost mit großer archäologischer Genauigkeit.

So wichtig dieses Werk für Ghirlandaios Karriere auch gewesen sein mag, so wenig konnte er hier sein spezifisches Stilrepertoire durchspielen; denn Stilleben liessen sich kaum unterbringen, Landschaft war nicht gefordert und Porträts nach dem Leben schienen unpassend. So leistete er vermutlich nur den Gesamtentwurf und widmete sich stärker der gleichzeitigen Ausmalung einer privaten Grabkapelle, die er für den Bankier Francesco Sassetti schmücken sollte.

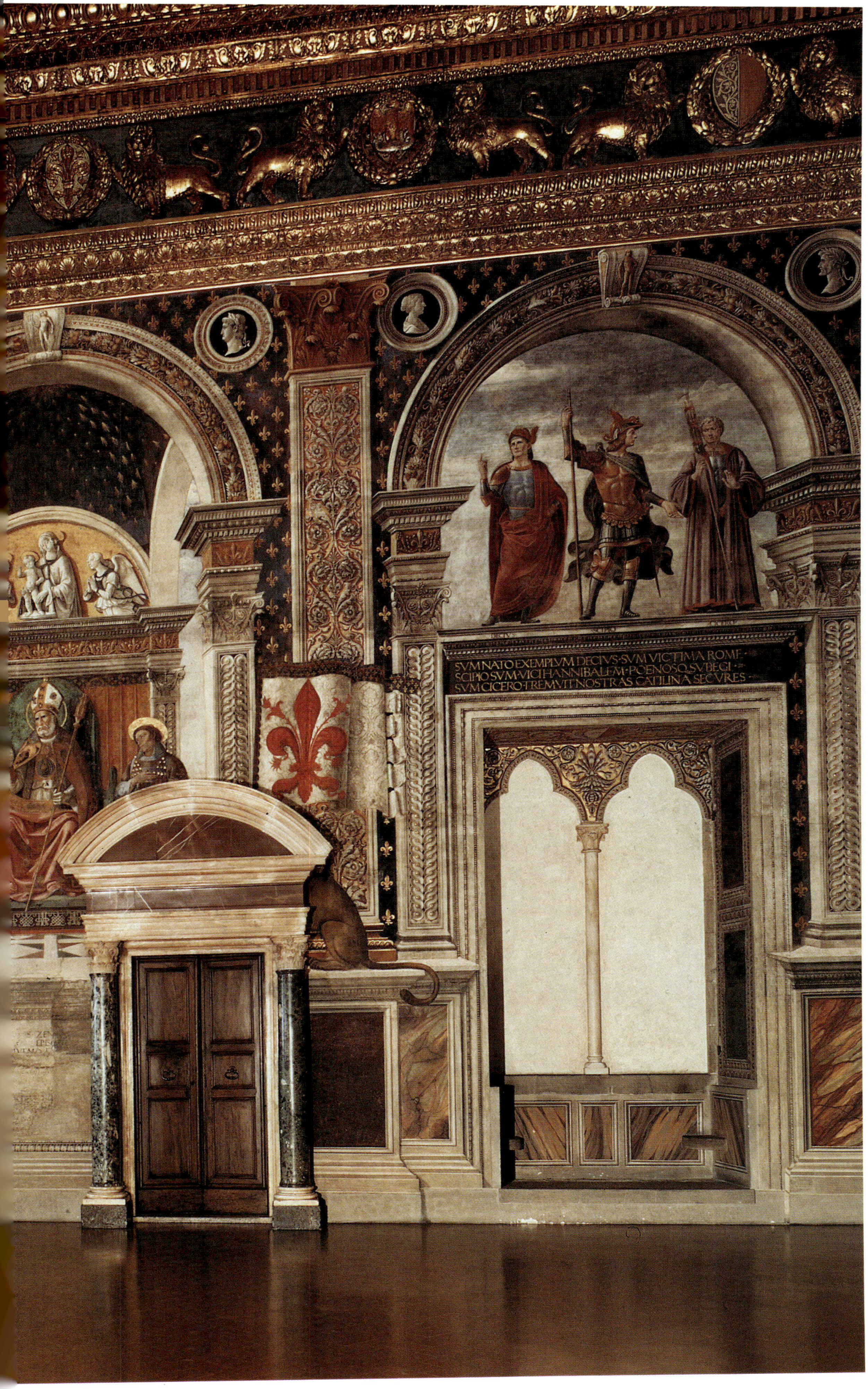
SVM NATO EXEMPLVM DECIVS·SVM VICTIMA ROME·
SCIPIO SVM·VICI HANNIBALEM·POENOSQ SVBEGI·
SVM CICERO·TREMVIT NOSTRAS CATILINA SECVRES·

32 *Wanddekoration* 1482–1484
Fresko
Sala dei Gigli, Palazzo Vecchio, Florenz

Im Spiel mit illusionistischer Architektur öffnet Ghirlandaio den realen Raum unter geschickter Einbeziehung der materiellen Gegebenheiten. Über den seitlichen Durchgängen stehen antike Heroen Roms. Sie sind in Untersicht gemalt. In der Mitte thront der Hl. Bischof Zenobius zwischen den Heiligen Eugenio und Crescenzio.

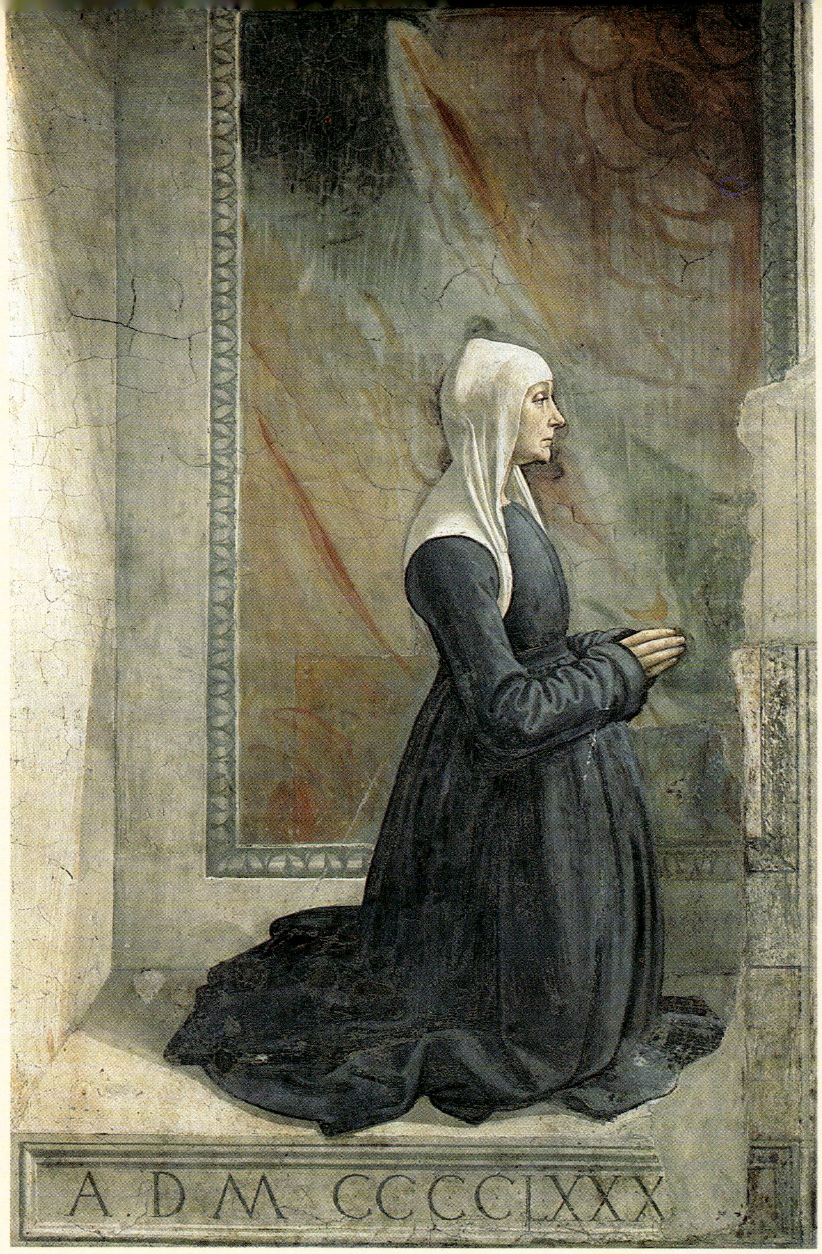

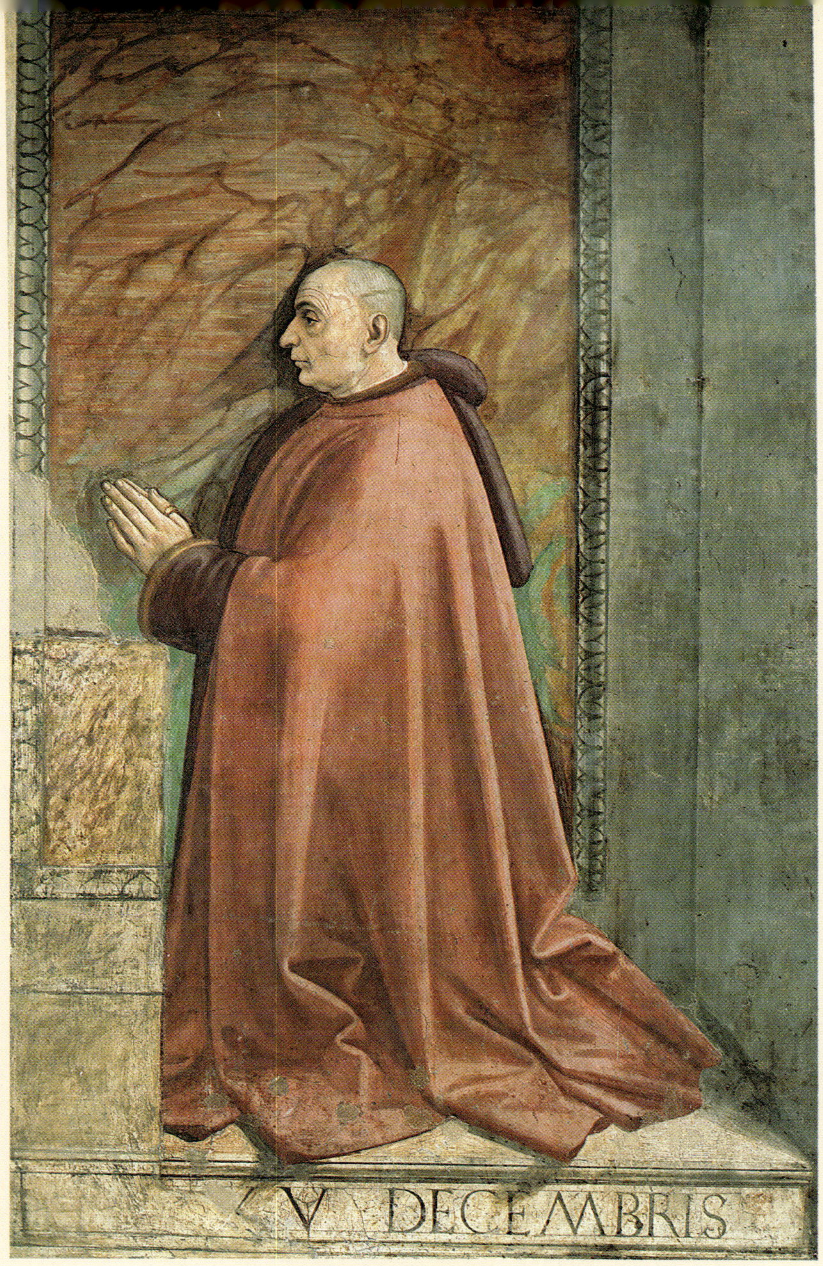

33 *Nera Corsi Sassetti*, um 1485
Fresko
Cappella Sassetti, S. Trinità, Florenz

Die beiden Stifter flankieren betend das Altarbild, als nähmen sie an der dort gemalten Anbetung des Kindes teil. Damit schafft der Künstler eine Verbindung zwischen Tafelbild und Fresko. Das Ensemble wirkt wie ein Triptychon. Erstaunlicherweise nimmt die Ehefrau dabei die traditionell vornehmere Seite zur Rechten der heiligen Szene ein.

34 *Francesco Sassetti*, um 1485
Fresko
Cappella Sassetti, S. Trinità, Florenz

Francesco Sassettis Unternehmungen als Kunstmäzen waren nicht von kaufmännischer Sparsamkeit und Vernunft geprägt. Es scheint, als habe er seine demonstrative Abkehr von jeglicher Unternehmermentalität dokumentieren wollen. Während sein Ruf als Bankier verblaßte, spottete man über ihn, er lese lieber in den Schriften Ciceros als in den Kontobüchern.

DER STREIT UM EINE KAPELLE UND DER KÜNSTLER ALS LACHENDER DRITTER

Für sich und seine Familie wollte der reiche Florentiner Bankier Francesco Sassetti eine Begräbniskapelle einrichten, die seinem Namen alle Ehre machen sollte. Für dieses Vorhaben wählte er die prominenteste Kapelle, die er in Florenz finden konnte: die Chorkapelle der Kirche S. Maria Novella. Seine Familie besaß bereits seit Generationen das Recht zur Ausschmückung des Hauptaltars dieser Dominikanerkirche, die neben dem Dom und der konkurrierenden Franziskanerkirche S. Croce der repräsentativste Sakralbau der Stadt war.

Doch das Patronatsrecht der großen Hauptkapelle hinter dem Altar lag bei der Familie Ricci. Diese war inzwischen verarmt und hatte keine Mittel, die alten, durch Feuchtigkeit unansehnlich gewordenen Fresken von Andrea Orcagna zu erneuern. So konnten die Riccis ihr Patronatsrecht auf die Chorkapelle nicht länger behaupten, und es wurde in einer feierlichen Kapitelsitzung Francesco Sassetti zugesprochen.

Als dieser aber seine Pläne für die neuen Fresken öffentlich machte, waren die Dominikaner entsetzt: Francesco Sassetti wollte seinen Namenspatron, den Hl. Franziskus von Assisi, dargestellt sehen. Szenen aus dem Leben dieses Schutzpatrons sollten seine letzte Ruhestätte schmücken. Die Dominikaner weigerten sich jedoch, am prominentesten Platz ihrer Kirche ausgerechnet den Gründer des mit ihnen rivalisierenden Franziskanerordens verherrlichen zu lassen.

Nach langjährigem Rechtsstreit, in dem sich die Kirchenherren gegen den Stifter durchsetzen konnten, zog sich Sassetti erbost aus S. Maria Novella zurück.

In einer kleinen Kapelle rechts neben dem Chor der Kirche S. Trinità durfte der Stifter sein Projekt verwirklichen, obwohl dort mit den Vallombrosanern auch keine Ordensleute des Hl. Franziskus zuständig waren (Abb. 33, 34). Dort ließ man Domenico Ghirlandaio ganz nach Sassettis Willen Wandbilder mit Franziskusszenen freskieren. Was dem Stifter in S. Maria Novella versagt blieb, durfte er hier verwirklichen.

Doch damit nicht genug. Der Streit um die Chorkapelle von S. Maria Novella sollte Ghirlandaio zu einem doppelten Geschäft verhelfen. Kaum hatte er das Sassetti-Projekt in S. Trinità abgeschlossen, bekam er 1485 von einem anderen Gönner den Anschlußauftrag, nun doch jene große Kapelle zu freskieren (Abb. 35). Giovanni Tornabuoni hatte sich durch ein geschicktes Manöver das Francesco Sassetti entzogene Patronatsrecht angeeignet: Vasari berichtet, der Stifter habe der Familie Ricci, die ihr Patronatsrecht nicht

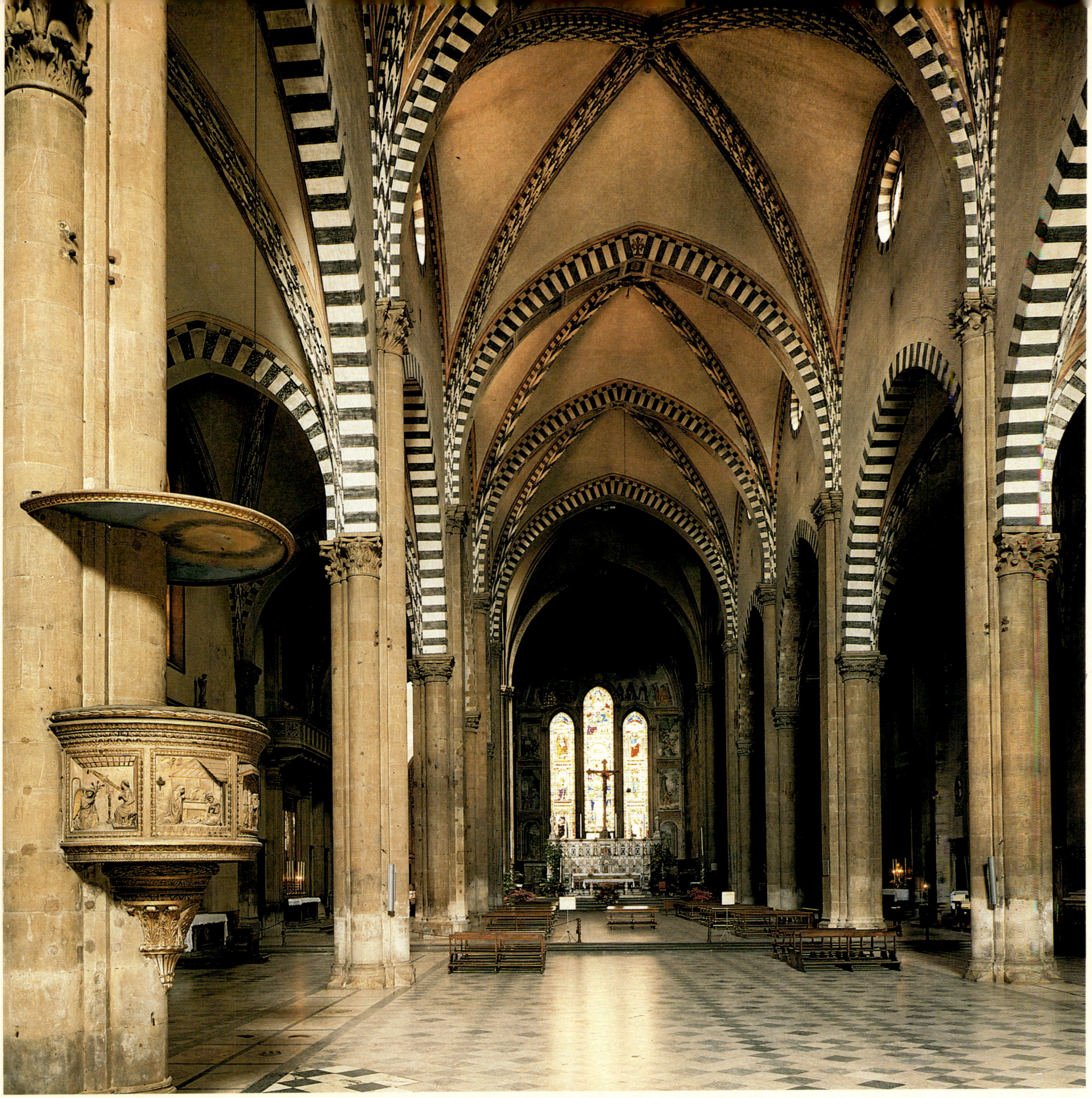

aufgeben wollte, versprochen, »er für sich allein wolle alle Kosten tragen, sie auf irgend eine Weise entschädigen und ihr Wappen am ausgezeichnetsten und ehrenvollsten Platz in jener Kapelle anbringen lassen.« Tatsächlich aber ließ er dann, so Vasari, sein eigenes Wappen groß und gut sichtbar fertigen, während das Wappen der Ricci oben im Rahmen des Altarbildes in der Nähe des Sakraments-Tabernakels winzig und kaum sichtbar versteckt wurde. Kaum war die Kapelle eröffnet, da »entstand Lärm und Zank, denn jene suchten voll Eifer ihr Wappen, und gingen endlich, da sie es nicht fanden, zum Magistrat der Achte, ihren Contract vorzuweisen. Man befragte die Tornabuoni und sie erwiderten: dem Vertrag gemäß sei es am ehrenvollsten und ausgezeichnetsten Orte in der Kapelle. Es wurde nachgesehen, und obwohl jene riefen, dort werde man es nicht gewahr, so erhielten sie doch den Bescheid, das Unrecht sei auf ihrer Seite, sie müssen sich zufrieden stellen, ihr Wappen sei zunächst dem heiligen Sacrament und sonach an einem sehr ehrenvollen Platz.« Diese Episode dient Vasari, »um zu zeigen, wie sehr Armuth dem Reichtum zur Beute gegeben ist, und wie Reichtum mit Klugheit gepaart gar leicht und ohne Tadel an das gewünschte Ziel gelangt.«

35 *S. Maria Novella,* Blick zur Chorkapelle, Familienkapelle der Tornabuoni

Giovanni Tornabuoni behielt, ganz nach dem Willen der Dominikaner, die schon vorhandenen Bildthemen in seinem Freskenprogramm bei: einen Zyklus der Legende Marias und Johannes des Täufers. Auch die Entwürfe für die drei spitzbogigen Glasfenster stammen aus Ghirlandaios Werkstatt.

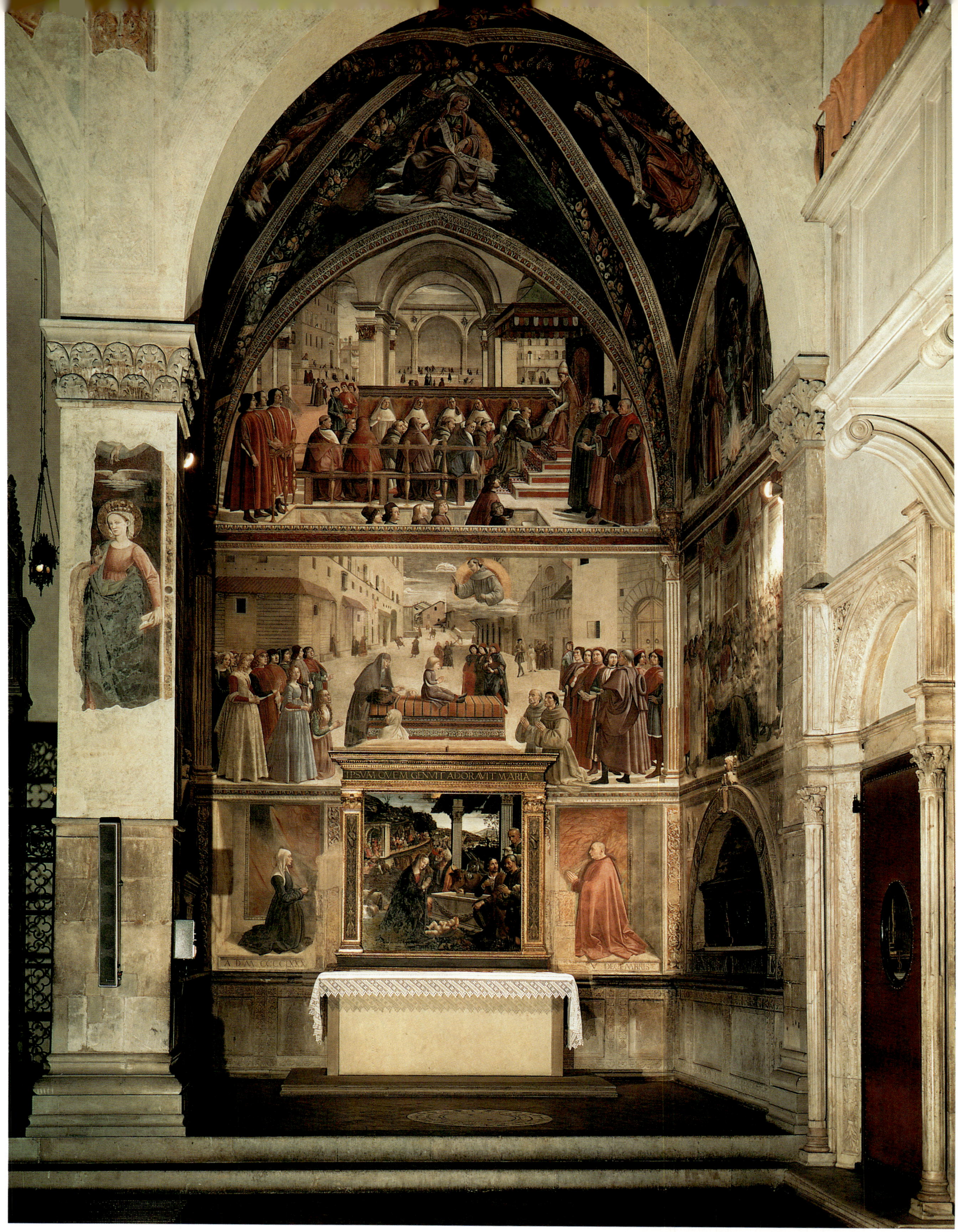
IPSVM QVEM GENVIT ADORAVIT MARIA
A D M CCCCLXXX
V DECEMBRIS

DIE SCHÖNSTE KAPELLE: DIE SASSETTI-KAPELLE IN SANTA TRINITÀ

Francesco Sassetti war als Teilhaber der französischen Bankfilialen der Medici in Avignon und Lyon zu Reichtum gekommen. Er hatte die Medici-Bank über zehn Jahre in Genua und zeitweilig in Genf vertreten. Doch als Generalleiter der Bank verliefen seine Geschäfte später nicht immer erfolgreich, und er wurde 1484 durch Giovanni Tornabuoni abgelöst. Sassetti hatte bereits Ende der 1470er Jahre das Patronatsrecht einer kleinen Nebenkapelle, die zweite rechts vom Chor der Florentiner Kirche S. Trinità, erworben. Wahrscheinlich ging zu dieser Zeit bereits der Auftrag für die Ausmalung an Ghirlandaio, der die Kapelle 1482–1485 mit Fresken schmückte.

Das Stifterehepaar ließ sich betend zu seiten des Altarbildes mit der *Anbetung der Hirten* in lebensgroßen Profilfiguren porträtieren (Abb. 33, 34). Wie die Hirten im Tafelbild beten die Stifter das Christkind an. Eine zu ergänzende Inschrift unter ihren Porträts nennt den Tag der Weihe und damit der Vollendung der Kapelle, den 25. Dezember 1485. Dieses Jahr stimmt mit der erhaltenen Inschrift auf dem Altarbild überein. In der Sassetti-Kapelle verbindet der Künstler profane, religiöse und antike Themen zu einem einzigartigen Meisterwerk (Abb. 36).

Porträts seiner Zeitgenossen und Stadtansichten von Florenz sind den Szenen aus dem Leben des Hl. Franziskus von Assisi eingefügt: Der Künstler verlegt die heiligen Geschehnisse ins Florenz seiner Zeit. Anders als in der Fina-Kapelle stattete Ghirlandaio hier keine neu erbaute, sondern eine alte gotische Kapelle neu aus. Die drei Wände nehmen je zwei Szenen der Franziskuslegende auf und werden durch ein siebtes Fresko über dem spitzbogigen Eingang zur Kapelle ergänzt. Im Scheitel jenes Bogens ist das Sassetti-Wappen, von einem Fruchtkranz umgeben, als plastische Arbeit aus gebranntem glasiertem Ton angebracht. Das Fresko darüber zeigt eine Sibylle, die dem Kaiser Augustus die Weltherrschaft Christi voraussagt (Abb. 37). Das Fresko idealisiert die Antike als Vorläufer des christlichen Zeitalters und schlägt damit einen Bogen zum Höhepunkt der Kapelle, dem Altarbild. Auch die Grisaille-Figur des *David* außerhalb der Kapelle kann so gedeutet werden (Abb. 38).

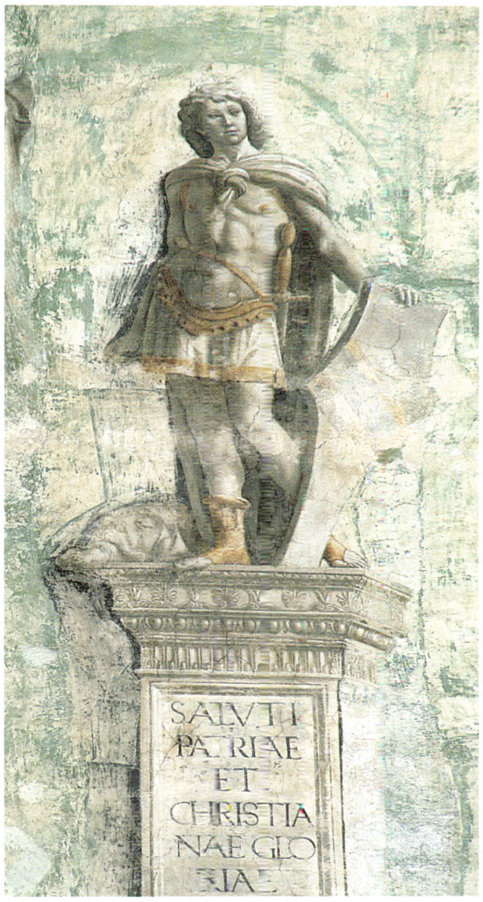

38 (oben) *David*, um 1485
Fresko
S. Trinità, Florenz

Der Knabe David hatte mit seiner Steinschleuder den Riesen Goliath bezwungen. David war nicht nur Symbol für den Stolz und die Macht der Republik Florenz, sondern auch für den Namen des Stifters. Die Schleuder war Bestandteil des Familienwappens der Sassetti, deren Name dem italienischen Wort für Steinwurf – sassata – ähnelt. Auf Davids Schild ist das Stifterwappen zu sehen. Steinschleudern flankieren auch das Wappen über der Kapelle und sind im plastischen Schmuck an den Grabnischen der Kapelle gegeben.

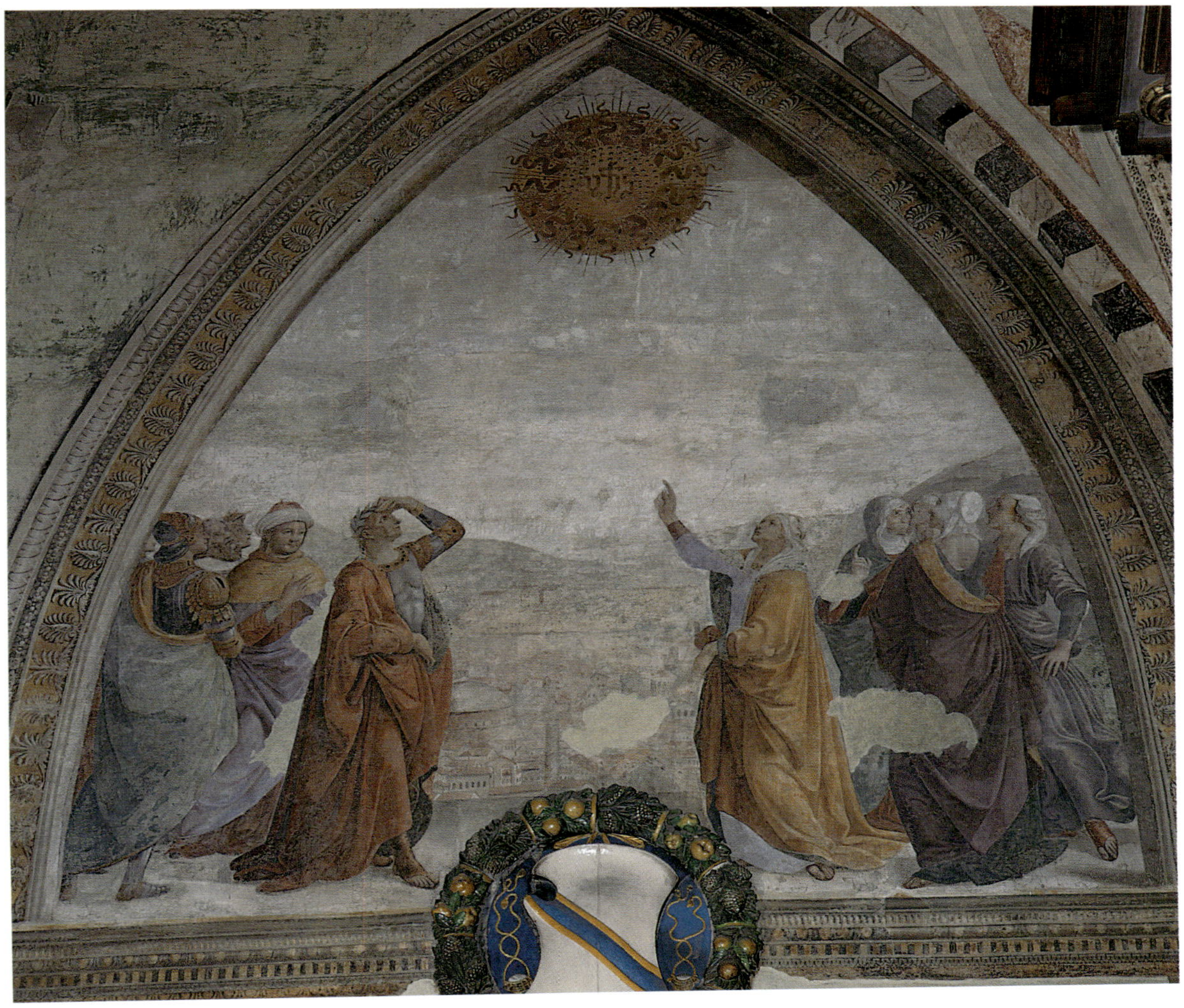

37 *Weissagung der Sybille an Augustus*, um 1485
Fresko
Cappella Sassetti, S. Trinità, Florenz

Die Tiburtinische Sibylle zeigt dem antiken Kaiser Augustus die gold-strahlende Erscheinung des Namen Jesu in der Abkürzung »IHS«. Die Weissagung an den heidnischen Kaiser wird sich im Altarbild der Kapelle erfüllen: es ist Christi Geburt. Die Figuren stehen erhöht über einem Ausblick auf das antike Rom mit dem Pantheon und der Trajans-Säule.

36 (gegenüberliegende Seite) *Cappella Sassetti*, um 1485
S. Trinità, Florenz

Nichts konnte sich der Stifter für seine so sehr ersehnte Grabkapelle mehr wünschen als dieses gelungene Ergebnis langer Bemühungen. Kaum eine andere Kapelle der Renaissance ist zugleich Hauptwerk eines berühmten Künstlers und derart komplett – mit Fresken, Altarbild, Sarkophagen und plastischem Schmuck – erhalten wie diese.

40 (rechts) *Der Hl. Franziskus verzichtet auf Hab und Gut* (Detail Abb. 39)

Die Stadt liegt am Wasser, und man meint hier Genua zu erkennen, wo der Stifter über zehn Jahre lang die Filiale der Medici-Bank geleitet hatte. Figurengruppen bevölkern das Ufer und zeigen durch ihre Größenverhältnisse die Raumtiefe an.

39 (unten) *Der Hl. Franziskus verzichtet auf Hab und Gut*, um 1485, Fresko
Cappella Sassetti, S. Trinità, Florenz

Als junger Mann entsagt Franziskus der Welt, indem er seine kostbaren Kleider ablegt und sich nackt in die Obhut der Kirche begibt. Ein Kirchenmann nimmt ihn schützend unter seinem Mantel auf – dieselbe Geste wie bei einer Schutzmantelmadonna. Zuschauer halten den entsetzten Vater mit den Kleidern seines Sohnes im Arm zurück.

In die beiden Seitenwände der Kapelle sind die schwarzen Marmorsarkophage Francesco Sassettis und seiner Gattin Nera Corsi in Rundbogennischen eingelassen. Hier dominieren im bildhauerischen Schmuck klassisch-antike Motive, als deren Urheber zuweilen der Bildhauer Giuliano da Sangallo genannt wird. Gerahmt werden die Grabnischen von Fresken in Grisaille, in denen Ghirlandaio Motive antiker Münzen zitiert.

Darüber befinden sich je zwei monumentale Fresken Ghirlandaios, die deutlich einer überkommenen Bildtradition verpflichtet sind. Hier wirken noch die von Giotto in Assisi über 160 Jahre früher etablierten Bildmuster. Ghirlandaio hat die alten Vorbilder Giottos in dessen Fresken der Bardi-Kapelle von circa 1325 in der Florentiner Franziskanerkirche S. Croce studiert und direkt darauf Bezug genommen.

In der Sassetti-Kapelle beginnt der Franziskus-Zyklus im Bogenfeld der linken Wand mit der Loslösung des Heiligen von seinem Vater (Abb. 39, 40), dem Verzicht auf sein Erbe und alle weltlichen Güter. Dies mag als Thema für die Grabkapelle eines reichen Bankiers erstaunen, doch auch anderen Bankiers schien das Thema der gottgefälligen Armut für ihre Grabmonumente angemessen – so wurde z. B. auch Giottos Florentiner Franziskus-Zyklus von einem Bankier in Auftrag gegeben.

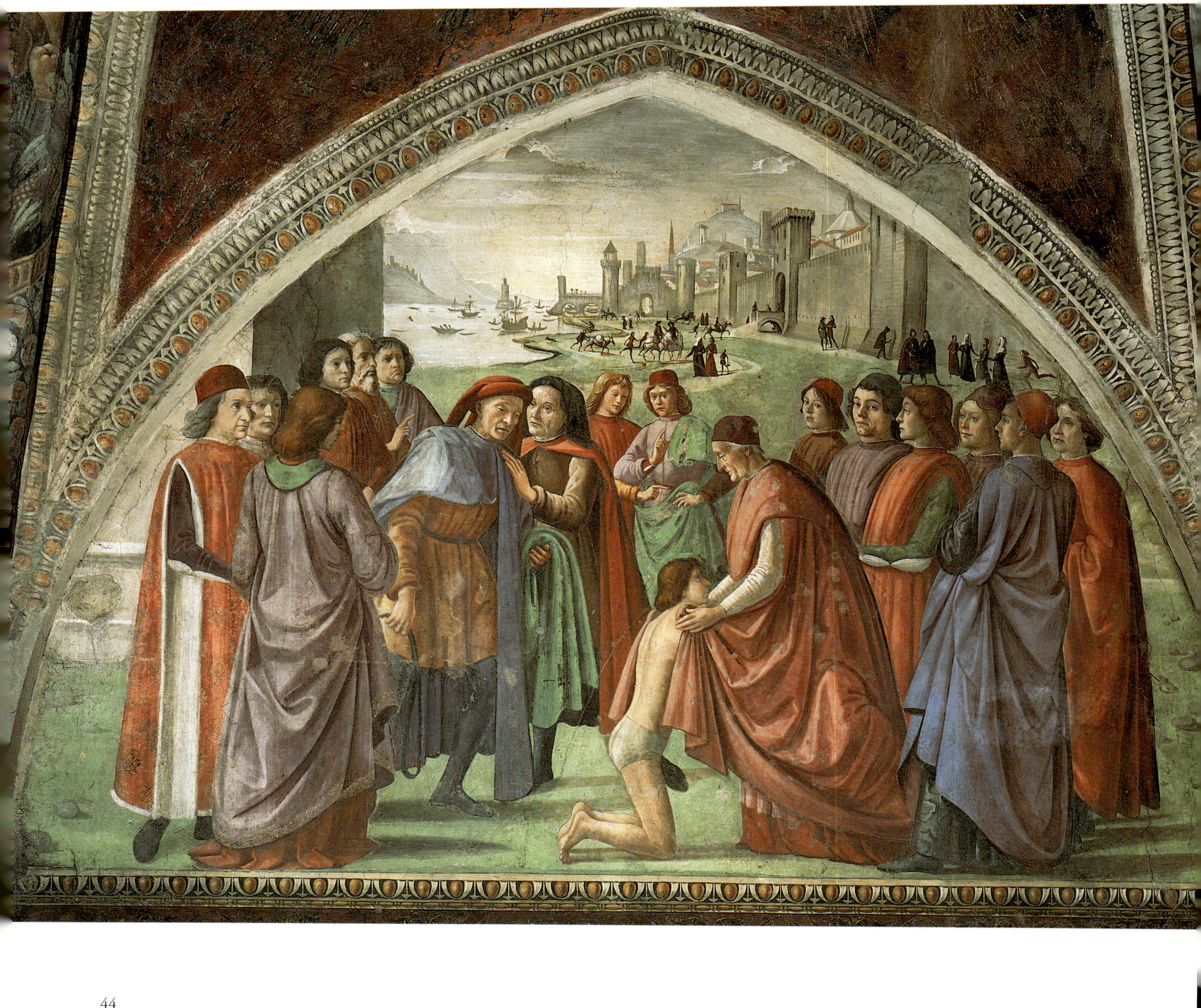

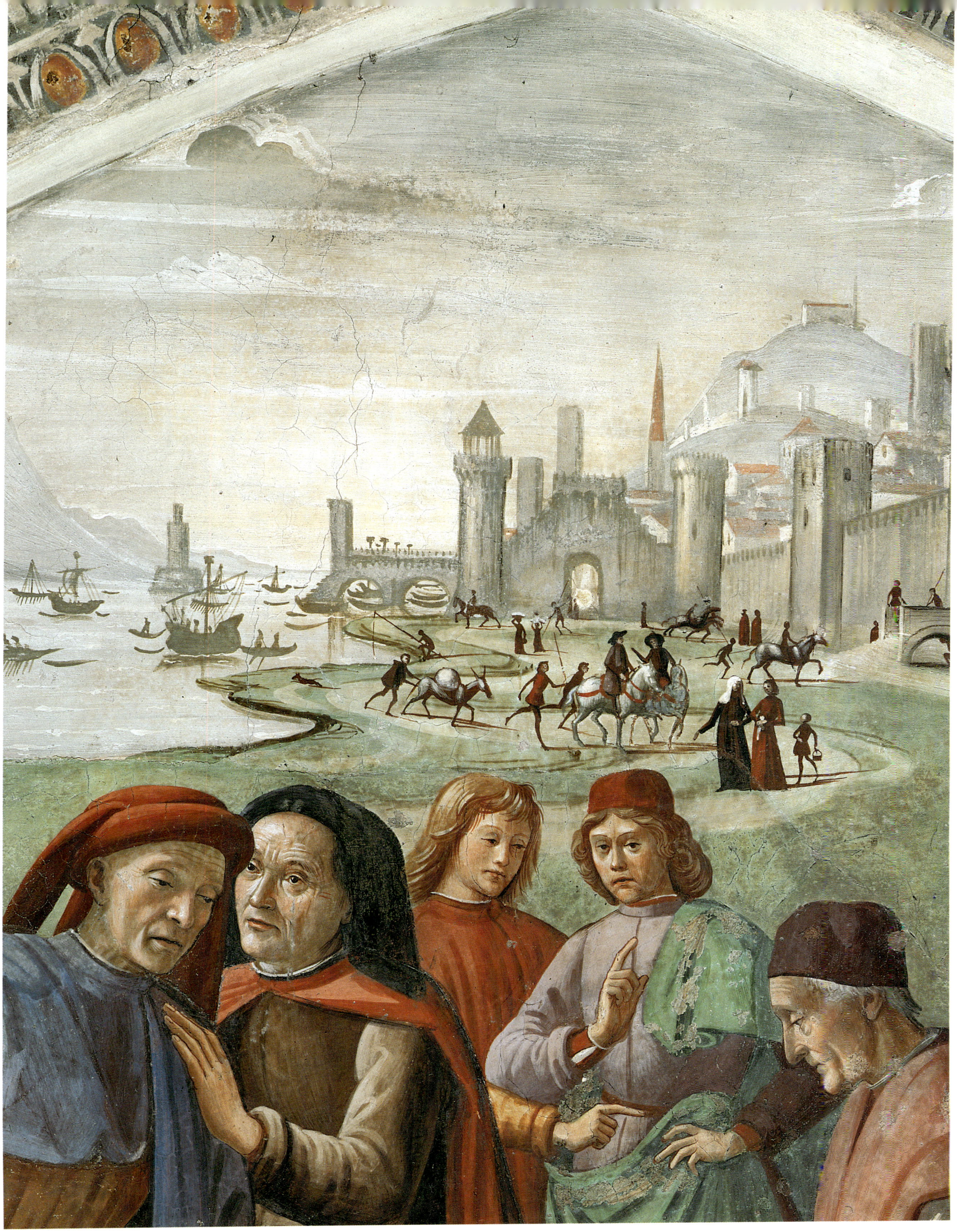

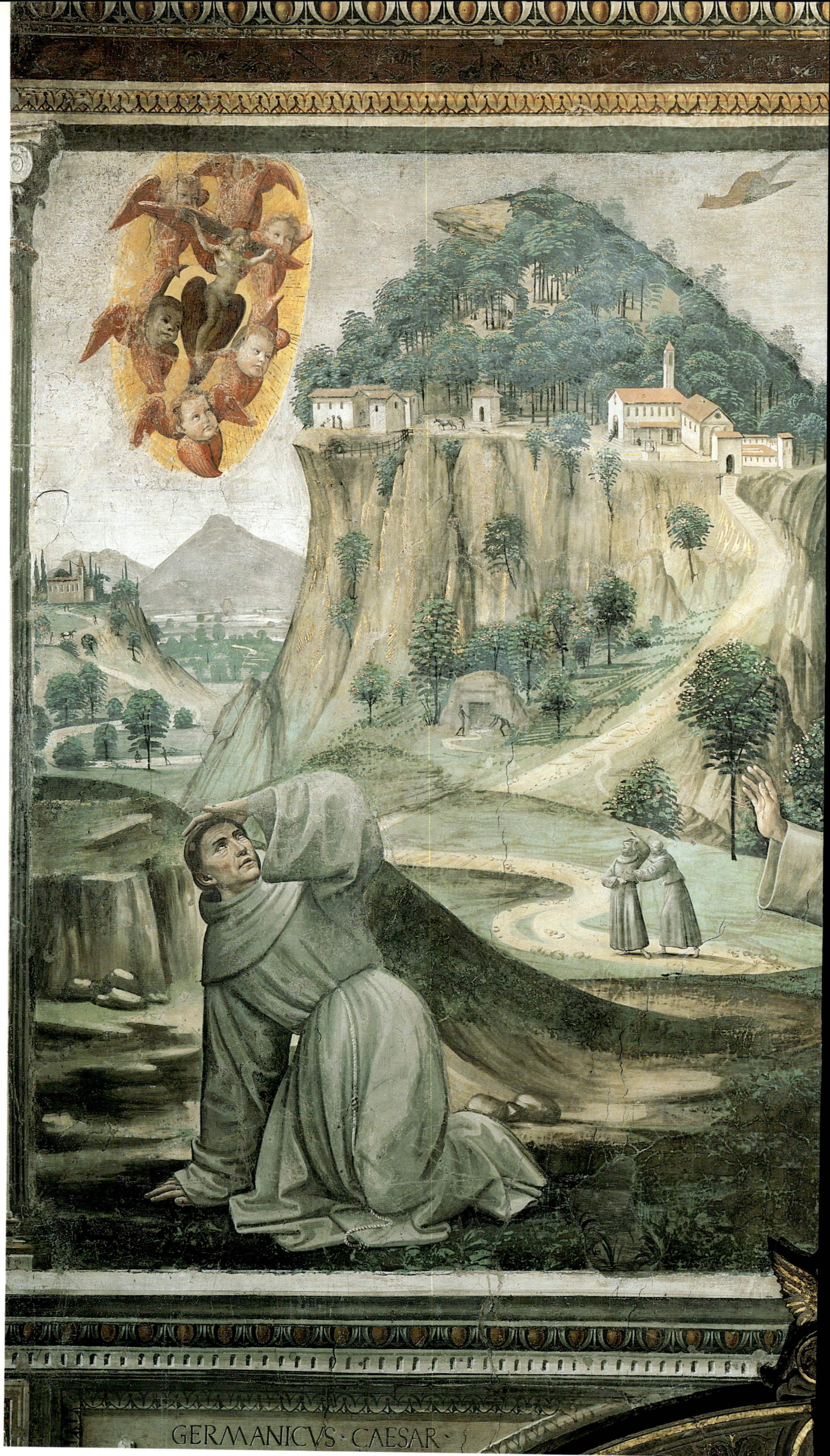

41 *Stigmatisation des Hl. Franziskus*, um 1485
Fresko
Cappella Sassetti, S. Trinità, Florenz

Der Hl. Franziskus führte sein Leben ganz nach dem Vorbild Christi. Zwei Jahre vor seinem Tod 1224 wurde er durch ein Wunder mit den Wunden des gekreuzigten Christus ausgezeichnet. Dieser Höhepunkt im Leben des Heiligen ereignete sich am Abhang des Berges La Verna, wo ihm ein Seraph in Gestalt des Gekreuzigten erschien und die Wundmale der Nägel und der Lanze einprägte.

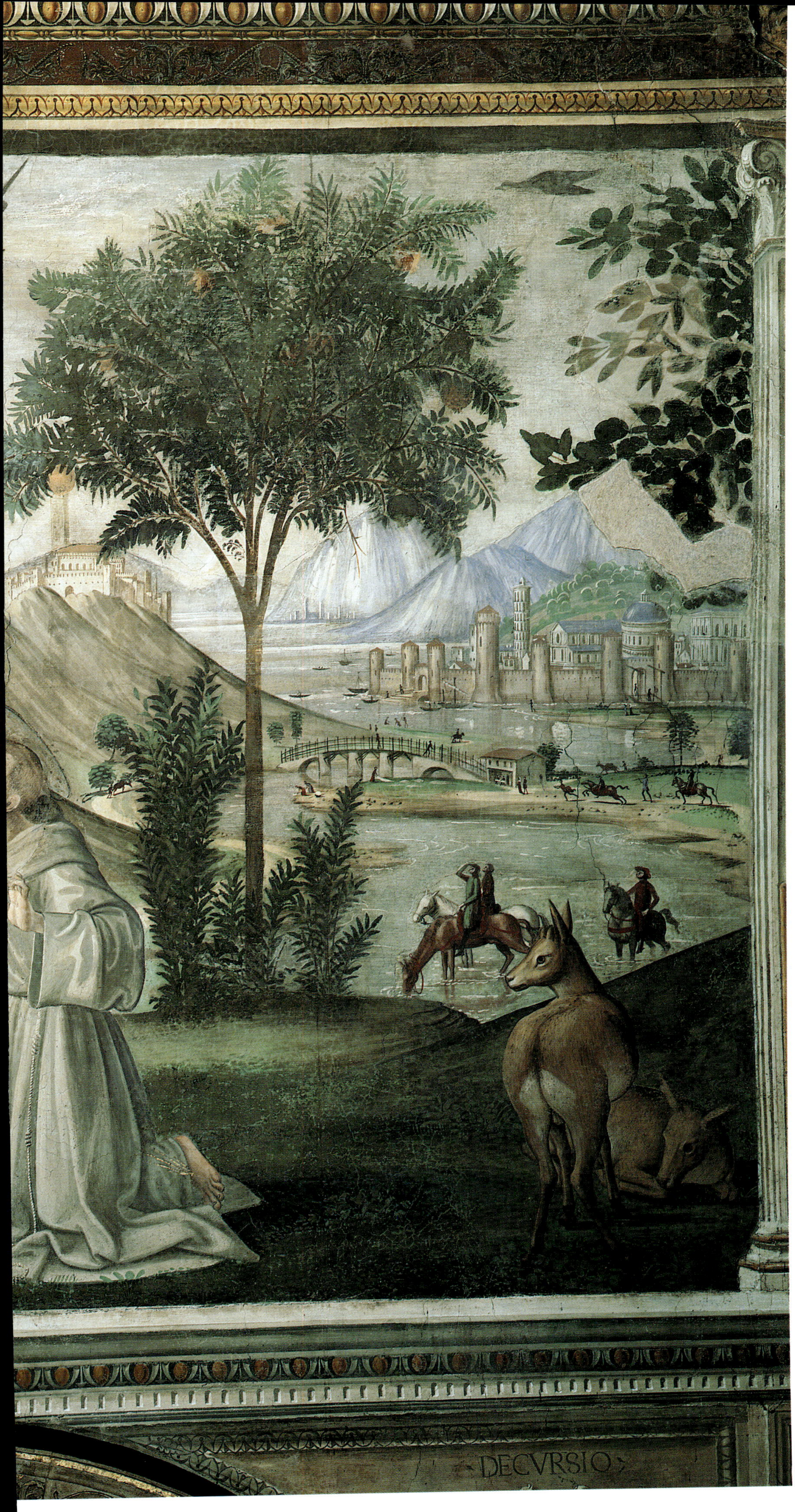

Unter diesem Bogenfeld ist quer das rechteckige Fresko mit der *Stigmatisation des Hl. Franziskus* angeordnet (Abb. 41, 42, 43). Dieses wichtigste Ereignis im Leben des Heiligen war der eigentliche Anstoß zur messianischen Überhöhung seiner Person, denn seine »Imitatio Christi« – die Nachahmung Christi – gipfelte in diesem Wunder der Stigmatisation. Dabei wurde Franziskus, wie die Legende berichtet, ganz zum Bild des gekreuzigten Christus umgewandelt, indem er an den Händen, Füßen und in der Seite blutende Wunden erhielt. Es ist bemerkenswert, daß dieses bedeutsame Ereignis nicht an hervorgehobener Stelle in der Kapelle erscheint. Ghirlandaio folgt innerhalb der einzelnen Szenen im kompositionellen Aufbau und in den Haltungen der Hauptfiguren dem immer noch verbindlichen Vorbild Giottos. Doch der Hintergrund beweist, daß die Fresken einer neuen Kunstepoche angehören.

Etwa zu derselben Zeit, um 1485, schuf ein gleichaltriger Florentiner Bildhauer diese Szene mit der Stigmatisation in Marmor für die Kanzel der Franziskanerkirche S. Croce in Florenz: Benedetto da Maiano war wie Ghirlandaio von einem reichen Bankier – Pietro Mellini – beauftragt worden, ein Grabmonument in Gestalt einer Kanzel zu schaffen. Die Ähnlichkeit der beiden szenischen Darstellungen ist so groß, daß man annehmen muß, einer der beiden Künstler habe den anderen in seinem Medium kopiert. Auch die übrigen Franziskusszenen an Benedettos Kanzel sind zum Teil mit Ghirlandaios Fresken vergleichbar. Hier stellt sich die Frage, ob der Bildhauer vom Maler oder umgekehrt beeinflußt war, oder ob beide auf dieselben Vorbilder zurückgegriffen haben. Hier wetteiferten die beiden Kunstgattungen Malerei und Plastik miteinander.

Nach dem Schema, ein Spitzbogenfeld über einem Querformat, sind auch die beiden anderen Kapellenwände gegliedert. So erscheinen rechts die wiederum eng an Giottos Bardi-Kapelle angelehnte *Feuerprobe des Hl. Franziskus vor dem Sultan* (Abb. 44) und darunter die *Totenfeier für den Hl. Franziskus* (Abb. 45). Hier zelebriert ein Priester das Totenamt mit einer Brille auf der Nase – noch immer ein ungewohntes Motiv, nachdem der Kanonikus van der Paele in Jan van Eycks Brügger *Madonna* von 1436 seine Brille mitsamt dem Buch noch in der Hand hielt. Ghirlandaios Priester gefiel Vasari so gut, daß er meinte, ihn nur als gemalt zu erkennen, weil man seinen Gesang nicht höre. Die Verteilung der Figurengruppen variiert – nach der Totenfeier in der Fina-Kapelle – ein weiteres Mal das von Filippo Lippi im Dom zu Prato geschaffene Vorbild. Auch die sakrale Architektur geht auf Lippis Fresko mit der Totenfeier für den Hl. Stephanus zurück. Allerdings öffnet Ghirlandaio seine Phantasiearchitektur wie in San Gimignano mit seitlichen Ausblicken auf eine Landschaft.

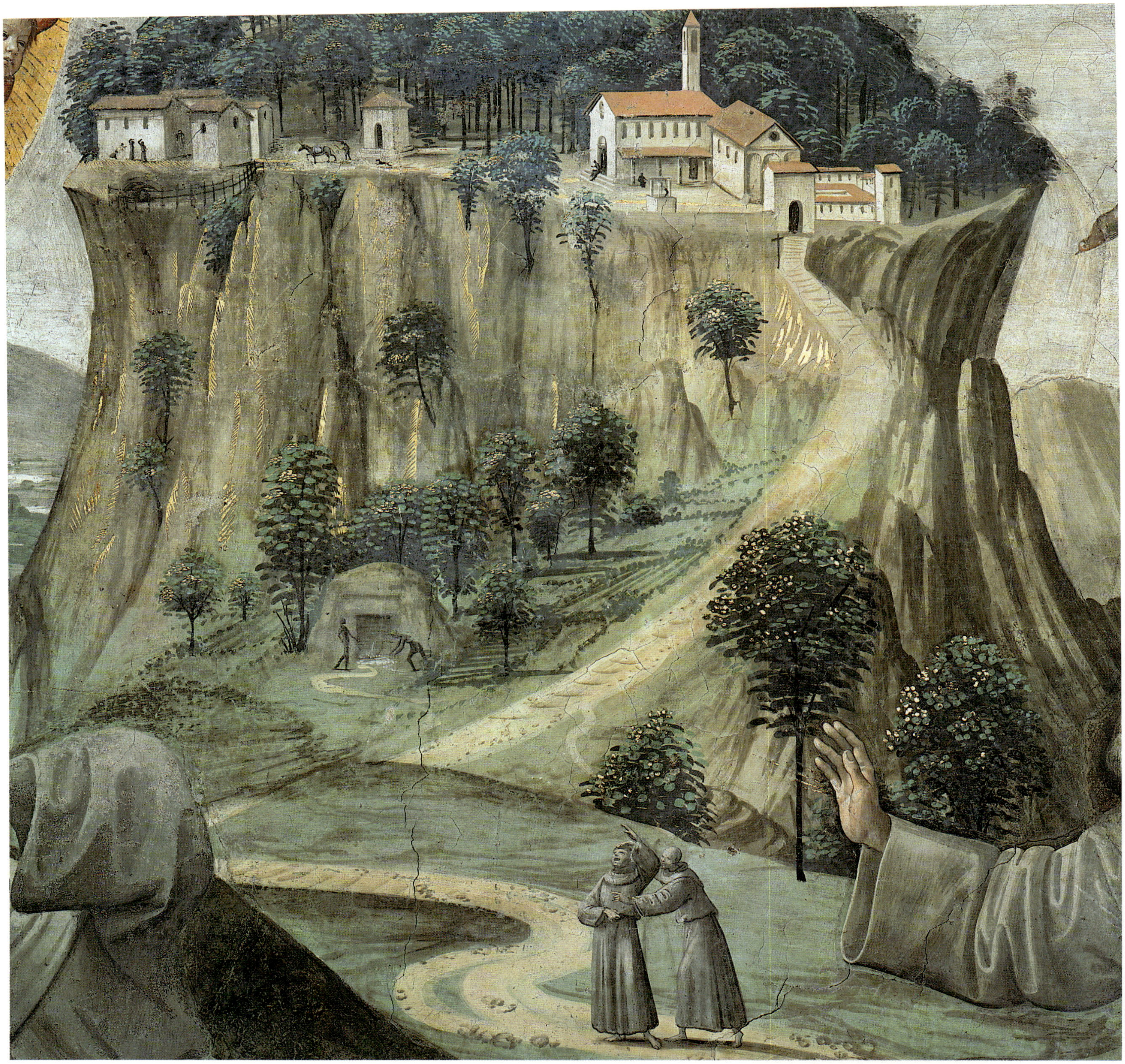

42 *Stigmatisation des Hl. Franziskus* (Detail Abb. 41)

Auf dem Berg La Verna in der toskanischen Provinz Arezzo liegt in 1128 Meter Höhe ein berühmtes, vom Hl. Franziskus gegründetes Kloster. Ghirlandaio zeigt einen Weg, der über eine Rampe zum Tor dieses Konvents führt. Dahinter liegt die Klosterkirche und ein Hof mit Brunnen. Weiter links ist ein Mönch mit Esel unterwegs zu den Konventsgebäuden. Unterhalb des Berges sind zwei Figuren an einer Grotte beschäftigt, in der eine Quelle sprudelt. Manches in der Darstellung Ghirlandaios erinnert an die realen, topographischen Gegebenheiten.

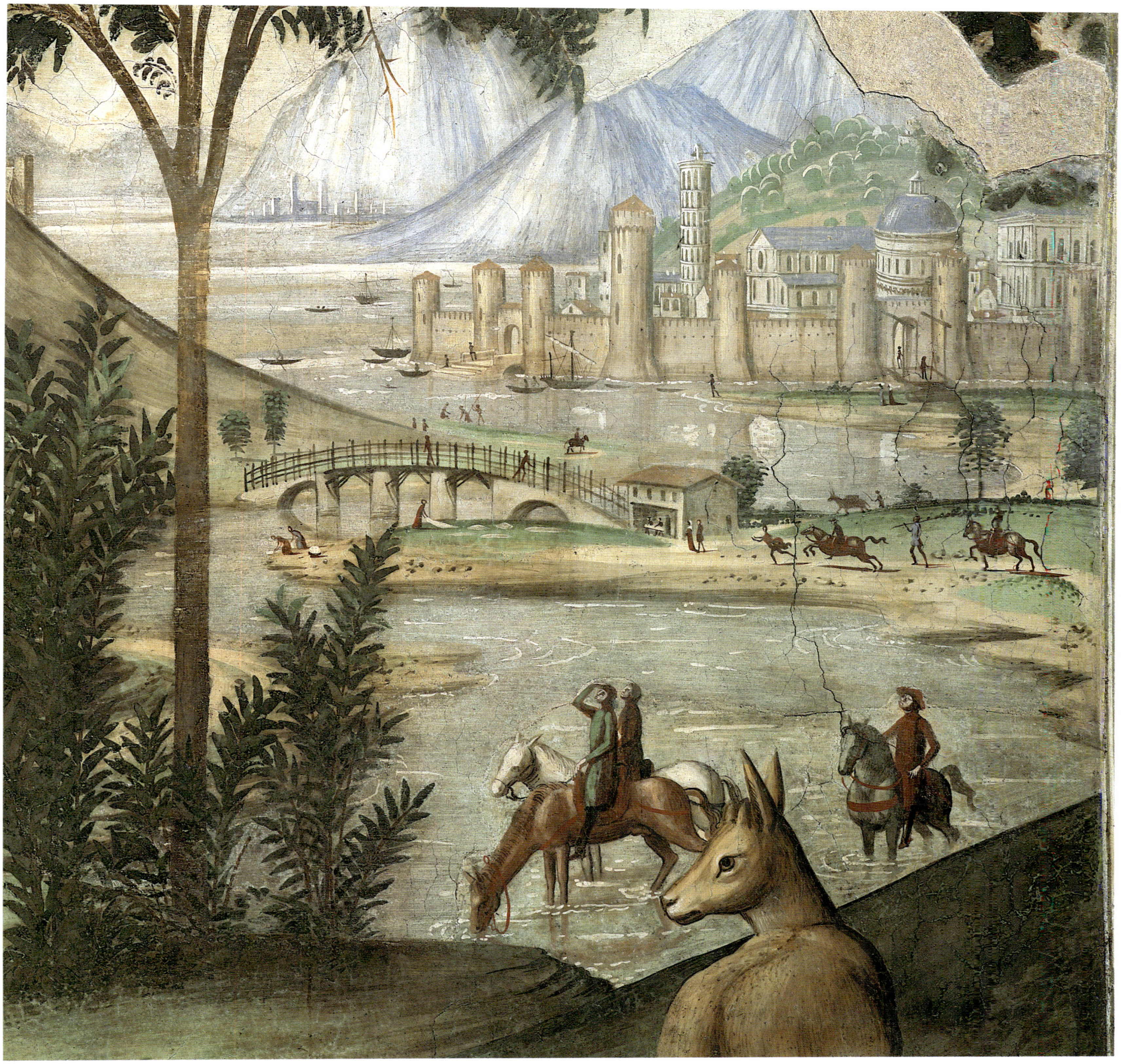

43 *Stigmatisation des Hl. Franziskus* (Detail Abb. 41)

Drei Reiter machen an einem Fluß Rast, um ihre Pferde zu tränken. Sie scheinen aus der Ferne die Vision des Hl. Franziskus zu sehen. Im vorhergehenden Bildausschnitt nehmen ebenfalls zwei Mönche die Erscheinung wahr. Dies widerspricht der Legende, die keine Zeugen kannte. Im Hintergrund ist eine idealisierte Ansicht der Stadt Pisa zu sehen, die 1406 von Florenz erobert worden ist.

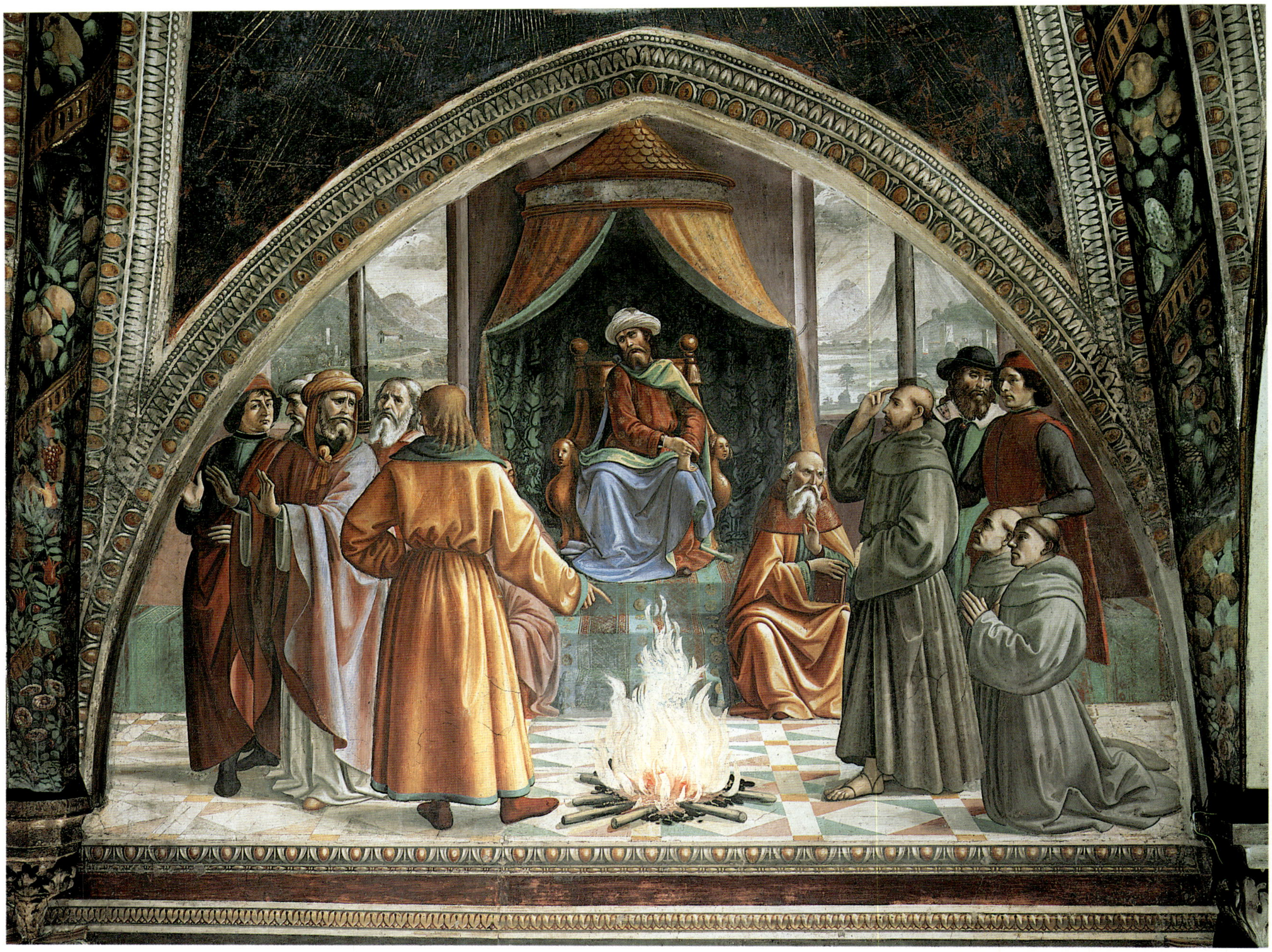

44 *Feuerprobe des Hl. Franziskus vor dem Sultan*, um 1485
Fresko
Cappella Sassetti, S. Trinità, Florenz

Der Hl. Franziskus ist vor dem Sultan erschienen, um die Stärke seines Glaubens und die Macht seines Gottes zu beweisen. Er sei bereit, für seinen Glauben mit bloßen Füßen durch ein loderndes Feuer zu gehen. Die bärtigen muslimischen Gelehrten oder Priester links scheinen nicht bereit zu sein, dasselbe für ihren Glauben zu wagen.

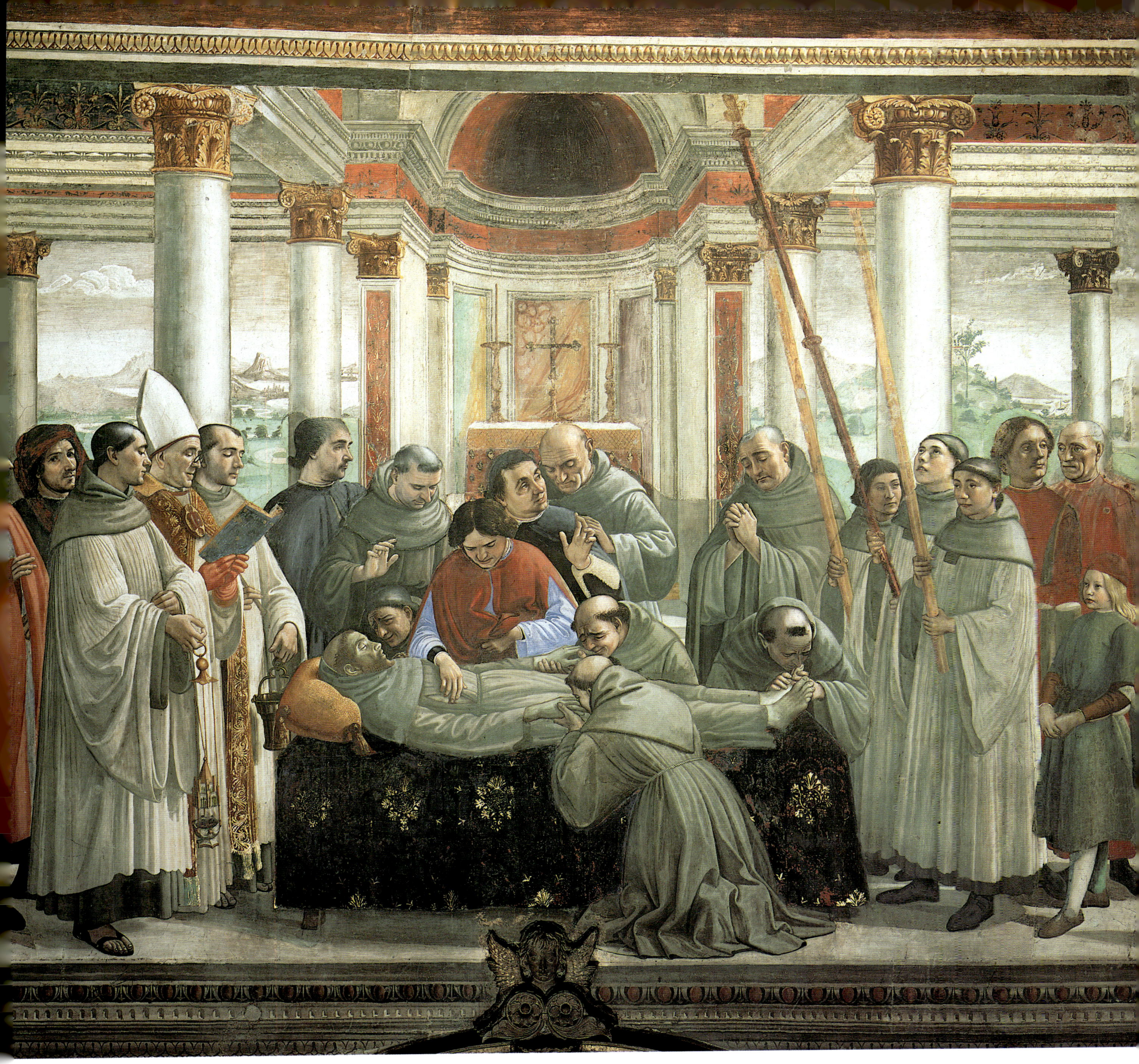

45 *Totenfeier für den Hl. Franziskus*, um 1485
Fresko
Cappella Sassetti, S. Trinità, Florenz

Wie in Giottos Florentiner Fresko der Bardi-Kapelle umringen trauernde Franziskanerbrüder ihren toten Ordensgründer. Einige knien, um seine Wundmale an Händen und Füßen zu küssen. Eine rot gekleidete Figur beugt sich über den toten Körper, um die Seitenwunde des Heiligen zu überprüfen. Es ist Girolamo, der wie der ungläubige Thomas bei Christus die Stigmatisation des Hl. Franziskus so lang bezweifelte, bis er die Wunde berührte.

47 (rechts) *Bestätigung der Ordensregel der Franziskaner* (Detail Abb. 48)

Erhöht thront Papst Honorius III. und überreicht segnend dem vor ihm knienden Franziskus die Schriftrolle mit der Regel für den neuen Franziskanerorden. Das städtische Leben geht ungeachtet der feierlichen Zeremonie im Hintergrund weiter. Wäsche hängt zum Trocknen in der Sonne, und ein kleiner Laden ist geöffnet.

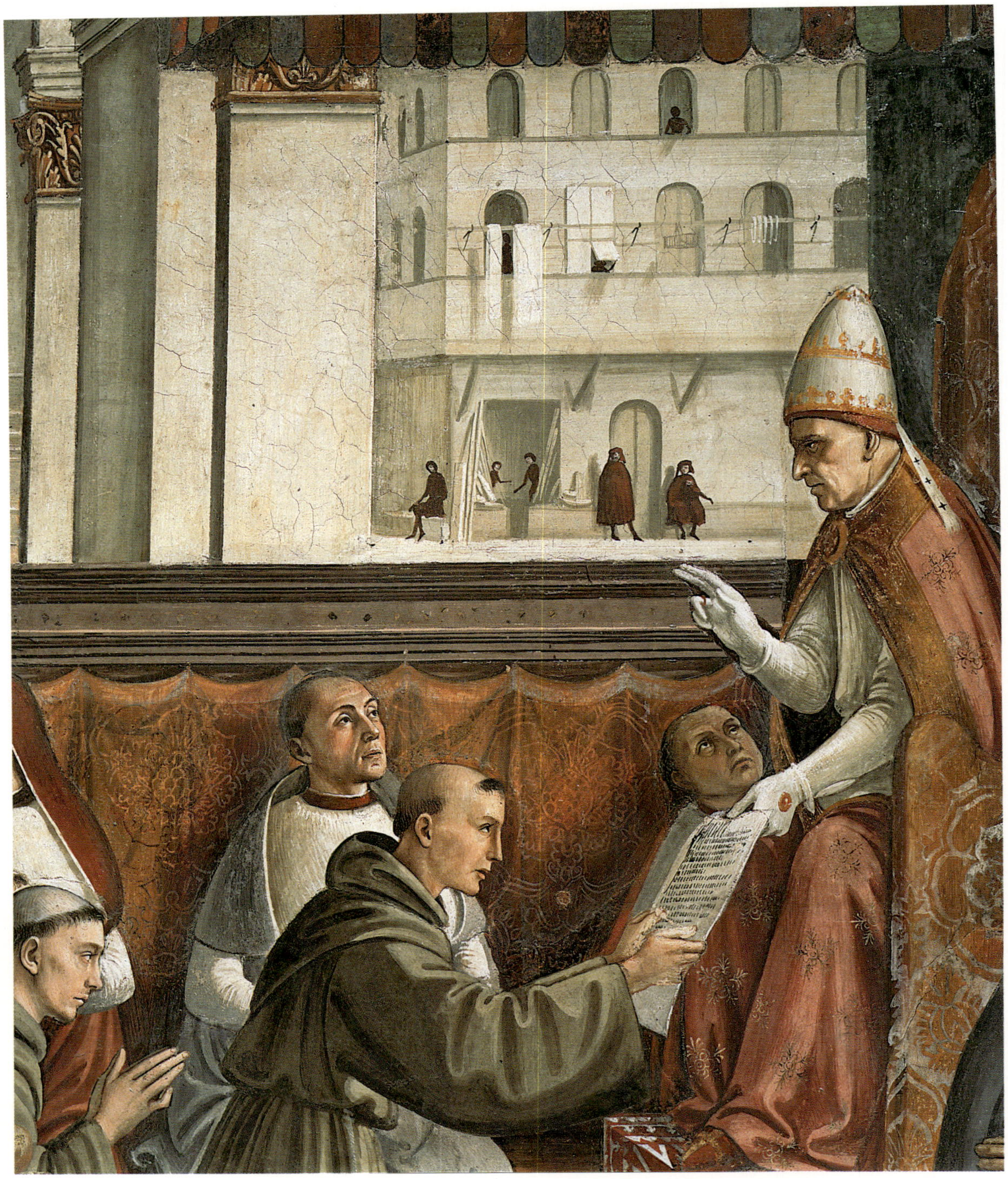

46 (unten) *Palazzo Vecchio* und *Loggia dei Lanzi*

Das weltliche Zentrum der Stadt, die Piazza della Signoria, wird vom *Palazzo Vecchio* dominiert, der 1299 begonnen und bis Mitte des 14. Jahrhunderts erbaut wurde. Im Inneren freskierte Ghirlandaio eine Wand des Liliensaales. In der sogenannten *Loggia dei Lanzi* (eigentlich Loggia della Signoria, um 1374–1381) sind heute berühmte Statuen aufgestellt. Beide Bauwerke wurden mit Steuergeldern erbaut und sollten der Macht der Stadt Florenz Ausdruck verleihen.

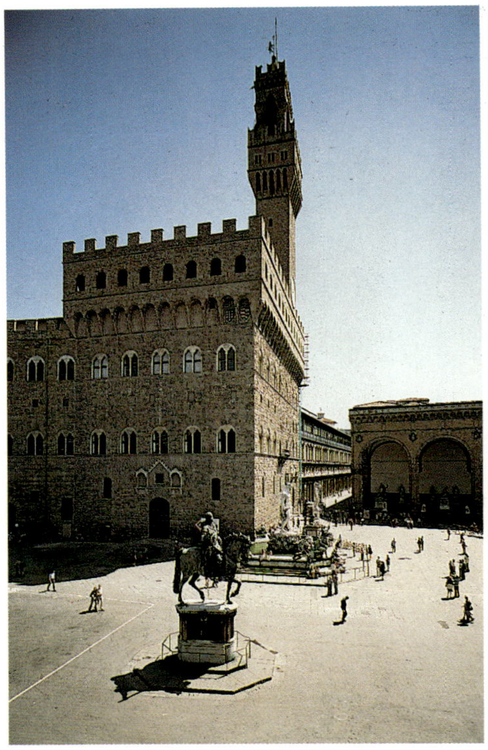

48 (gegenüberliegende Seite, oben) *Bestätigung der Ordensregel der Franziskaner*, um 1485
Fresko
Cappella Sassetti, S. Trinità, Florenz

Hinter ihrem Ordensgründer knien einige Franziskanerbrüder zwischen einem Spalier hoher römischer Kirchenmänner. Im Mittelgrund verleugnet Ghirlandaio sein Vorbild Giotto nicht, doch Vorder- und Hintergrund geben der Szene eine neue Bedeutung. Links stehen in Rot gekleidet die Söhne des Stifters: Galeazzo, Cosimo und der bereits 1478 verstorbene Teodoro.

49 (gegenüberliegende Seite, unten) *Bestätigung der Ordensregel der Franziskaner* (Detail Abb. 48)

Die Loggia dei Lanzi im mittleren Hintergrund diente offiziellen Zeremonien und Kundgebungen der Regierung. Der Palazzo Vecchio links war als Regierungssitz der ganze Stolz der Republik Florenz und ist noch heute ein Wahrzeichen der Stadt.

Am besten Platz in der Kapelle, gut sichtbar über dem Altar, sind die berühmtesten Szenen der Kapelle angeordnet, die jedoch keineswegs die wichtigsten Stationen der Franziskuslegende darstellen. In diesen Fresken der Kapellenrückwand gelangte der Künstler zu eigenständigen Bildschöpfungen, die einmalig blieben.

Am erstaunlichsten ist über dem Fresko mit der *Erweckung eines Knaben* die Szene mit der *Bestätigung der Ordensregel der Franziskaner* (Abb. 47, 48, 49), spiegelt sie doch das aktuelle Zeitgeschehen wider: Ghirlandaio verlegt beide Geschehnisse von Rom, wo sie stattgefunden haben, nach Florenz. Die *Bestätigung der Ordensregel der Franziskaner* findet im Fresko auf dem wichtigsten Platz von Florenz, der Piazza della Signoria, statt (Abb. 46, 49). Darin kommt der Stolz der Florentiner zum Ausdruck, die ihre Stadt als das neue Rom betrachteten. Das Jahr 1478 war für Florenz und den Stifter Francesco Sassetti ein Schicksalsjahr. Damals versuchten die Gegner der Medici – unter Führung der Familie Pazzi mit Unterstützung des Papstes – Lorenzo de' Medici zu ermorden. Während des Gottesdienstes im Dom fielen die Verschwörer über ihr Opfer her. Giuliano de' Medici wurde getötet, sein Bruder Lorenzo konnte verletzt entkommen. Er nahm blutige Rache an seinen Gegnern und konnte seine Macht durch Vertreibung oder Tötung seiner Feinde behaupten und sogar ausbauen. Unter scheinbarer Aufrechterhaltung republikanischer Institutionen festigte er die Herrschaft seines Hauses.

Viele Bürger, allen voran reiche Familien wie die Sassetti und Tornabuoni, unterstützten die Konsolidierung seiner Macht. Sie versprachen sich die Sicherung ihres eigenen Einflusses. Durch große Gesten wollten sie ihrer Loyalität gegenüber den Medici Ausdruck verleihen,

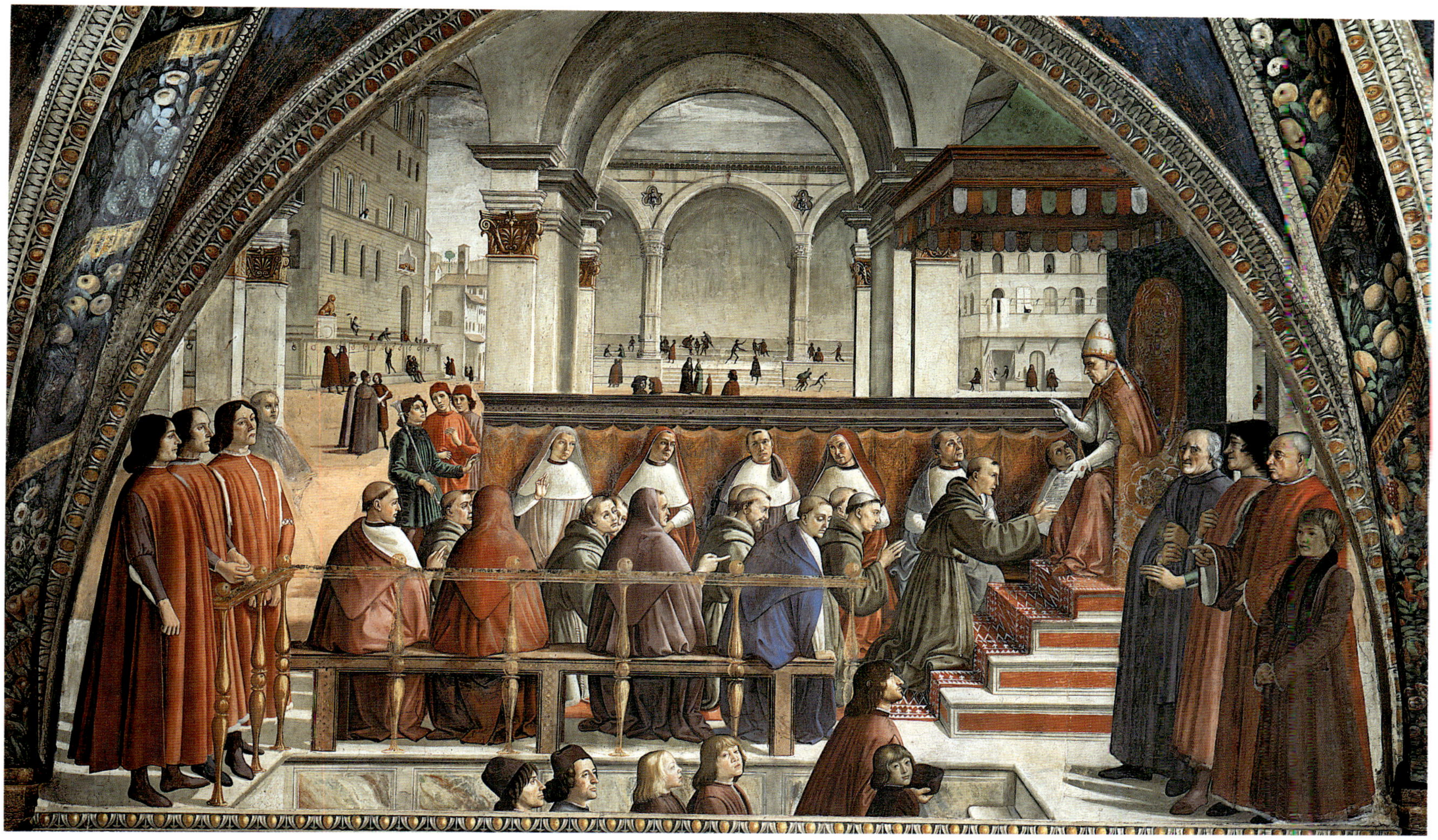

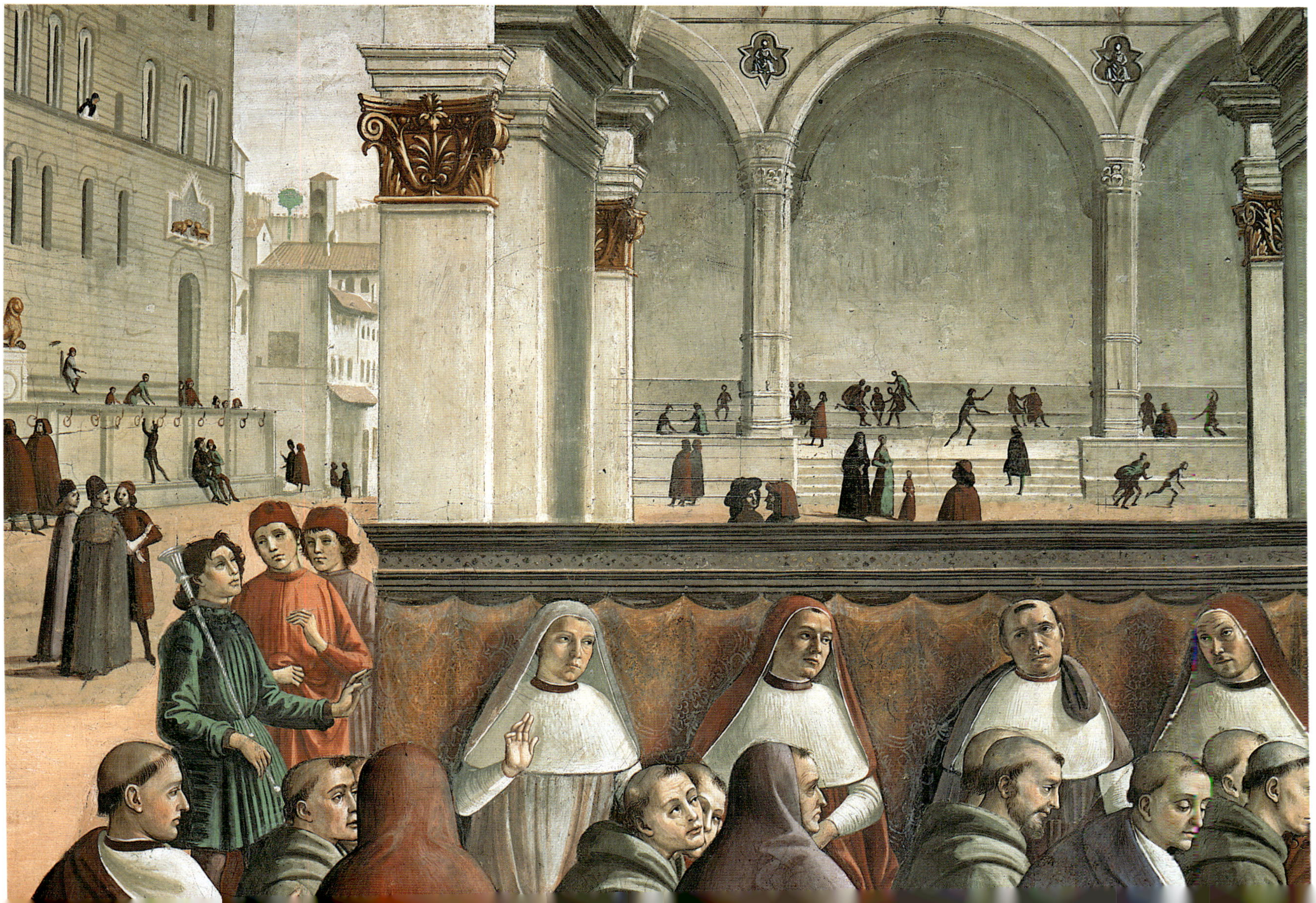

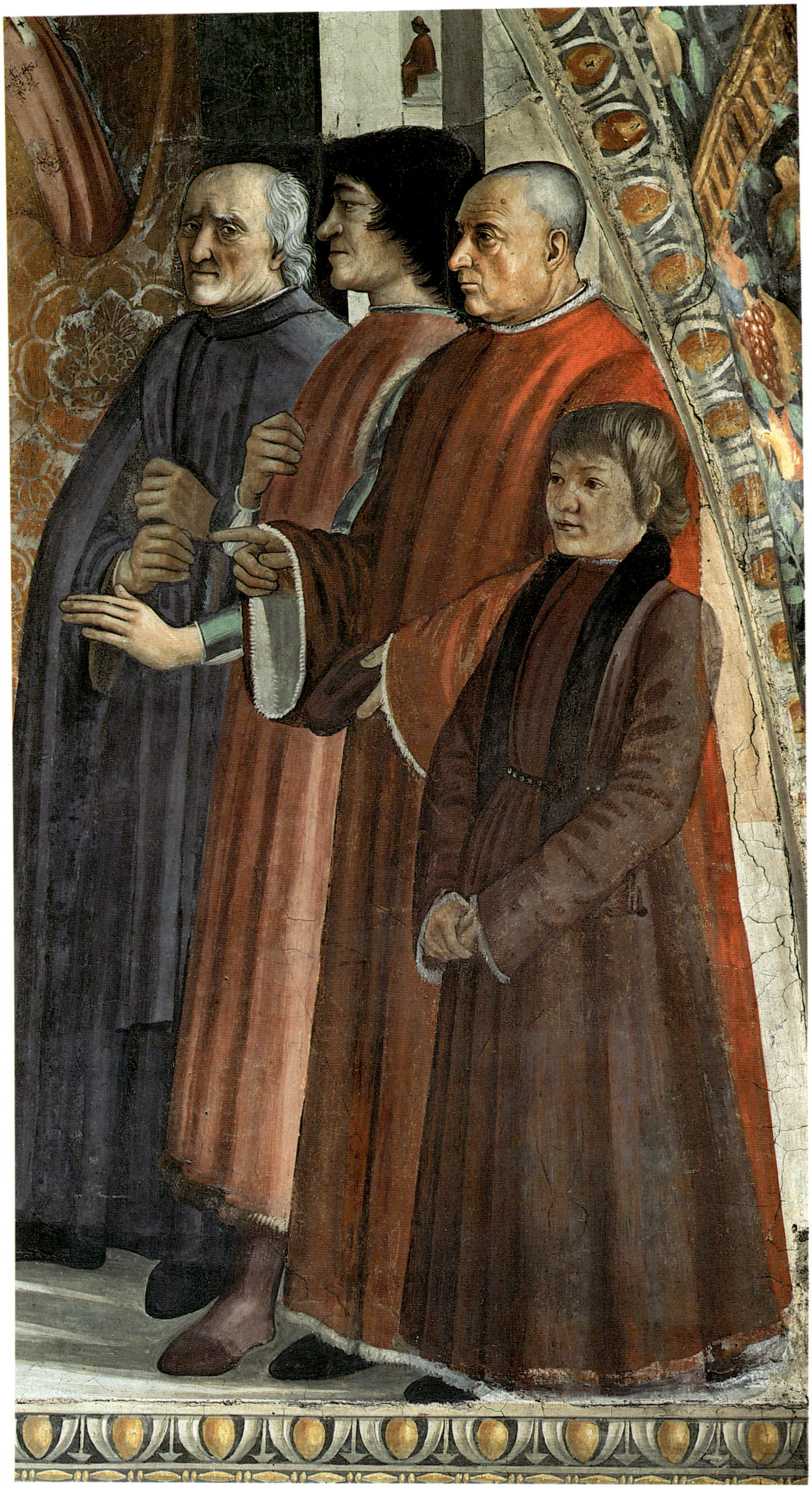

wobei Kunst ein willkommenes Mittel war. So ließ sich der Stifter Francesco Sassetti einträchtig neben seinem weltlichen Herrn abbilden (Abb. 50). Lorenzo de' Medici, der als »der Prächtige« – il Magnifico – gerühmt wurde, ist unschwer an seinem Profil zu erkennen. Als eines der wenigen authentischen Porträts von ihm ist dieses Bild von unschätzbarem Wert. Zeitgenössische Schriftsteller schildern übereinstimmend die grotesken Mängel seiner äußeren Erscheinung. Man sagte ihm nach, daß seine eingedrückte, an der Kuppe überhängende Nase nicht einmal mit Geruchssinn begabt war. Deshalb sei auch sein Geschmackssinn wie bei seiner Mutter Lucrezia Tornabuoni stark beeinträchtigt gewesen, und er habe immer mit heiserer Stimme gesprochen. Ein ungewöhnlich großer Mund, eingefallene Wangen und die fahle Hautfarbe mochten abstoßend erscheinen, widersprachen aber wohl dem überlegenen Reiz würdevoller Humanität, der von Lorenzo ausgegangen sein soll. Lorenzo de' Medici war geistiger Mittelpunkt höchster künstlerischer Blüte und zugleich Gewaltherrscher. Unter seiner besonnenen Führung erreichte Florenz einen außerordentlichen kulturellen Höhepunkt, obwohl die Wirtschaft stagnierte. Es gelang ihm durch geschickte Diplomatie, den Einfluß seines Staates im Spiel der Mächte zwischen Venedig, Mailand, Neapel und dem Kirchenstaat geltend zu machen.

Nach Sassettis Wünschen sollten in dem Fresko mit der *Bestätigung der Ordensregel der Franziskaner* nicht nur die eigenen, sondern auch die Söhne des »Fürsten« und dessen wichtigste Berater auftreten. Um all die Figuren im Bild unterzubringen, mußten bereits im Fresko ausgeführte Figuren wieder von der Wand abgekratzt werden. So erscheint auf der linken Seite neben den Söhnen des Stifters ein Mönch ohne Unterleib: Er war übermalt worden, scheint jedoch heute wieder durch den zu schwachen Farbauftrag hervor.

Ghirlandaio mußte sich eines künstlerischen Tricks bedienen, um der Masse an geforderten Porträts im zu kleinen Bildfeld gerecht zu werden. Er löste das Problem geschickt, indem er einige Figuren eine Treppe emporsteigen ließ, so daß sie weniger Fläche beanspruchen. Eine frühe Vorzeichnung bestätigt, daß die porträtierten Figuren tatsächlich nicht von Anfang an vorgesehen waren (Abb. 51). Bei der Ausführung des Freskos wurde das Bildthema durch die Anwesenheit des mächtigen Fürsten verändert. Dieser wichtige Wandel spiegelt die politisch-gesellschaftliche Situation des Stifters wieder. Die Selbstinszenierung des Auftraggebers dominiert so stark, daß die religiöse Darstellung gänzlich in den Hintergrund gedrängt ist. Das stolze Bewußtsein eigener Größe und Macht gerät in pikanten Kontrast zur gehorsamen Unterwerfung des Hl. Franziskus unter die Gebote der Kirche.

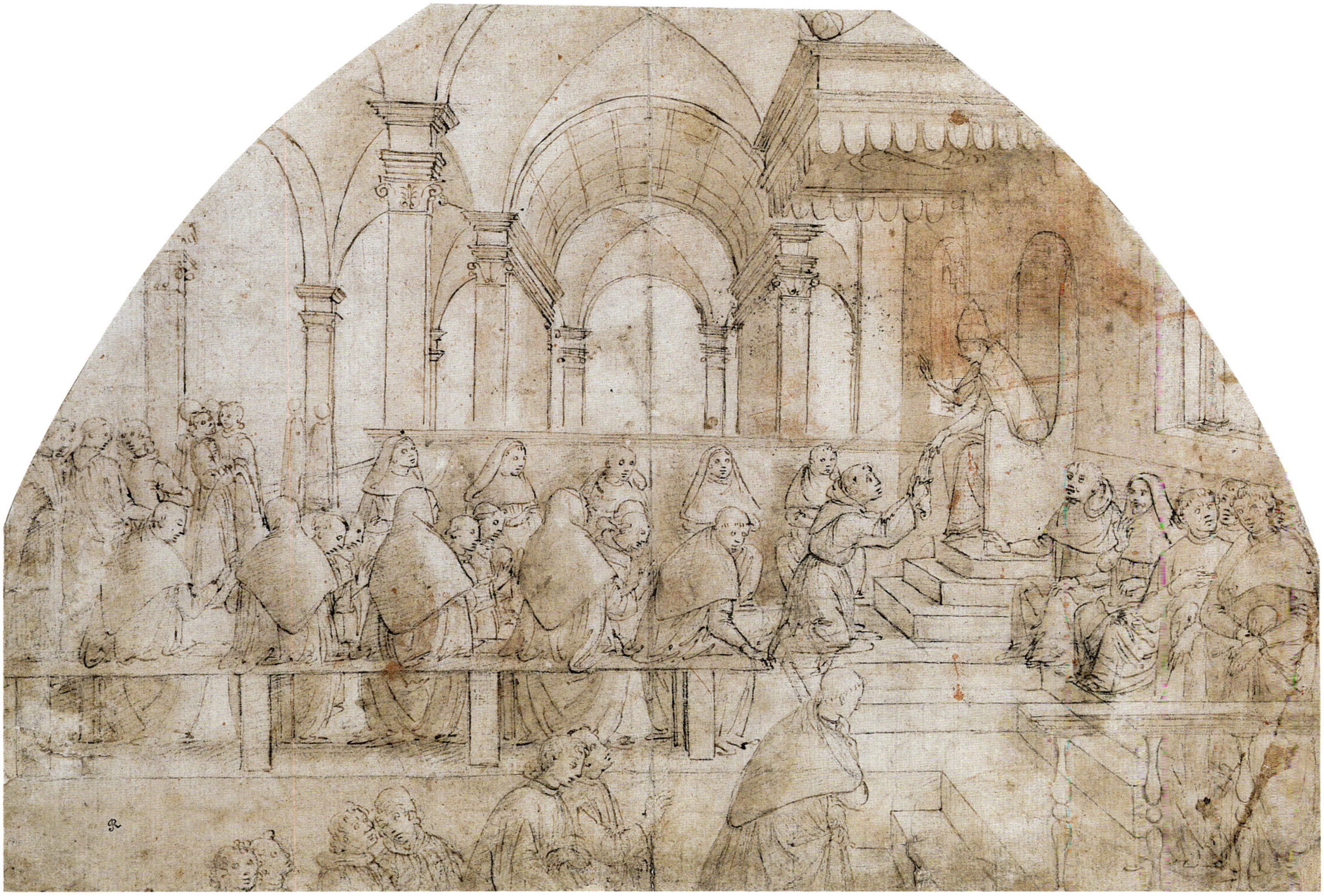

50 (links) *Bestätigung der Ordensregel der Franziskaner* (Detail Abb. 48)

Der Stifter Francesco Sassetti zeigt sich im Vordergrund als ebenbürtiger und treuer Partner rechts neben Lorenzo de' Medici. Sein Sohn Federigo neben ihm war wie einer der Medici-Söhne für die geistliche Laufbahn bestimmt. Der Alte hinter Lorenzo ist Antonio Pucci, ein mächtiger Parteigänger der Medici. Er hatte 1480–1482 erfolgreiche Friedensverhandlungen mit dem Papst geführt. Sein Sohn Alessandro heiratete 1483 Sibilla Sassetti, die Tochter Francescos.

51 *Bestätigung der Ordensregel der Franziskaner*, um 1483
Federzeichnung auf Papier, 24,9 x 37 cm
Kupferstichkabinett, Staatliche Museen Preußischer Kulturbesitz, Berlin

Im Entwurf der Szene waren weder der zeitgenössische Hintergrund noch die porträtierten Personen vorgesehen. Wahrscheinlich mußte der Künstler solche Studien vorlegen, damit der Stifter Veränderungen nach eigenen Wünschen verfügen konnte. Bei der Ausführung des Freskos wurde der Charakter der Erzählung verändert: kirchliche Repräsentation wurde der Zurschaustellung weltlicher Macht untergeordnet.

Doch wer kommt nun im Einzelnen die Treppe herauf und drängt die religiöse Erzählung in den Hintergrund? Es sind die Kinder Lorenzo de' Medicis, angeführt vom Dichter Agnolo Poliziano, ihrem Lehrer und einem der bedeutendsten Humanisten der Zeit (Abb. 52). Jener mußte sich manchmal gegen seinen Willen als höfischer Gelegenheitsdichter verdingen. Seine Dichtung war derart beliebt, daß er sich 1490 sogar darüber beschwerte. Er beklagte, daß jedermann für einen kurzen Spruch auf seinem Schwert, einen Sinnspruch in seinem Ring, einen Vers am Bett oder ein Motto für sein Tongeschirr »stracks zu Polizian läuft, und alle Zimmerwände sind schon von der Tünche meiner Einfälle und

Für die Erziehung seiner Kinder hatte Lorenzo de' Medici bestens gesorgt. In weiser Voraussicht plante er die geistliche Karriere seines Sohnes Giovanni. Da dieser bereits 1483 die geistliche Tonsur empfing, sein Kopf aber im Fresko noch nicht geschoren ist, dürfte dieses Bildfeld vorher vollendet worden sein. Die Tonsur – für den Vater ein so ersehntes Zeichen geistlicher Würde – wäre sicher nicht vergessen worden. Giovanni wurde bereits 1489 im Alter von 13 Jahren zum Kardinal geweiht und bestieg 1513 als Papst Leo X. den Heiligen Stuhl. So gelang es den Medici nach langen diplomatischen Bemühungen und Rückschlägen, auch in Rom an die Macht zu gelangen.

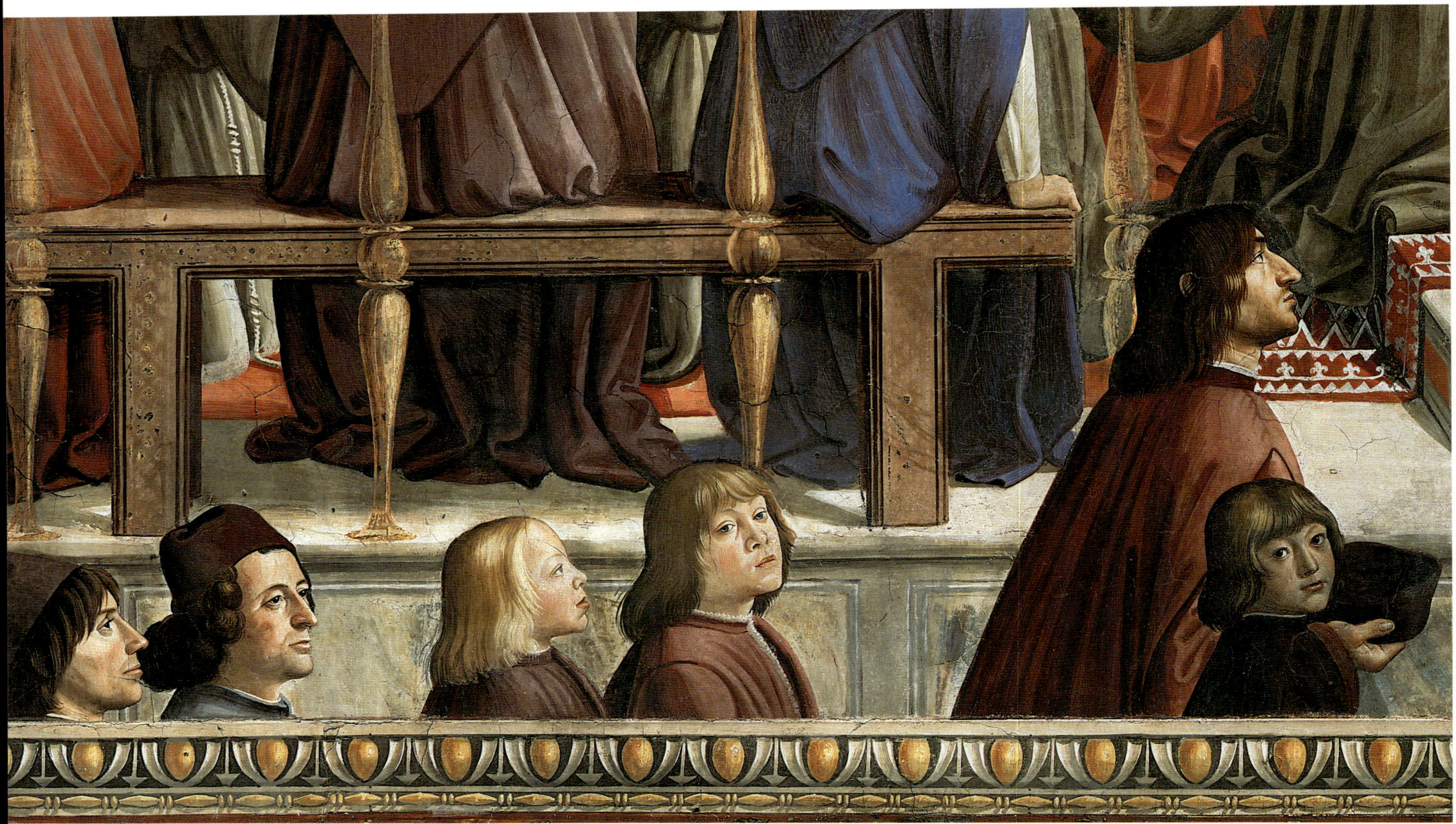

52 *Bestätigung der Ordensregel der Franziskaner* (Detail Abb. 48)

Die Söhne Lorenzo de' Medicis steigen eine Treppe empor. Giuliano, Piero und Giovanni de' Medici werden von ihrem Erzieher, dem Dichter Agnolo Poliziano, angeführt. Dem kleinen blonden Giovanni, mit Stupsnase und blasser Haut, war vom Vater die kirchliche Laufbahn vorgeschrieben. Als Papst Leo X. (1513–1521) ging er in die Geschichte ein. Am Schluß folgen die bekannten Literaten Matteo Franco und Luigi Pulci, persönliche Freunde des Fürsten, die miteinander um Lorenzos Gunst rivalisierten.

Inschriften überzogen. Da will von mir einer lustige Einfälle für den Carneval, ein zweiter fromme Erbauungsreden für Conventikel, der dritte klagende Töne eines Trauerliedes, ein vierter hingegen schlüpfrige Gesänge für ein Ständchen; ein Einfaltspinsel erzählt mir (dem noch größeren) seine Liebesaffären und möchte einen rätselhaften Sinnspruch, der nur seiner Geliebten verständlich sei, Uneingeweihte dagegen zu fruchtlosen Vermutungen reize.« Ein zweites Porträt dieses berühmten Mannes integrierte Ghirlandaio ganz links in der zuvor genannten *Totenfeier für den Hl. Franziskus*.

Hinter den Kindern kommt Matteo Franco, ein enger Freund Polizians, die Treppe herauf. Er war ein Vertrauter Lorenzos und zugleich Elementarlehrer dessen Kinder. In einem Brief von 1485 beschrieb er sie genau so, wie Ghirlandaio sie in den Porträts charakterisiert: Der liebenswürdige Giuliano sei munter und frisch wie eine Rose. Der hübscheste, Piero, sei wie ein Engel, die reinste Anmut. Giovanni habe auch ein gutes Aussehen, zwar nicht sehr frisch in der Farbe, aber munter und natürlich. Abschließend folgt Luigi Pulci, ein weiterer Vertrauter Lorenzos, der das erste italienische Ritter-

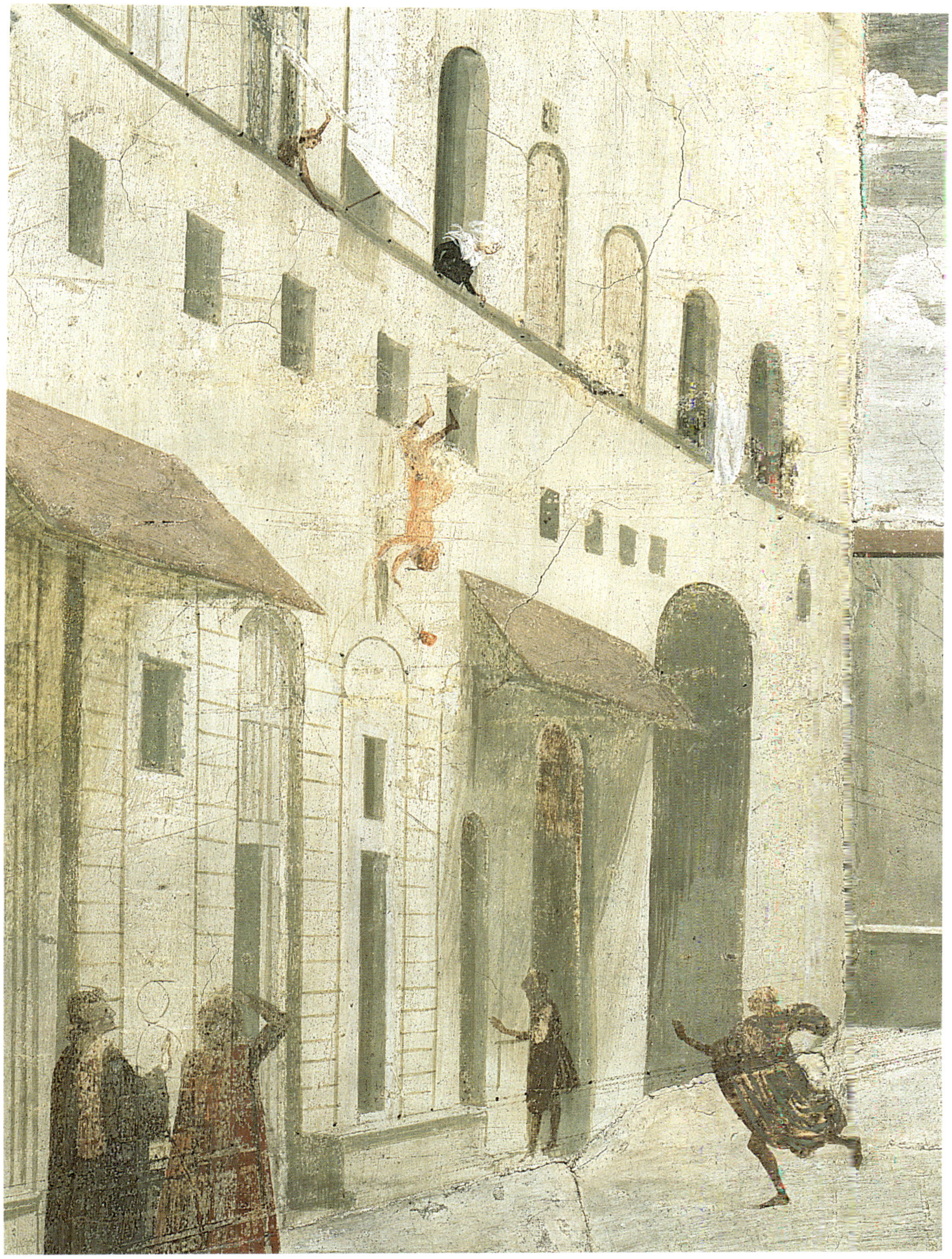

53 *Erweckung eines Knaben* (Detail Abb. 54)

Ein Knabe stürzt beim Spielen aus dem Fenster des Palazzo Spini. Ihm voran fällt ein roter Ball auf die Straße. Einige Passanten sehen das fallende Kind, eilen zur Hilfe, doch es ist zu spät: Das Kind ist tot. Der gezeigte Palast und die Ponte Trinità über dem Arno stehen noch heute, wenn sie auch ein verändertes Äußeres aufweisen.

poem »Morgante« (1483) verfaßte. Er buhlte mit seinem Konkurrenten Matteo Franco um die Gunst des Magnifico: Sie lieferten sich dichterische Zweikämpfe. Ihre Sonette sind Perlen jener höfischen Schimpfpoesie, an der sich Lorenzo so sehr belustigte, daß seine Söhne diese Dichtungen auswendig vortragen mußten.

Diesem oberen Bildfeld der Kapellenhauptwand ist der offizielle Repräsentationswert deutlich eingeschrieben. Das Fresko darunter, direkt über dem Altarbild, ist hingegen der privaten Familiengeschichte der Sassetti gewidmet. Im Jahr der Pazzi-Verschwörung 1478 starb ihr Sohn Teodoro, doch einige Monate später brachte Nera Corsi Sassetti einen neuen Sohn zur Welt. Da die Stifter ihn wie ein Geschenk Gottes empfanden, änderten sie abermals die Pläne für die Altarwand ihrer Grabkapelle. Ghirlandaio mußte den Entwurf für eine Szene mit der Erscheinung des Franziskus in Arles, von der sich Vorzeichnungen erhalten haben, aufgeben. Statt dessen sollte er das Wunder von der *Erweckung eines Knaben* malen. Damit wollten die Sassetti ihre Dankbarkeit für den neugeborenen Sohn Teodoro II. ausdrücken (Abb. 53–57).

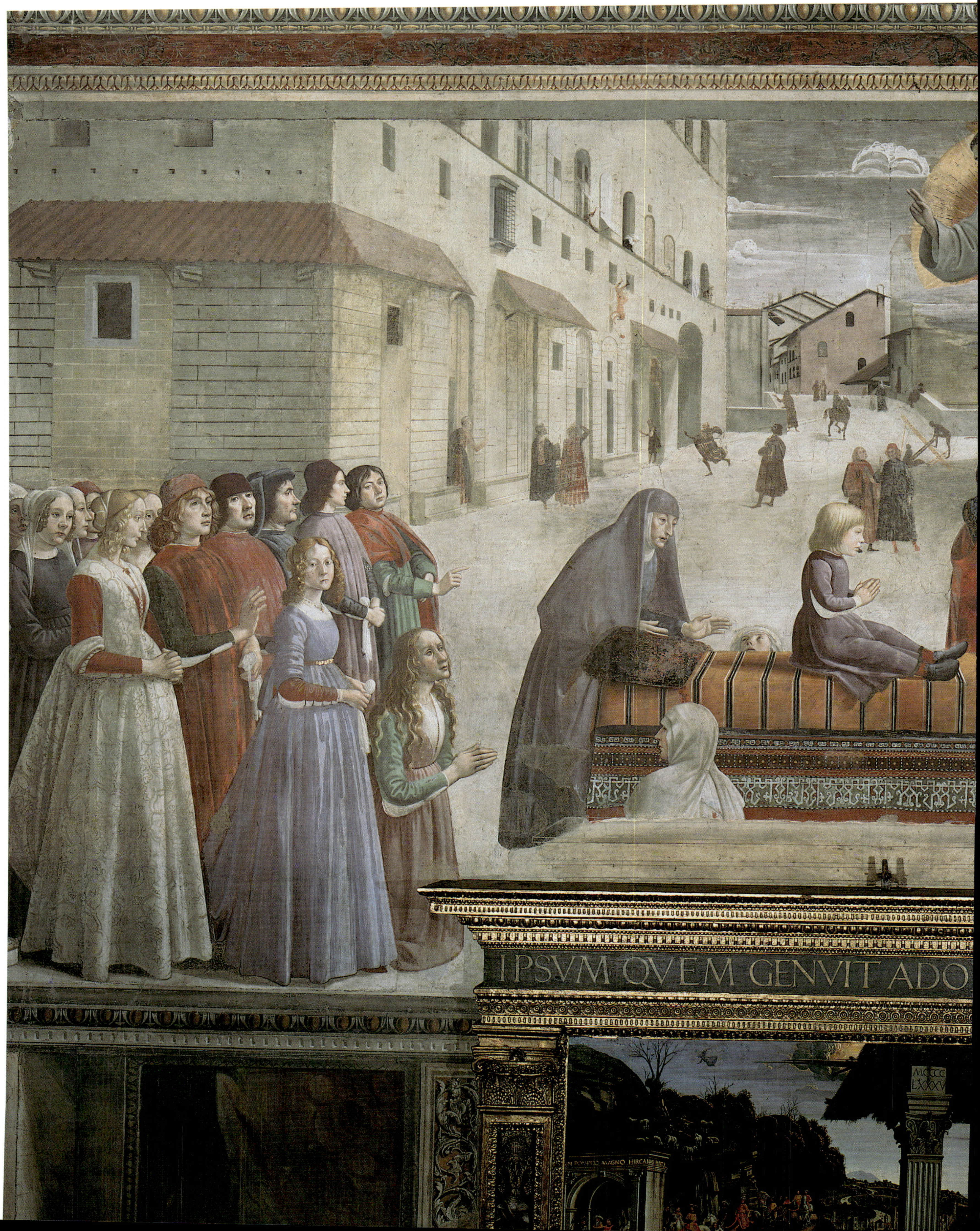
IPSVM QVEM GENVIT ADO
MCCCC
LXXXV

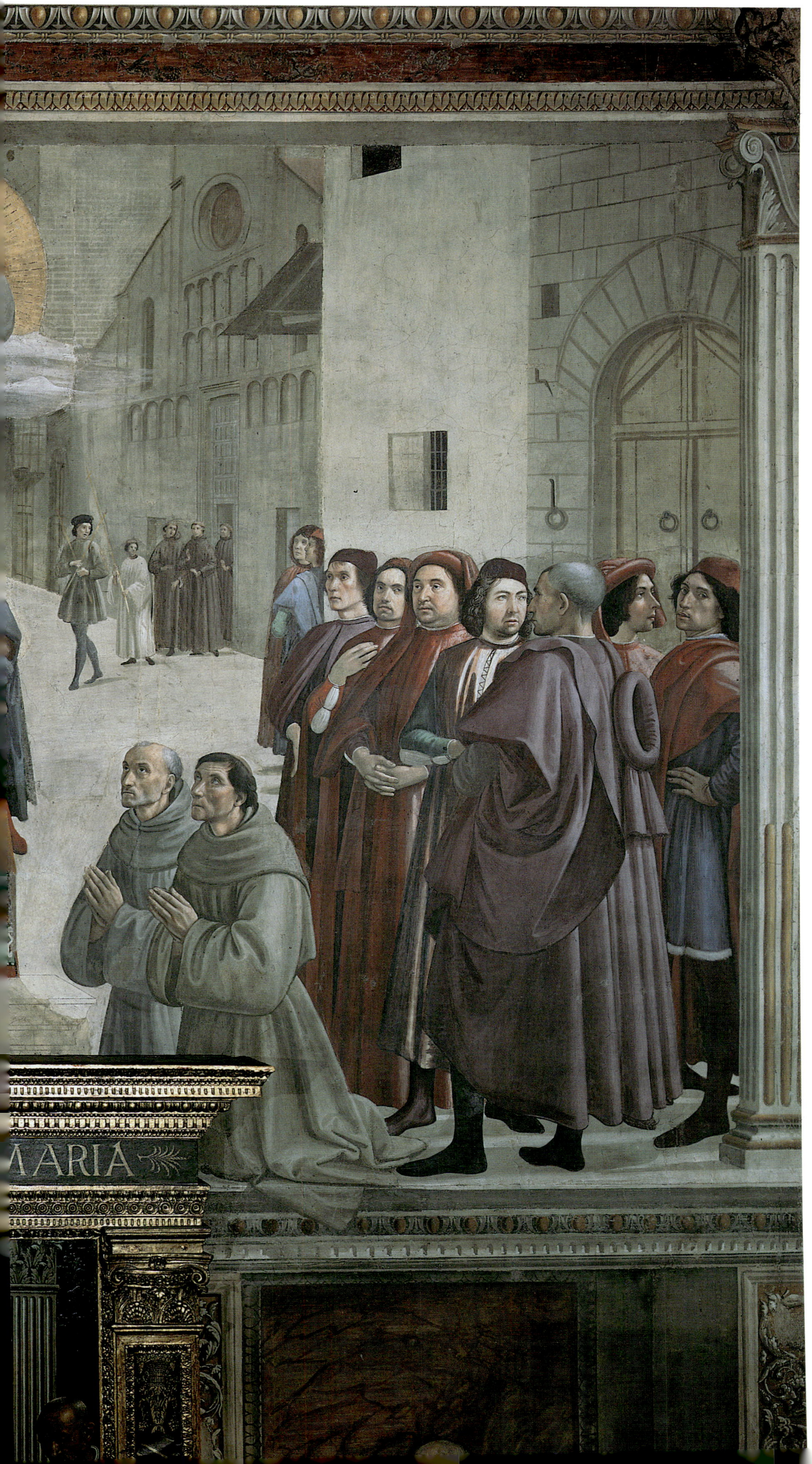

54 *Erweckung eines Knaben*, um 1485
Fresko
Cappella Sassetti, S. Trinità, Florenz

Der tödlich verunglückte Knabe liegt bereits auf einer Bahre und wird beweint. Dann jedoch erwirken zwei Franziskaner durch ihr Gebet, daß der Hl. Franziskus das Kind wieder zum Leben erweckt. Der Künstler verlegt auch dieses Wunder von Rom, wo es eigentlich stattfand, nach Florenz vor die Kirche S. Trinità, um bei einem regelrechten Volksauflauf viele vom Stifter gewünschte Porträts zu plazieren. Mit dieser selten dargestellten Szene wollte das dankbare Ehepaar Sassetti an die Geburt eines zweiten Sohnes kurz nach dem Tod ihres Sohnes Teodoro erinnern, was ihnen wie ein Wunder erschien.

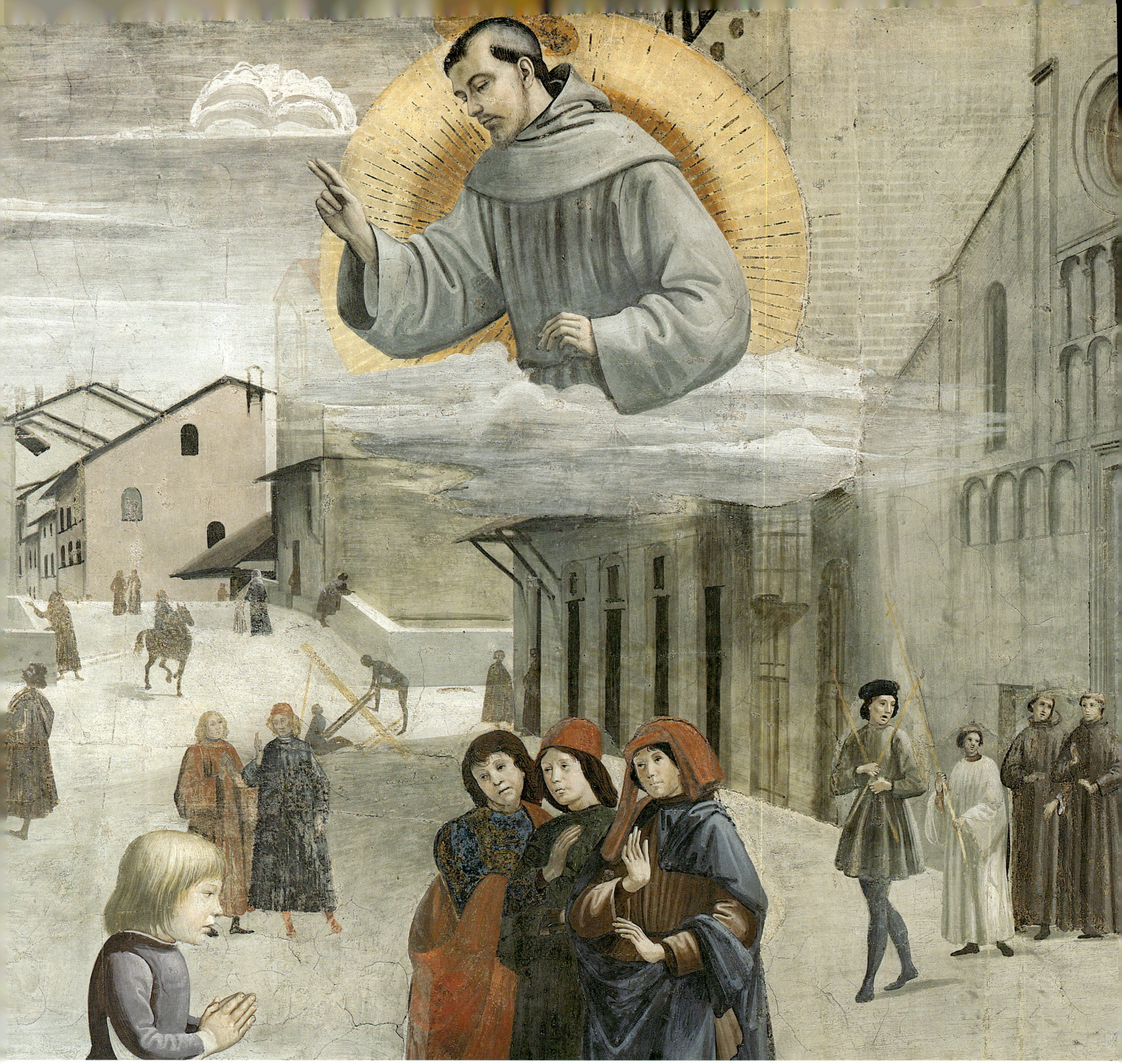

55 *Erweckung eines Knaben* (Detail Abb. 54)

Ghirlandaio bildet die Fassade der Kirche S. Trinità so ab, wie sie bis um 1593 gestaltet war. Die romanische Fassade ist durch Blendbögen gegliedert gewesen, die sich noch heute hinter der neuen Fassade in Resten erhalten haben. Aus dem Portal der Kirche treten einige Mönche in einer Prozession. Sie wird noch die Straße entlang über den Fluß ziehen, an Passanten, einem Reiter und zwei arbeitenden Tischlern vorbei.

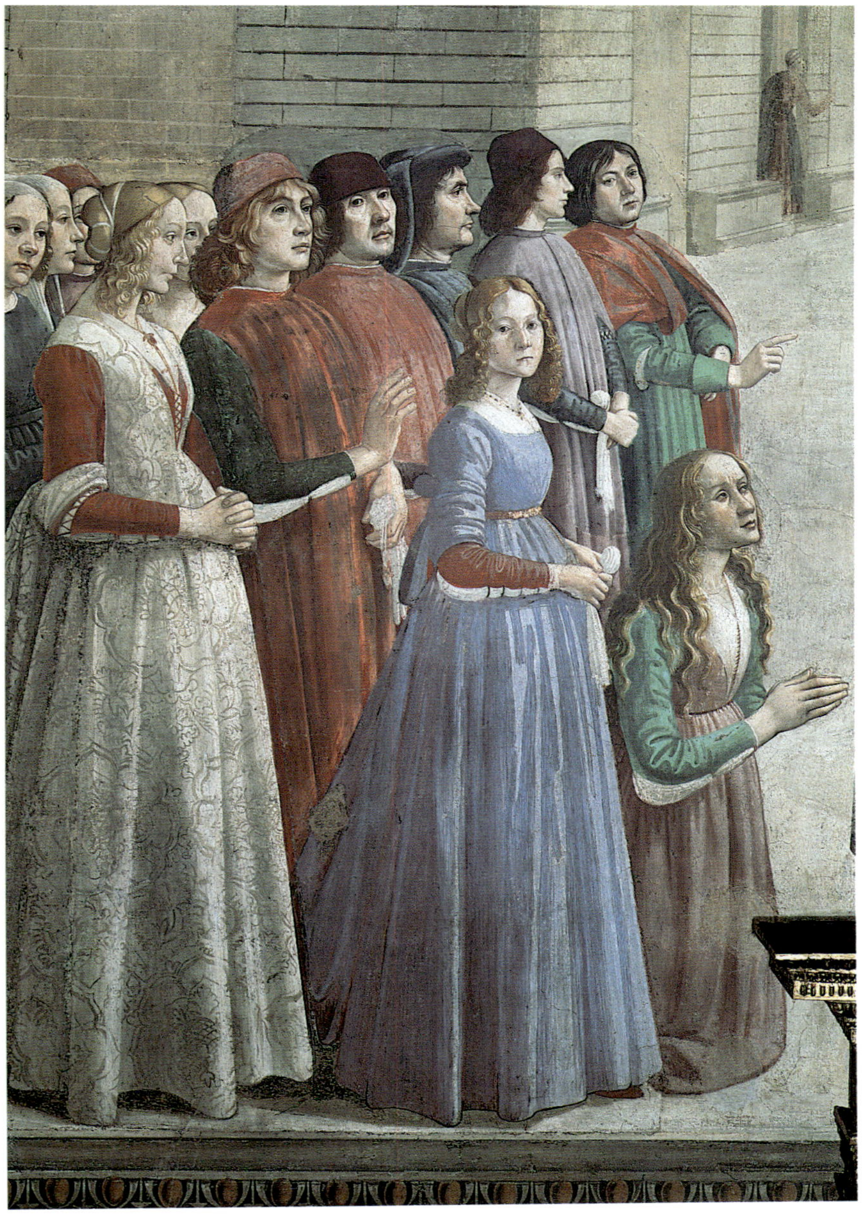

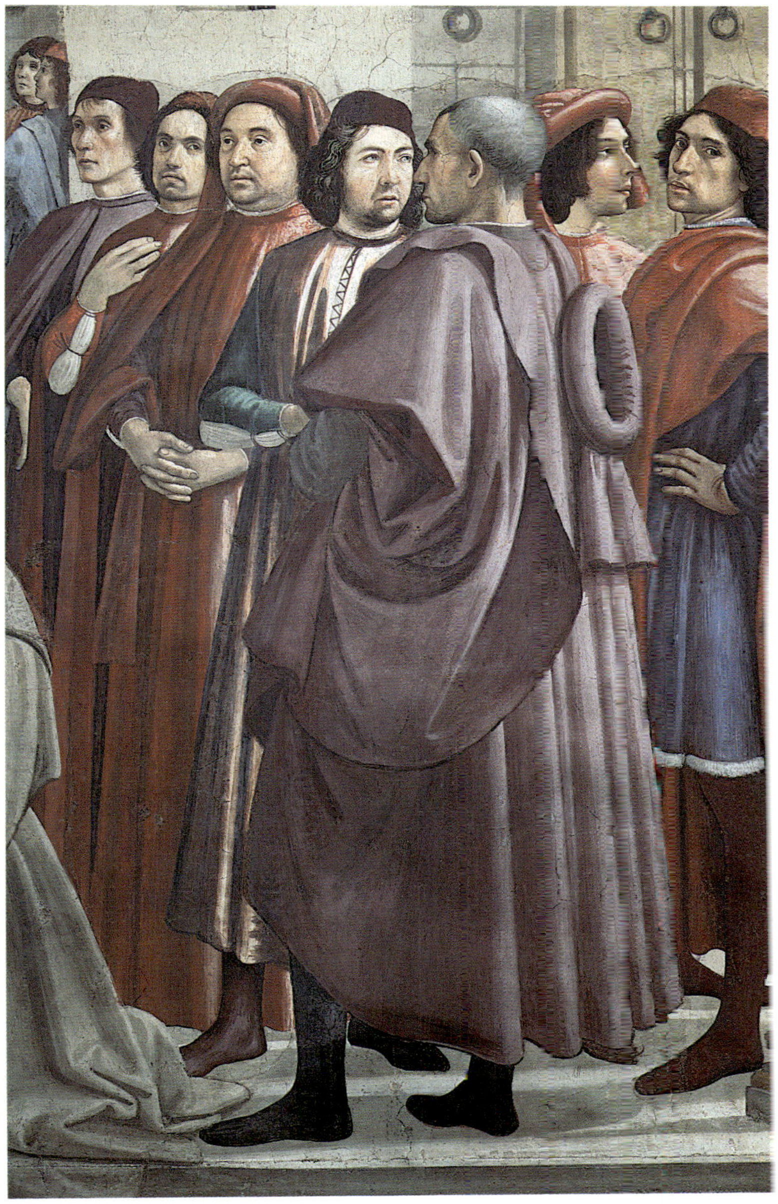

56 *Erweckung eines Knaben* (Detail Abb. 54)

Schaulustige sind von überall herbeigeeilt, um dem Wunder der Erweckung beizuwohnen. In der neugierigen Menge vor dem Palazzo Spini sind die Töchter des Stifters und einige seiner Freunde porträtiert.
Unter ihnen befinden sich vermutlich Maso degli Albizzi, Agnolo Acciaioli, Filippo (Palla) Strozzi der Ältere mit ihren Frauen und Kindern – allesamt treue Anhänger der Medici.

57 *Erweckung eines Knaben* (Detail Abb. 54)

Auf der rechten Seite stehen weitere Florentiner Bürger beisammen. Ganz rechts setzt sich Ghirlandaio selbstbewußt in Szene und blickt aus dem Bild heraus. Neben ihm ist das Profil seines Schwagers Sebastiano Mainardi zu erkennen, der ebenfalls an der Ausführung der Fresken beteiligt war. Ein ähnliches Familienporträt befindet sich in der späteren Tornabuoni-Kapelle, wo die Rückenfigur die Züge des Bruders Davide erhält. Hier stellt sie Neri di Gino Capponi dar, dessen eindrucksvolle Büste im Florentiner Bargello steht.

Die Sassetti-Kapelle ist der Geburt Christi geweiht, und so ist vieles in der Kapelle auf dieses Ereignis hin konzipiert. Selbst die im Gewölbe der Kapelle freskierten *Sibyllen* halten Spruchbänder, auf denen das Kommen des Erlösers vorausgesagt wird (Abb. 58). Die *Weissagung der Sibylle an Augustus* auf dem ersten Fresko außerhalb der Kapelle findet im Altarbild ihre Erfüllung. Hier wird das verheißene Christkind angebetet. Im Altarbild kulminiert nicht nur die inhaltliche Konzeption der Kapelle, sondern auch ihr künstlerischer Wert (Abb. 59). Diese Komposition war so erfolgreich, daß andere Künstler sie oft wiederholten. So haben sich z. B. mehrere Kopien eines Maestro di S. Lucia sul Prato erhalten. In dem Altarbild tritt Ghirlandaio als Hirte verkleidet selbst auf. Er darf dem Christuskind sogar näher kommen als die Stifter, die rechts und links

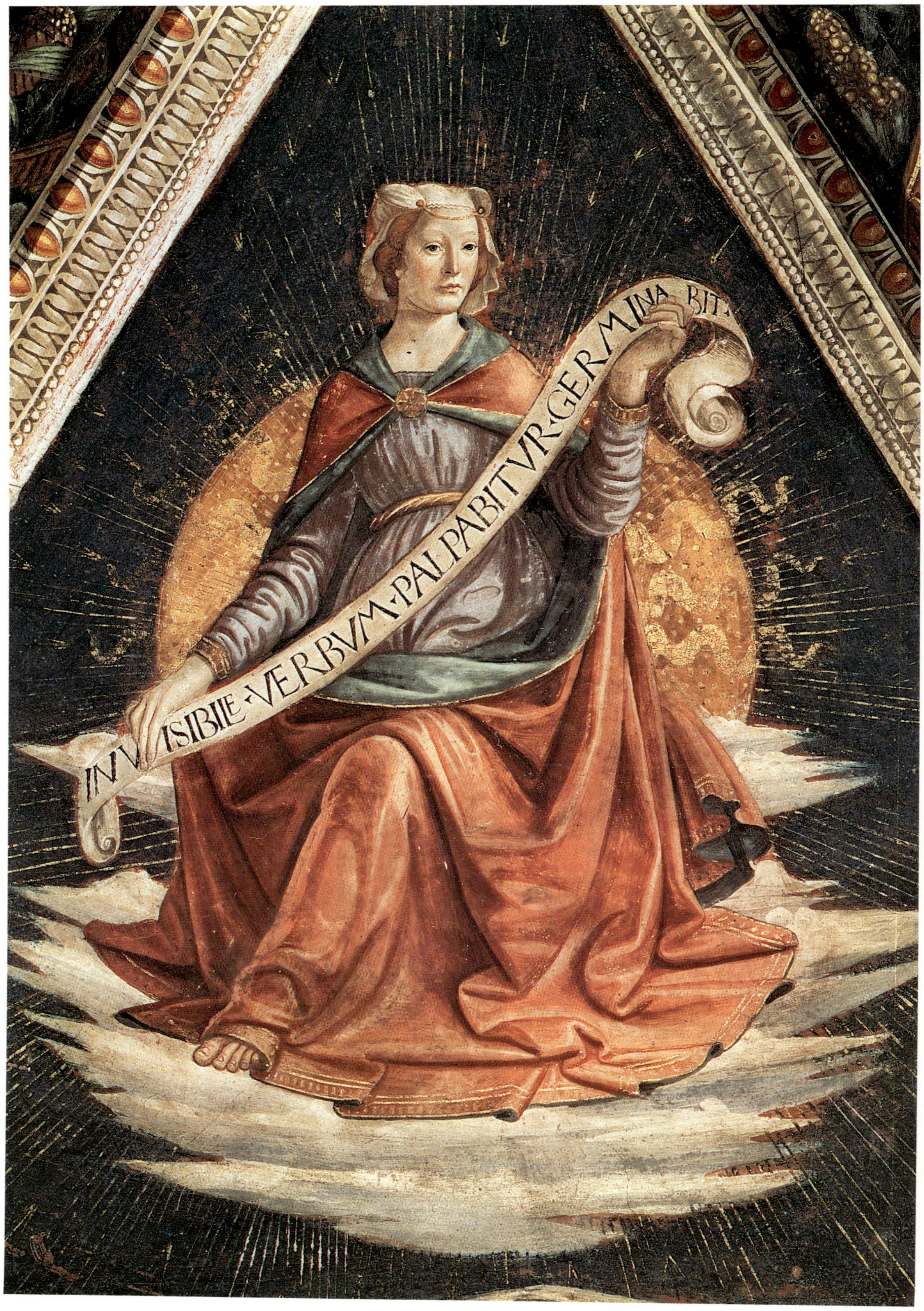

58 *Sibylle*, um 1485
Fresko
Cappella Sassetti, S. Trinità, Florenz

In den Gewölbekappen sind vier Prophetinnen abgebildet. Vor himmelblauem Hintergrund thronen sie auf Wolken und präsentieren ihre Weissagungen auf Spruchbändern. Sie tragen farbenprächtige Gewänder und hoch gegürtete Kleider. Die Rippen des gotischen Gewölbes sind mit gemalten Fruchtgirlanden prächtig geschmückt und symbolisieren Reichtum, Wohlstand und Fruchtbarkeit der Stifterfamilie sowie der Stadt Florenz.

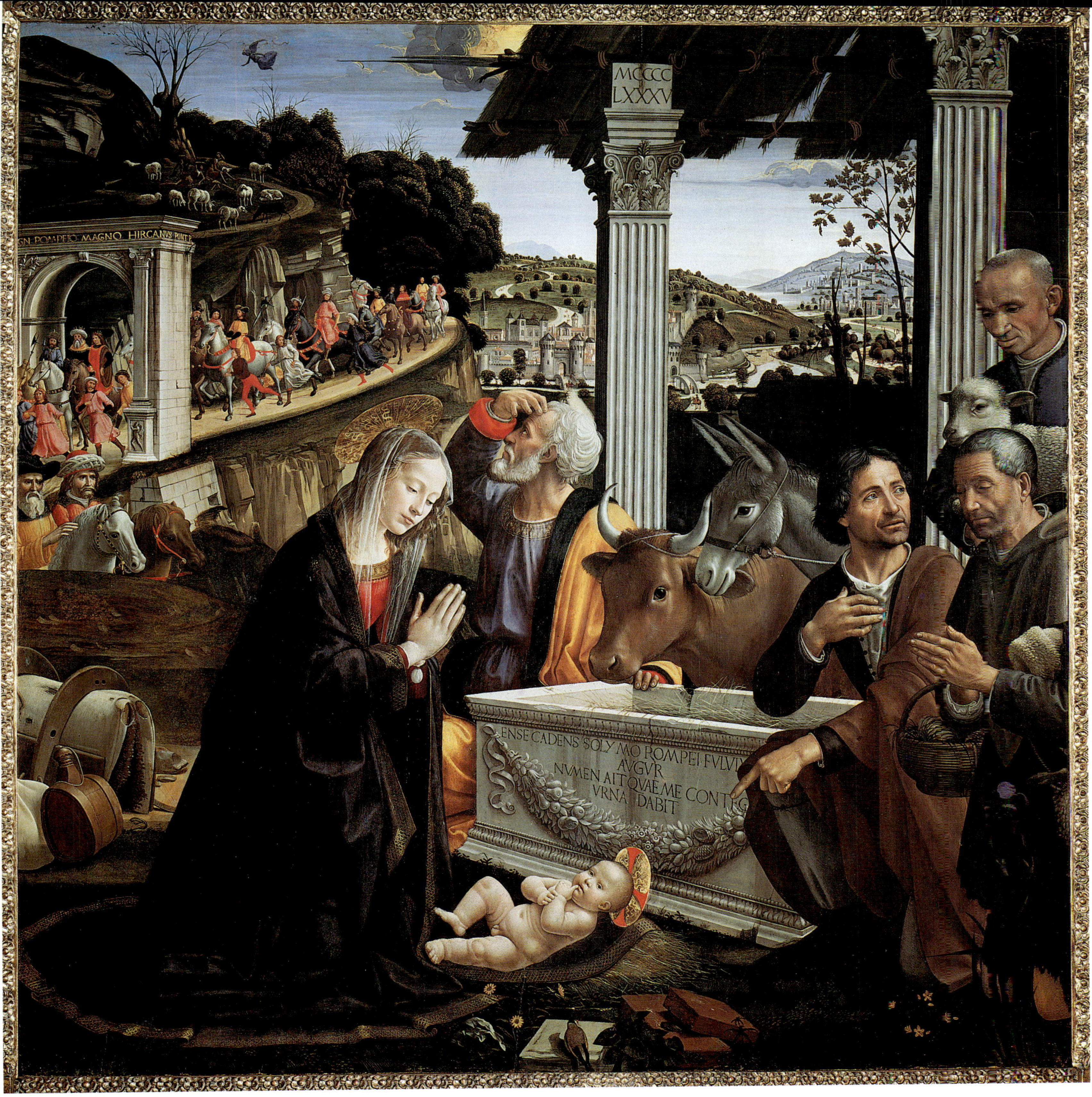

MCCCC
LXXXV
ENSE CADENS SOLYMO POMPEI FULVI
AVGUR
NUMEN AIT QUAE ME CONTE
URNA DABIT

außerhalb der Tafel betend dargestellt sind. Als Anführer der Hirten kniet der Maler nieder und weist die Hirten ebenso wie den Bildbetrachter auf das Wunder der Geburt Christi hin. Seine zeigende linke Hand ist grandios gezeichnet und höchst plastisch modelliert. Mit der Rechten, seiner Malhand, weist er auf seine Brust – wie in einem späteren Fresko der Tornabuoni-Kapelle. Da Ghirlandaio gleichzeitig auf das Kind und auf die Girlande des römischen Marmorsarkophages deutet, will er mit dieser Geste vielleicht sagen: »Dieses heilige Kind habe ich, der Kranzbinder Ghirlandaio, für euch gemalt.« Der antike Sarkophag im Bild dient nicht nur dem Ochsen und dem Esel als Futterkrippe, er hat auch noch eine ikonographische Bedeutung, denn die lateinische Inschrift auf seiner Vorderseite besagt: »Die Urne, die meine Leiche birgt, wird einen Gott hervorbringen.« Es handelt sich um eine antike Prophezeiung des Fluvius. Der Futtertrog der Tiere wird dem Christkind als Wiege dienen.

In seiner Anbetung der Hirten verbindet Ghirlandaio den Bezug auf die römische Antike mit der Rezeption flämischer Kunst und vollendet sie zu einer Einheit.

59 *Anbetung der Hirten*, 1485
Holz, 167 x 167 cm
Cappella Sassetti, S. Trinità, Florenz

Die wundervoll zarte Maria kniet in stiller Anbetung vor ihrem Sohn, der nackt auf ihrem Gewandzipfel und Stroh gebettet liegt. Das Christkind strampelt wie ein echter Säugling und lutscht an seinem Daumen. Joseph wendet sich um und sieht in der Ferne schon den Zug der Heiligen Drei Könige nahen, während sich von rechts bereits drei Hirten ins Bild drängen, um das Kind anzubeten. Der erste Hirte trägt Ghirlandaios Züge ein Selbstporträt.

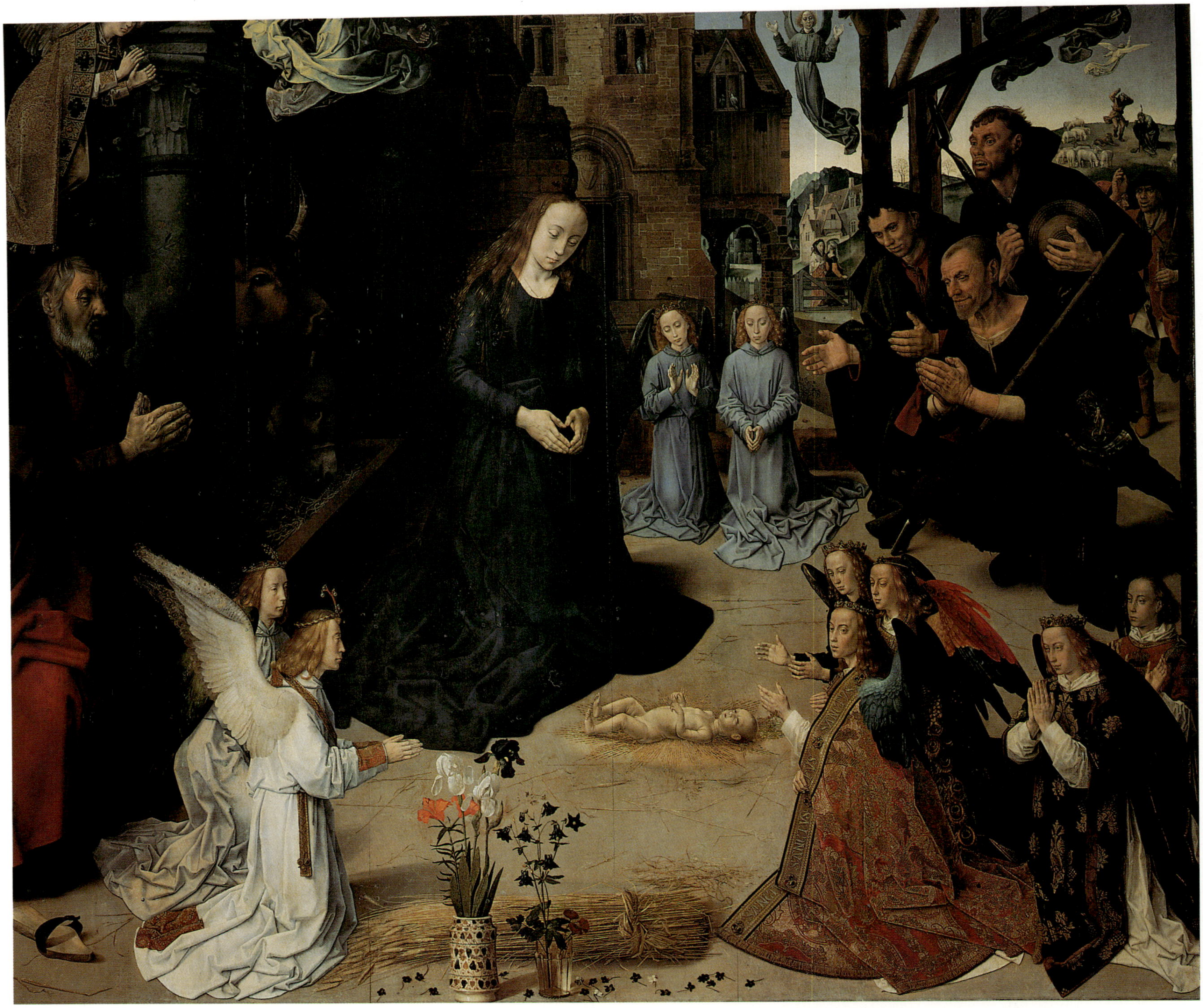

60 Hugo van der Goes
Anbetung der Hirten, vor 1476
Mitteltafel des Portinari-Altars
Holz, 253 x 304 cm
Galleria degli Uffizi, Florenz

Dieses riesige in den Niederlanden geschaffene Ölgemälde hatte großen Einfluß auf die Florentiner Malerei am Ende des Quattrocento. Das Werk befand sich vor aller Augen in der Kirche des Hospitals S. Maria Nuova und gehört heute zu den Glanzstücken der Uffizien. Ohne den direkten Eindruck dieser Anbetung der Hirten wäre Ghirlandaios Bild von 1485 in S. Trinità nicht denkbar.

Ein historisches Ereignis wenige Jahre vor diesem Werk hat deutliche Spuren in Ghirlandaios Schaffen hinterlassen: Ein von Tommaso Portinari bei Hugo van der Goes in Brügge bestellter Altar erreichte im Mai 1483 Florenz. Die Haupttafel mit der *Anbetung der Hirten* wurde von den Florentiner Malern wie ein leuchtender Komet aufgenommen, der neue Wege weist (Abb. 60).

In Ghirlandaios Tafelbild gehen die von rechts ins Bild drängenden Hirten mit ihren lebensnahen, herben Gesichtszügen unmittelbar auf dieses flämische Vorbild zurück. Auch Ghirlandaios Landschaft im Hintergrund verrät nordalpine Züge (Abb. 61). Das einzigartige, komplett erhaltene Ensemble der Sassetti-Kapelle zeigt noch heute, daß Franziskus hier in erster Linie nicht als Ordensheiliger, sondern als Schutzpatron einer Familie verehrt wurde. In den Fresken werden gleichzeitig die Verwandtschaftsverhältnisse der Auftraggeber und ihre Nähe zu den Medici veranschaulicht. Auch die Beziehungen zwischen Florenz und dem päpstlichen Rom, das für die florentinische Elite in politischer und wirtschaftlicher Hinsicht immer wichtiger wurde, sind den Fresken eingeschrieben.

Die Sassetti-Kapelle dokumentiert zudem die diplomatische Annäherung zwischen Rom und Florenz nach der mißglückten Pazzi-Verschwörung. Francesco Sassetti wollte seiner Loyalität gegenüber Lorenzo de'

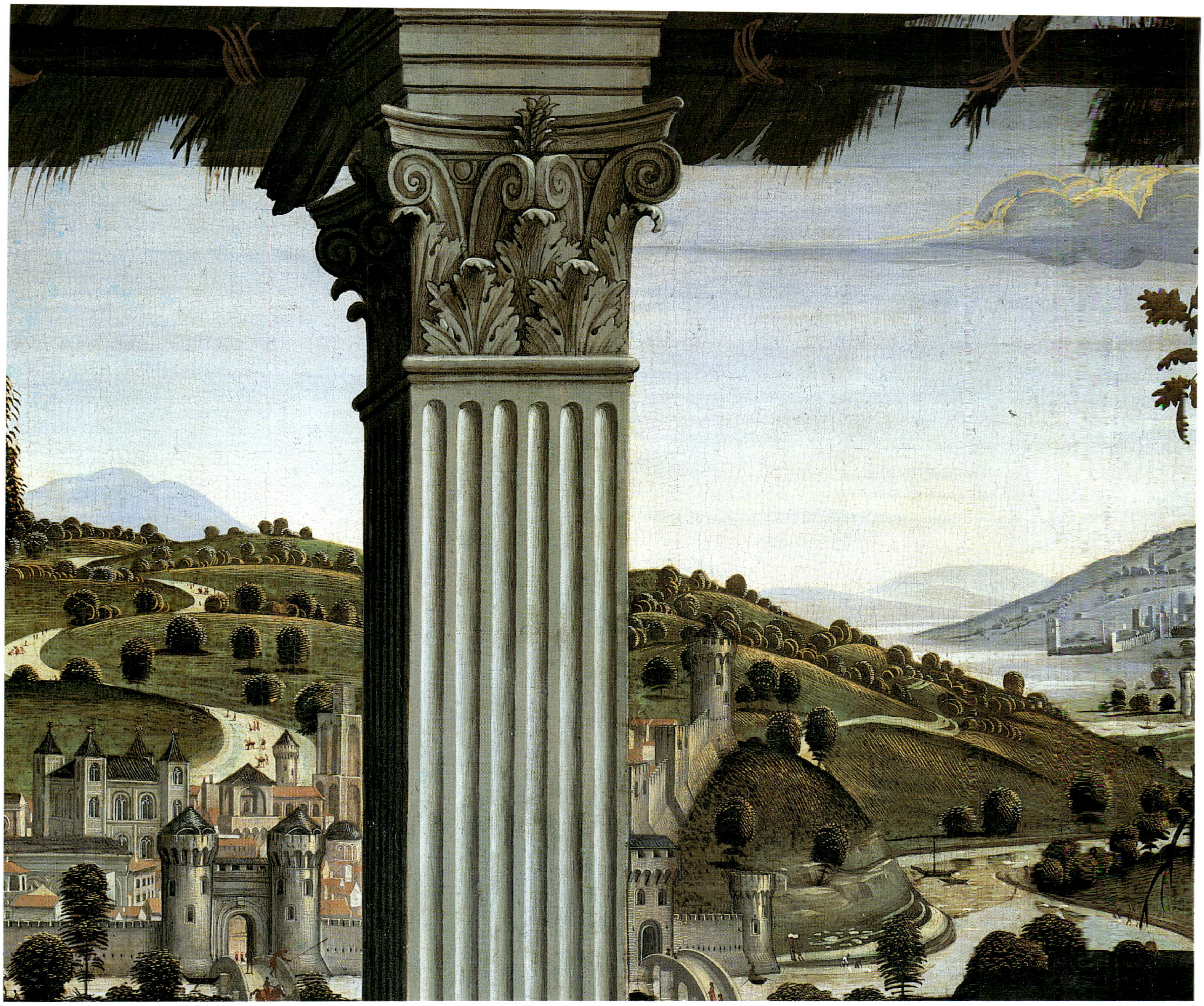

Medici Nachdruck verleihen. Dies zu betonen hatte er allen Grund, denn sein Konkurrent um das Patronatsrecht der begehrten Hauptkapelle von S. Maria Novella, Giovanni Tornabuoni, hatte ihn nicht nur dort übertroffen. Jener beschwerte sich in einem Brief an Lorenzo de' Medici 1483 auch noch über Sassettis Mißmanagement der Medici-Bank, weil dieser mehrfach auswärtige Bankfilialen in den Konkurs gesteuert habe.

Ghirlandaio ist es zu verdanken, daß die geschilderten Verhältnisse in den Bildnissen lebendig geblieben sind. Ohne dieses großartige Meisterwerk wäre der Stifter Sassetti vielleicht in Vergessenheit geraten.

61 *Anbetung der Hirten* (Detail Abb. 59)

Ein Fluß schlängelt sich durch eine sanfte Hügellandschaft, in der eine Stadt mit mächtiger Mauer und Türmen liegt. Zwei Brücken führen über das Wasser zu den Stadttoren. Die Wege und Brücken werden von winzigen Figuren, zum Teil zu Pferde, bevölkert. In weiter Ferne, wo Farben durch Luftperspektive bereits blasser und bläulich erscheinen, liegen andere Städte.

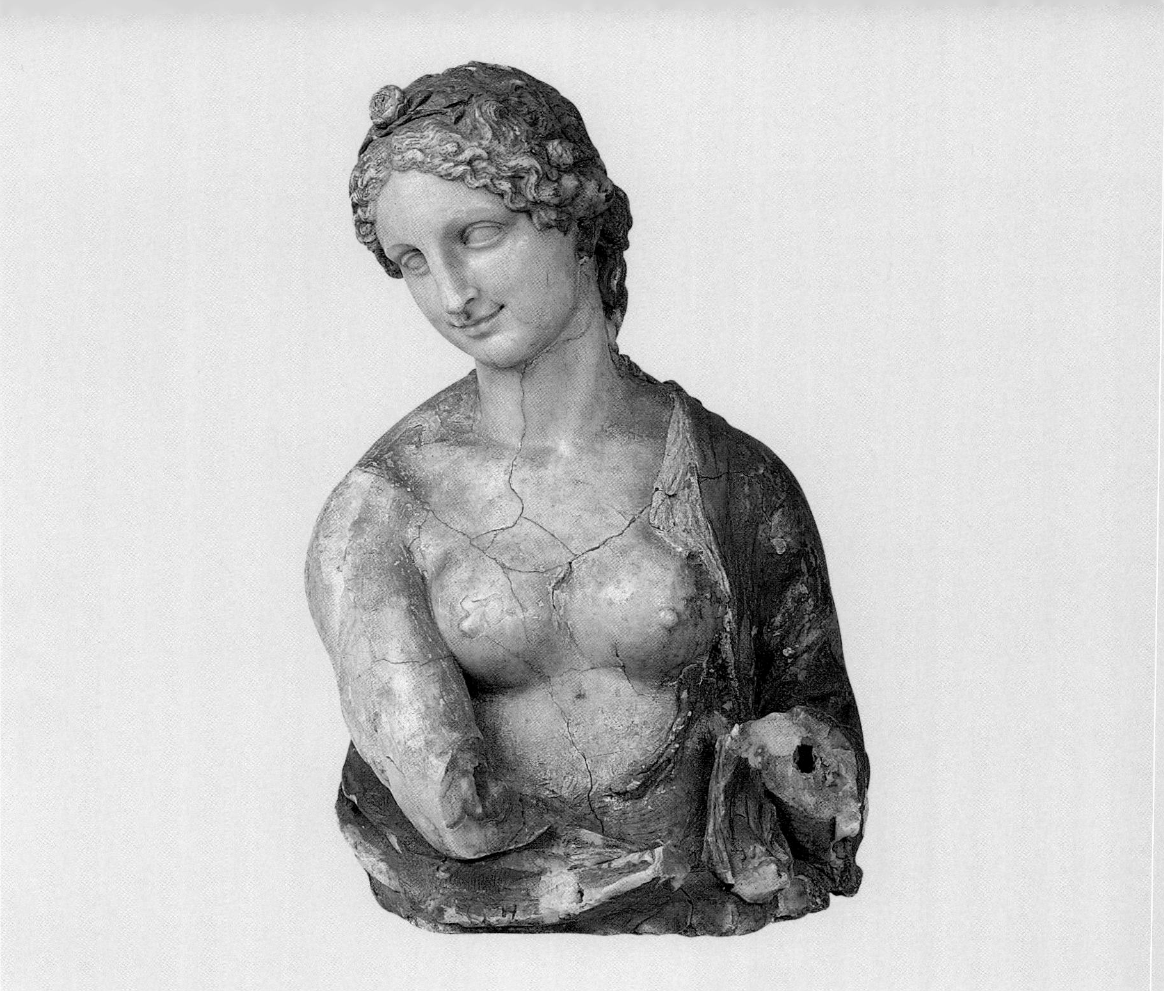

62 Umkreis Leonardo da Vincis
Büste der Flora, Anfang des 16. Jahrhunderts
Wachs, Höhe 67,5 cm
Skulpturengalerie, Staatliche Museen Preußischer Kulturbesitz, Berlin

Die ungewöhnliche Büste stellt die antike Göttin der Blüten und des Frühlings dar. Aufgrund des wärmeempfindlichen Materials sind kaum weitere, ebenso qualitätvolle Beispiele von Plastiken in dieser Technik erhalten. Zwar handelt es sich ausdrücklich nicht um eine Votiv-Figur, die eine bestimmte Persönlichkeit porträtiert, doch vermittelt dieses Beispiel einen guten Eindruck vom hohen künstlerischen Wert solcher lebensnahen Wachsfiguren. Wie Ghirlandaio war auch Leonardo da Vinci, dem dieses Werk zugeschrieben wird, durch Verrocchios Werkstatt mit der Herstellung solcher Figuren vertraut.

EIN WACHSFIGURENKABINETT IN FLORENTINER KIRCHEN

Die biblischen Geschichten und die Heiligenlegenden, die Ghirlandaio in seinen Fresken erzählt, werden von vielen Zeitgenossen bevölkert, welche die Aufmerksamkeit der Betrachter vom Heilsgeschehen allzu oft ablenken. Vielfach prägen sich die Porträts stärker ins Gedächtnis ein als die eigentliche Handlung. Die Bilder scheinen weniger der ehrfurchtsvollen Anbetung zu dienen, als vielmehr der Selbsterhöhung der Stifter und ihrer Nächsten. Hatten noch in wenig älteren Bildern die Stifter in einer Ecke kniend das Geschehen devot angebetet, führen sie hier aufrecht und stolz ihren Prunk vor: Welche Anmaßung, würde man denken! Doch weit gefehlt – es herrschten im damaligen Florenz viel erstaunlichere Sitten, die einer anderen Frömmigkeitsvorstellung zu verdanken sind. Der Kunsthistoriker Aby Warburg berichtet davon:

Die Florentiner Kirche SS. Annunziata verlieh den Mächtigen der Stadt sowie vornehmen Fremden das Recht, lebensgroße Nachbildungen ihrer selbst in Wachs in der Kirche aufzustellen. Diese Votivfiguren, »voti« genannt, wurden mit eigener Kleidung ausstaffiert und als eine Art Weihgeschenk gestiftet. In der Werkstatt des Verrocchio – wo Ghirlandaio möglicherweise einige Zeit verbracht hatte – wurden solche Wachsfiguren massenhaft hergestellt, so daß das Innere der Kirche wie ein Wachsfigurenkabinett ausgesehen haben muß.

Lorenzo de' Medici ließ gleich drei Figuren von sich anfertigen und in verschiedenen Kirchen ausstellen, nachdem er 1478 einem Mordanschlag der Pazzi-Familie knapp entronnen war. Eine der Figuren trug die Kleider, welche er am Tag des Attentats, als sein Bruder Giuliano im Dom erstochen und er selber verwundet wurde, getragen hatte. Auch viele Fremde hatten ihre lebensgroße Visitenkarte abgegeben, um damit ihrer Verehrung der Santissima Annunziata (der Allerheiligsten Verkündigung) Ausdruck zu verleihen – unter ihnen der König Christian von Dänemark, der 1471 durch Florenz kam, und sogar ein mohammedanischer, türkischer Pascha.

Auch berühmte Frauen waren im Wachsabbild anwesend. So Isabella von Mantua, deren Figur 1529 zusammen mit derjenigen Papst Alexanders VI. als reparaturbedürftig erwähnt wird. Am Anfang des 15. Jahrhunderts scheinen die Voti-Figuren derart Überhand genommen zu haben, daß sich der Stadtrat genötigt sah, ihre Vermehrung einzuschränken. Trotzdem waren es 1447 so viele, daß eine geordnete Aufstellung der Figuren im Mittelschiff notwendig wurde. Dort versperrten sie den Inhabern der Seitenkapellen die Sicht, zumal einige Wachsfiguren in ihren Rüstungen hoch zu Pferde saßen. Bald schwoll die Menge dieser »voti« dermaßen an, daß aus Platzmangel in den Kirchen die Figuren der Stifter an Stricken oben unter der Decke aufgehängt werden mußten. Aus einem Dokument von 1488 läßt sich ersehen, daß sich die Voti gefährlich über den Häuptern der Gläubigen ansammelten. Erst als durch das häufigere Herabfallen eines Voto Gottesdienstbesucher erheblich gestört wurden, verbannte man das Wachsfigurenkabinett aus dem Gotteshaus. Im Jahre 1630 waren noch 600 lebensgroße Figuren und 22000 Voti aus Pappmaché in der Kirche SS. Annunziata zu sehen, die bald danach in einen seitlichen Hof abgeschoben wurden. Reste diese Panoptikums verblieben dort noch bis zum Ende des 18. Jahrhunderts. Dieser Wachsbildzauber, der seinerzeit bereits als heidnische Unsitte verspottet wurde, läßt die in Ghirlandaios Fresken auftretenden zeitgenössischen Figuren, wie Warburg meint, in einem anderen Licht erscheinen.

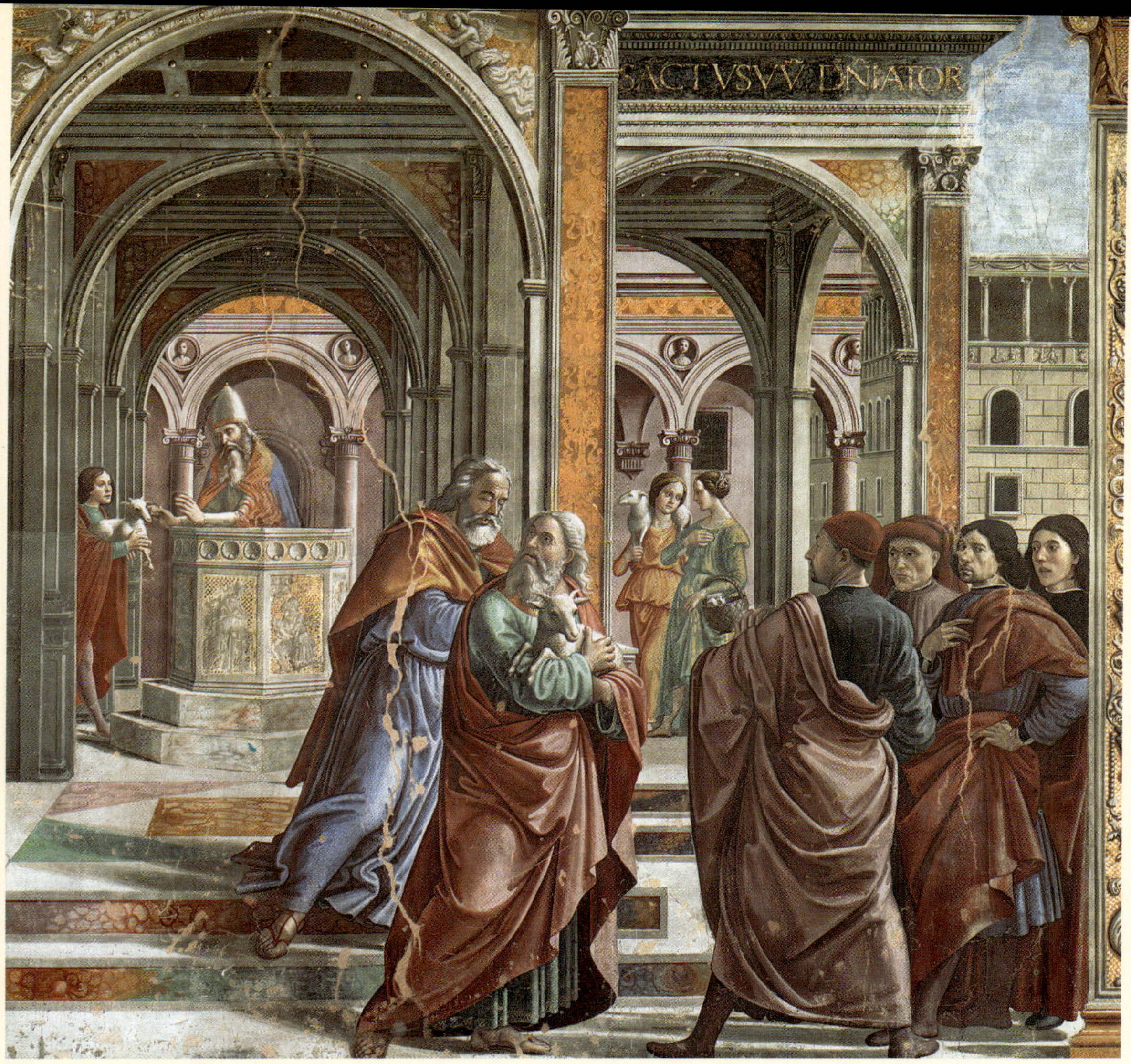

63 *Vertreibung Joachims aus dem Tempel* (Detail)
1486–1490
Fresko
Cappella Tornabuoni, S. Maria Novella, Florenz

In der Mitte einer im Grundriß kreuzförmigen Loggia mit weiten Rundbögen nimmt ein Hohepriester Opferlämmer am Feueraltar entgegen. Weil der alte Joachim noch keine Nachkommen hat, wird ihm das Opferritual verwehrt – man schickt ihn fort. Die biblische Szene wird an beiden Rändern symmetrisch von Florentiner Bürgern gerahmt. Rechts setzt sich der Künstler selbst mitsamt seiner Familie ins Bild.

DER GRÖSSTE AUFTRAG: DIE TORNABUONI-KAPELLE IN SANTA MARIA NOVELLA

Noch ehe Ghirlandaio das Gesamtkunstwerk in S. Trinità fertiggestellt hatte, lockte es bereits die Florentiner Oberschicht herbei, die von ihm nachhaltig beeindruckt war. Schon vor Vollendung der Sassetti-Kapelle wurde Ghirlandaio für ein weiteres Großprojekt verpflichtet. Nun galt es, die Chorkapelle von S. Maria Novella auszumalen, die man Sassetti verwehrt hatte.

Am 1. September 1485 unterzeichneten er und sein Bruder Davide einen bis heute erhaltenen Vertrag mit Giovanni Tornabuoni, der als Bankier ein unermeßliches Vermögen erwirtschaftet hatte. Als Onkel Lorenzo de' Medicis und Direktor der römischen Medici-Bankfiliale war er noch einflußreicher als Francesco Sassetti, den er 1484 von seinem Amt als Leiter der Bank in Florenz verdrängte.

In nur vier Jahren hatte Ghirlandaio mit seiner Werkstatt 1486–1490 zu Tornabuonis größter Zufriedenheit ein monumentales Werk vollendet. Die beiden riesigen Schildwände der gotischen Kapelle sind durch illusionistisch gemalte Pilaster und Gebälke mit antikisierender Formensprache in je sechs querrechteckige Bildfelder geteilt. Sie liegen in drei Etagen übereinander und werden von einem spitzen Bogenfeld bekrönt. Die Stirnwand der Kapelle besitzt dagegen drei hohe Spitzbogenfenster, die auf jeder Seite Platz für drei kleinere hochrechteckige Bildfelder sowie für das große Bogenfeld darüber lassen. Nicht nur die am Ort erhaltenen farbigen Glasfenster mit mariologischen Szenen und Dominikaner-Heiligen sollen auf Ghirlandaios Entwürfe zurückgehen, auch das Hochaltarbild und dessen Rückseite sind von seiner Hand. Diese Tafeln befinden sich allerdings nicht mehr wie jene der Sassetti-Kapelle am Ort, sondern werden in München und Berlin aufbewahrt. Es handelt sich bei der Ausstattung der Kapelle also um eine Gesamtkonzeption, die Architektur (Fenster), Wandbilder und Ausstattung (Altarbilder) umfaßt – ein gigantischer Auftrag monumentaler Grösse. In vier Jahren konnte Ghirlandaio ein Werk solchen Umfangs nur mit Hilfe seiner großen Werkstatt bewältigen. Zu dieser Zeit arbeiteten dort seine Brüder, sein Schwager und andere Schüler, darüber hinaus soll auch der junge Michelangelo Buonarroti als Gehilfe beteiligt gewesen sein, was sich allerdings nicht beweisen läßt. Der Meister hat wohl alle Entwürfe, aber nur Teile der Ausmalung selbst gefertigt. Wegen der hervorragenden Porträts und der atmosphärischen, gut ausponderierten Räume der unteren Bildfelder ist anzunehmen, daß sie Ghirlandaio selbst ausgeführt hat, während die oberen Felder qualitativ weniger wertvoll sind. Hier – in schwindelnder Höhe und nur aus der Ferne sichtbar – ließ er andere den Pinsel führen.

Die Fresken der Kapellenwände erzählen die Marienlegende und Szenen aus dem Leben Johannes des Täufers. Die Schilderung der Mariengeschichte an der linken Kapellenwand beginnt unten am Eingang zur Kapelle mit der *Vertreibung Joachims aus dem Tempel* (Abb. 63).

Die schlichte Erzählung orientiert sich an traditionellen Kompositionen. Bedeutend ist hier die ins Bild gesetzte Architektur, welche dem Künstler offenbar wichtiger war als das Geschehen. Sie nimmt mit der oberen Bildhälfte mehr Raum ein als die Figuren, die nur bis zur halben Bildhöhe reichen. Die wichtigsten Figuren – nicht nur die biblischen – stehen am vorderen Bildrand. Dieses Prinzip liegt allen weiteren Szenen zugrunde.

Die Gesamtkonzeption der Kapelle ist feinsinnig bis hin zur Lichtführung durchdacht. So hat Ghirlandaio, wie auf dem Abendmahlsbild in der Kirche Ognissanti, die reale Beleuchtung durch die drei Fenster konsequent in seine Gemälde integriert: die Szenen der linken Wand werden von rechts, die der rechten Wand von links – von den Fenstern aus – beleuchtet.

Im Hintergrund der *Vertreibung Joachims aus dem Tempel* zitiert Ghirlandaio mit der breit gelagerten Loggia und ihren Medaillons Brunelleschis Ospedale degli Innocenti, das sogenannte Findelhaus in Florenz. Interessanterweise erblickt man eine kurz nach Ghirlandaios Fresken gebaute Wiederholung dieser Fassade beim Heraustreten aus der Kirche S. Maria Novella am anderen Ende der Piazza am Ospedale di San Paolo (1489–1498).

Über den Porträts fluchten zwei Paläste in die Tiefe. Vergleichbare Bauten mit rustizierten Untergeschossen und offenem Obergeschoß prägen bis heute das Florentiner Stadtgefüge. In dieser Art findet die Stadt immer wieder Eingang in Ghirlandaios Malerei.

Als Zuschauer und Zeugen der Vertreibung Joachims sind Zeitgenossen des Künstlers und der Auftraggeber anwesend, die sich in ihrer modischen Kleidung, dem Schuhwerk und eitlen Frisuren auffällig von den biblischen Protagonisten unterscheiden. Unter den Edelleuten links will man den Sohn des Stifters, Lorenzo Tornabuoni, und seinen Freund Piero, den Sohn Lorenzo de' Medicis, erkennen.

Die zweite Szene mit der *Geburt Marias* gehört zu den besten Schöpfungen der Kapelle (Abb. 64). Wie ein Bühnenkasten öffnet sich der perspektivisch geschickt konstruierte Raum. Er ist kostbar ausgestattet und mit einem Relieffries geschmückt, in dem Putten einen Reigen tanzen. Sie scheinen sich über die Geburt der Jungfrau Maria zu freuen, wie die lateinische Inschrift zu ihren Füßen kundtut: »Deine Geburt, oh Jungfrau und Muttergottes, verkündet der ganzen Welt Freude.« Der Puttenfries ist durch Florentiner Skulpturen inspiriert, erinnert er doch an die beiden circa 1435 entstandenen Sängerkanzeln von Donatello und von Luca della Robbia aus dem Dom.

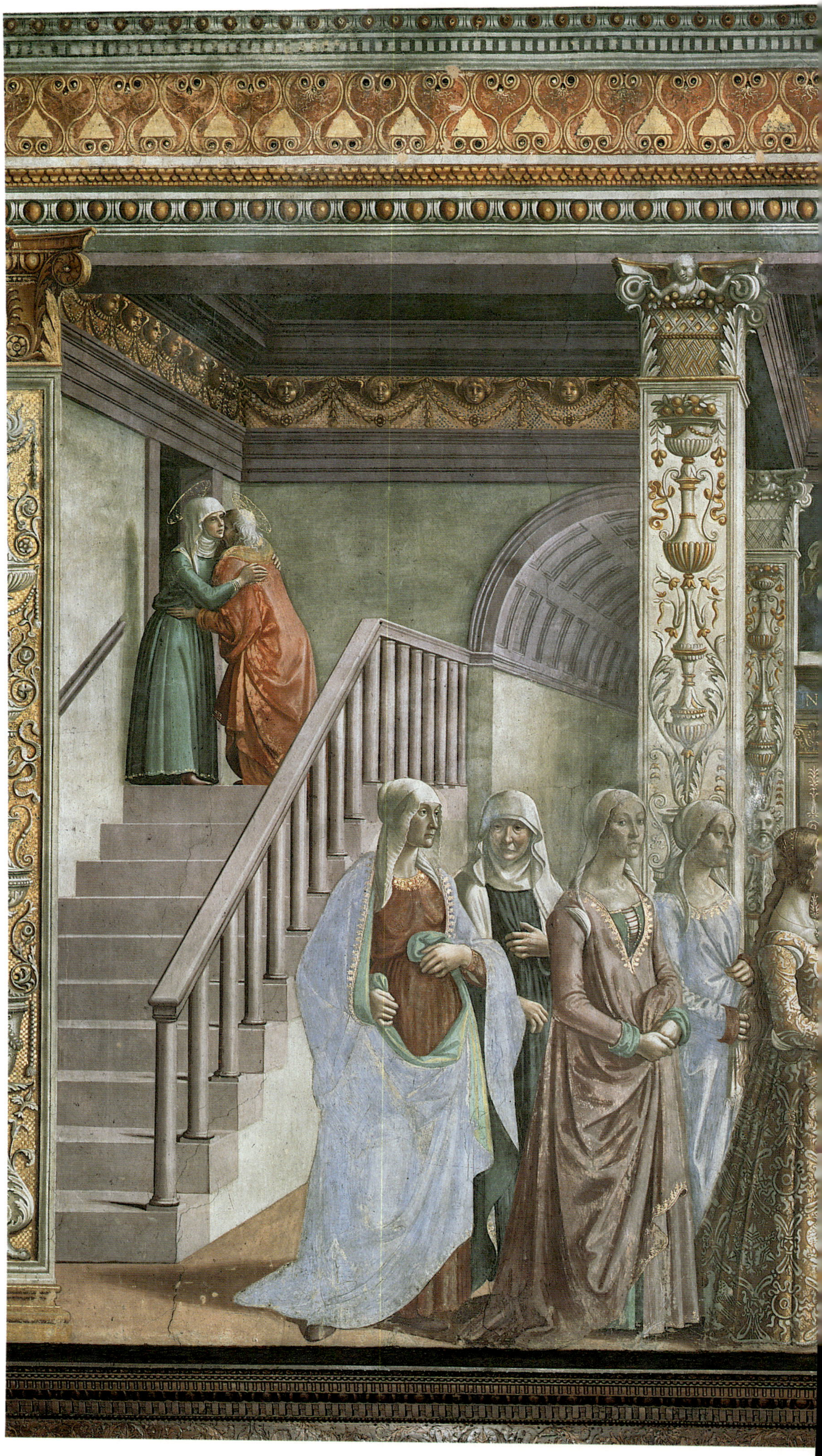

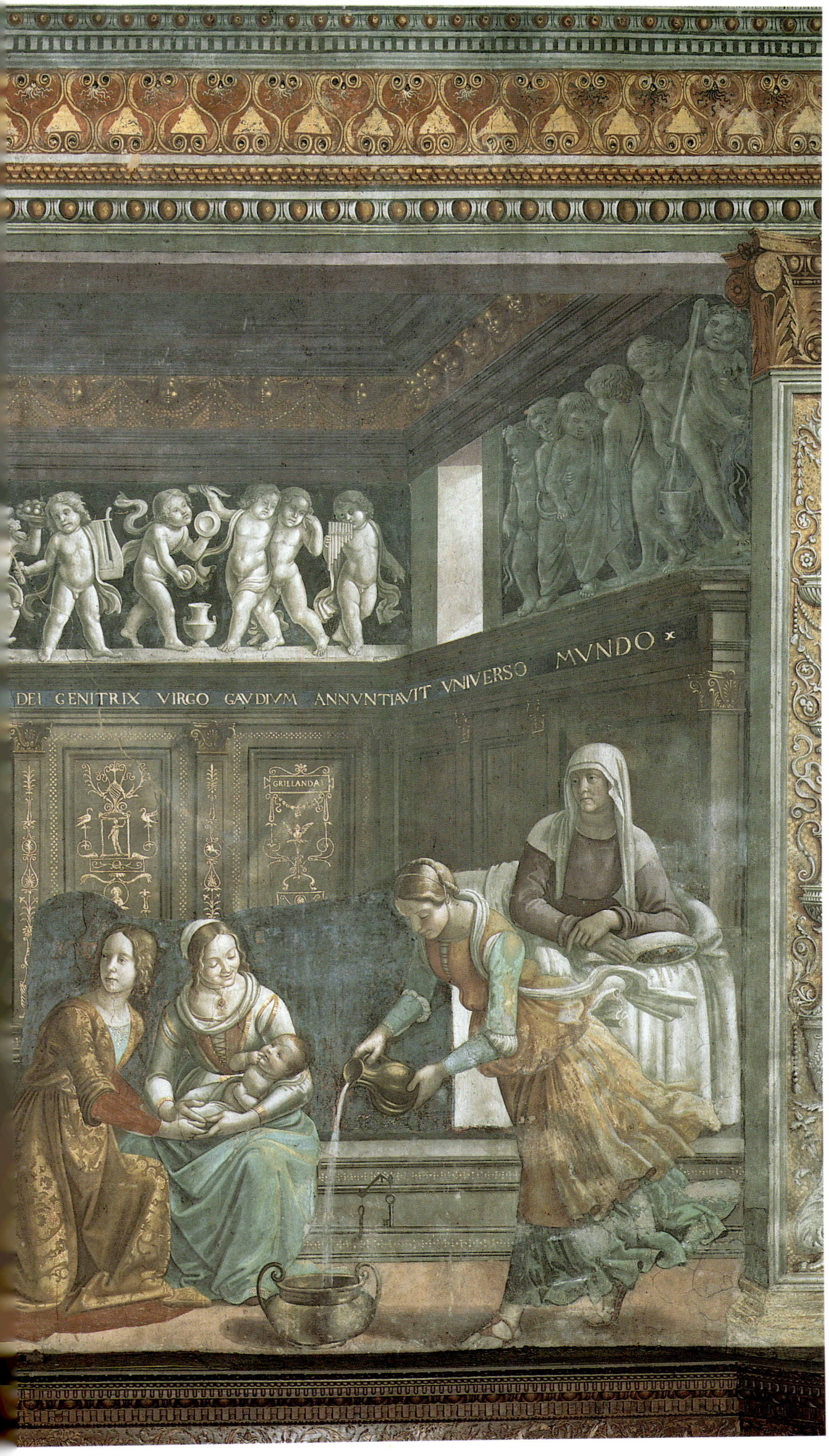

64 *Geburt Marias*, 1486–1490
Fresko
Cappella Tornabuoni, S. Maria Novella, Florenz

Der Betrachter fühlt sich in einen Florentiner Patrizierpalast versetzt. Durch gemalte Pfeiler wird der Raum geteilt. Im größeren Schlafgemach liegt rechts die alte Anna nach der Entbindung erschöpft im Bett, während sich drei junge Ammen um das Neugeborene kümmern. In der Wandvertäfelung ist in Gold die Signatur des Künstlers – GRILLANDAI – und weiter links der Familienname – BIGHORDI – zu lesen.

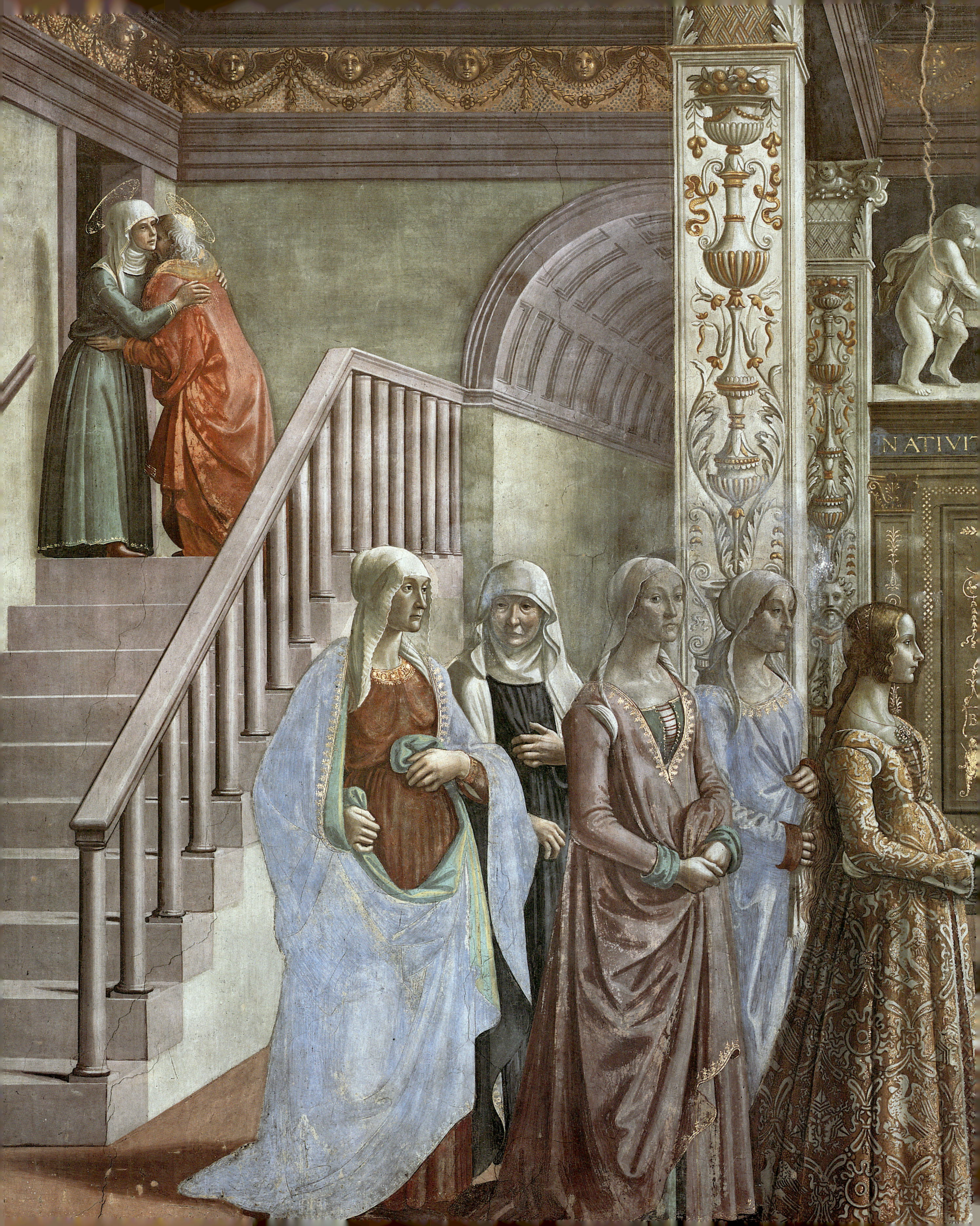
NATIVIT

65 (links) *Geburt Marias* (Detail Abb. 64)

Oben links auf der Treppe vollzieht sich, beinahe unbeachtet, die biblische Begegnung der alten Eheleute Anna und Joachim. Hiermit ist der Kuß an der Goldenen Pforte gemeint, bei dem Anna durch Gottes Willen schwanger wurde. Gefolgt von vier Begleiterinnen schreitet Ludovica Tornabuoni zum Bett, um der Wöchnerin einen Besuch abzustatten. Im strengen Profil gegeben steht das junge Mädchen – wie der Pfeiler hinter ihr – sehr aufrecht, unbeweglich und stolz in prächtigem Brokatgewand.

66 (rechts) *Geburt Marias* (Detail Abb. 64)

Überzeugend gelingt es dem Maler, die reale, durchfensterte Kapellenrückwand scheinbar in die Bildtiefe fortzuführen, wo sich ebenfalls ein gemaltes Fenster öffnet. So erscheint der Fries mit tanzenden und musizierenden Putten teils im Licht, teils im Schatten. Auch die Figuren sind von bestechender Lebendigkeit: Die Freude der anmutigen Frau, die das Kind hält, erstrahlt auf dem hellen Gesicht. Und die großartig bewegte Figur der Wassergießerin verleiht dem Bilde eine genrehafte Stimmung.

67 (unten) Zeichnung, um 1486
Feder auf Papier, 22 x 17 cm
Gabinetto dei Disegni e delle Stampe, Disegno 289 E,
Galleria degli Uffizi, Florenz

Die einzige wirklich bewegte Figur im Fresko der Mariengeburt füllt Badewasser für das Kind in ein Messingbecken. Sie wurde vom Künstler in dieser detaillierten Einzelstudie vorbereitet. Das flatternde Tuch hinter ihr erscheint im Fresko tiefer als hier, um den Blick auf Anna nicht zu behindern. Auch die Ärmel an ihren Ellbogen wurden verändert. Deutlich sind die für Ghirlandaios Zeichenstil typischen Kreuzschraffuren und die verstärkten Konturen zu erkennen.

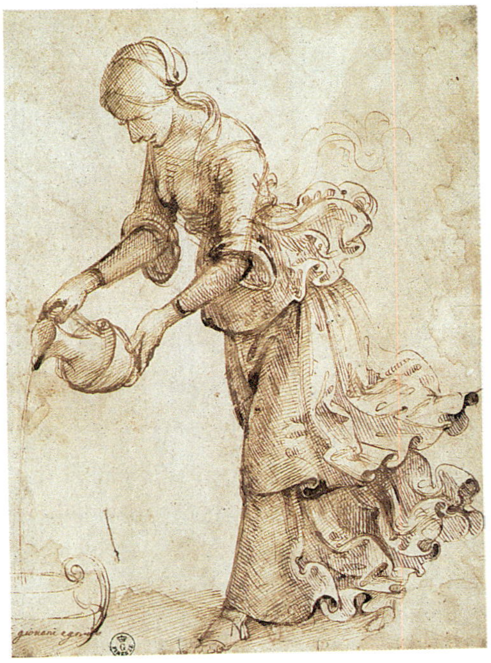

Mit ihrem Gefolge betritt von links die Tochter des Stifters, Ludovica Tornabuoni, den Geburtsraum. Sie wird von der knienden Amme bemerkt, die sich ihr zuwendet. Mit dieser Drehung und dem Blick schafft Ghirlandaio eine Verbindung zwischen biblischer und zeitgenössischer Geschichte (Abb. 65, 66). Die steife Erscheinung der Patrizierin steht in krassem Kontrast zur anmutig bewegten Wassergießerin, von der eine isolierte Vorstudie erhalten ist, die Aufschluß über Ghirlandaios Zeichenstil mit einem Netzwerk paralleler Schraffuren gibt (Abb. 67). Kann der Gegensatz dieser beiden Frauen als Unterschied zwischen arbeitender Bevölkerung und der noblen Gesellschaft im damaligen Florenz verstanden werden?

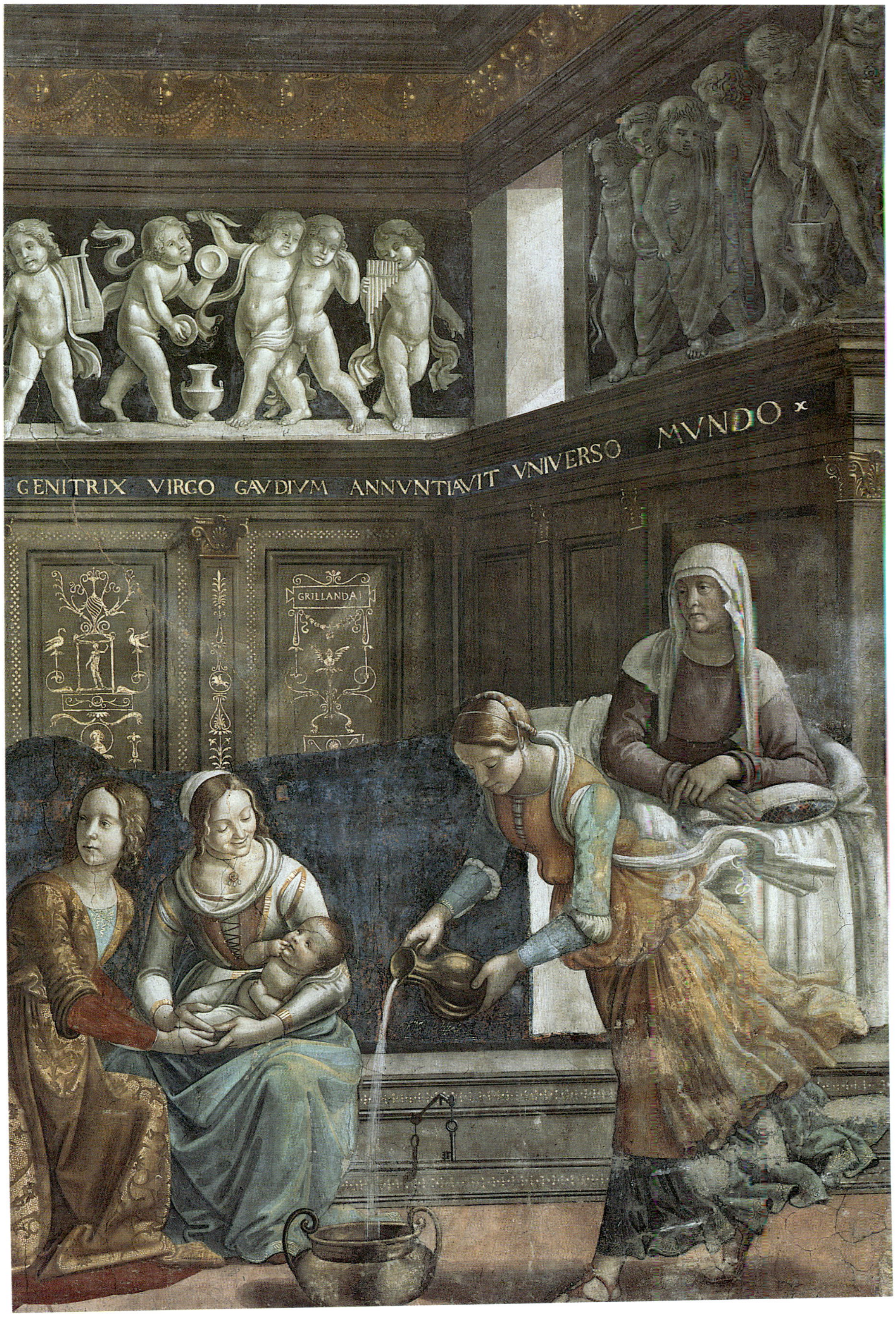

Springen wir an dieser Stelle zur gegenüberliegenden Wand. Wir finden dort eine weitere, ebenso gelungene Geburtsszene, die *Geburt Johannes des Täufers* (Abb. 68). Hier schafft Ghirlandaio ein weiteres Mal einen licht- und luftdurchfluteten Raum. Die Gemächer in den Palästen der dargestellten Stifter kann man sich ähnlich vorstellen. Der Maler arbeitet in diesem Bildfeld mit komplementären Farbkontrasten, indem er die rote Bettdecke gegen den grünen Wandvorhang setzt. Davor wiederum bringt eine in Rot und Grün gekleidete Dienerin Karaffen mit Wasser und Wein zur Erfrischung der Wöchnerin auf einem Tablett herbei. Die gold-orangenen Farben der Pilaster und Gebälke stehen in komplementärem Kontrast zum hellen Blau der alten Elisabeth und jener von rechts hereinkommenden jungen Dienerin (Abb. 69). Dadurch entsteht die bestechende Klarheit, die in Ghirlandaios Werken immer wieder begeistert.

Elisabeth und ihre Dienerin kontrastieren nicht nur in ihrem Alter, sondern auch in ihrer Austrahlung durch Ruhe und Bewegung. Heute erstaunt es, wie der strenge Bußprediger Savonarola Anstoß an jener großartigen Nebenfigur nehmen konnte. Sie korrespondiert mit der energisch ihre Arme reckenden Amme ganz links. Beide Figuren bilden den spannungsgeladenen Rahmen für die ruhige Szene zwischen ihnen.

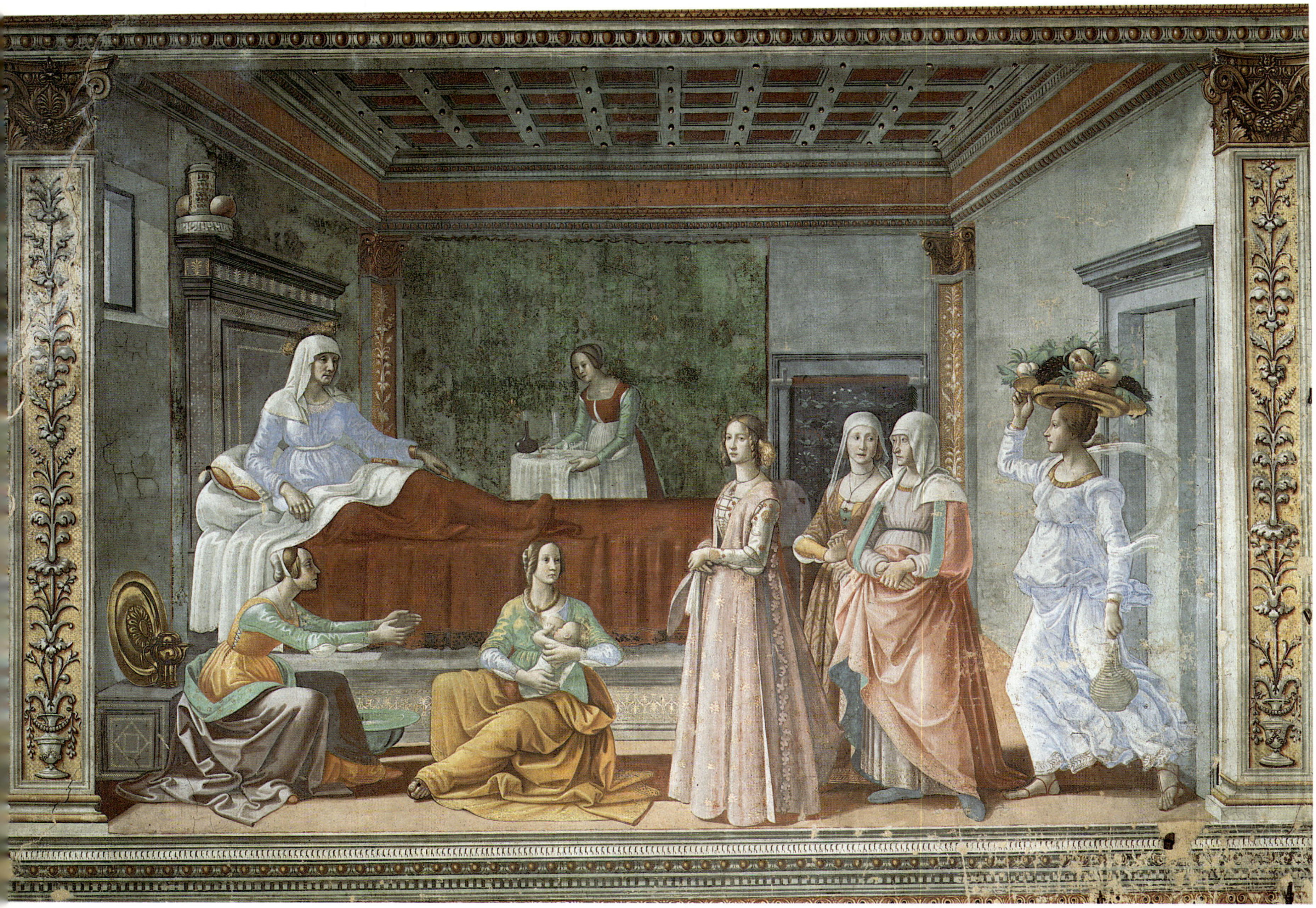

68 *Geburt Johannes des Täufers*, 1486–1490
Fresko
Cappella Tornabuoni, S. Maria Novella, Florenz

Wie bei der Mariengeburt steht auch hier das Wochenbett an einer durchfensterten Wand in einem etwas weniger prächtigen, doch ebenso zeitgenössischen Wohnraum, der die Atmosphäre eines vornehmen florentinischen Hauses spiegelt. Vergleichbar mit Anna liegt Elisabeth halb aufgerichtet im Bett, doch hält sie in ihrer Linken ein kleines Buch, wohl ein Gebetbuch.

Die Berliner Gemäldegalerie besitzt ein Bild von 1489 mit Judith und ihrer Magd (Inv. Nr. 21), das abwechselnd Ghirlandaios Bruder Davide und seinem Schwager Mainardi zugeschrieben wird. Die dortige Magd ist eine spiegelverkehrte Wiederholung der Früchtetragenden, nur daß sie anstelle des Obstes das abgeschlagene Haupt des Holofernes trägt. Diese Wiederverwendung in anderem Zusammenhang deutet auf eine besonders gute Komposition hin.

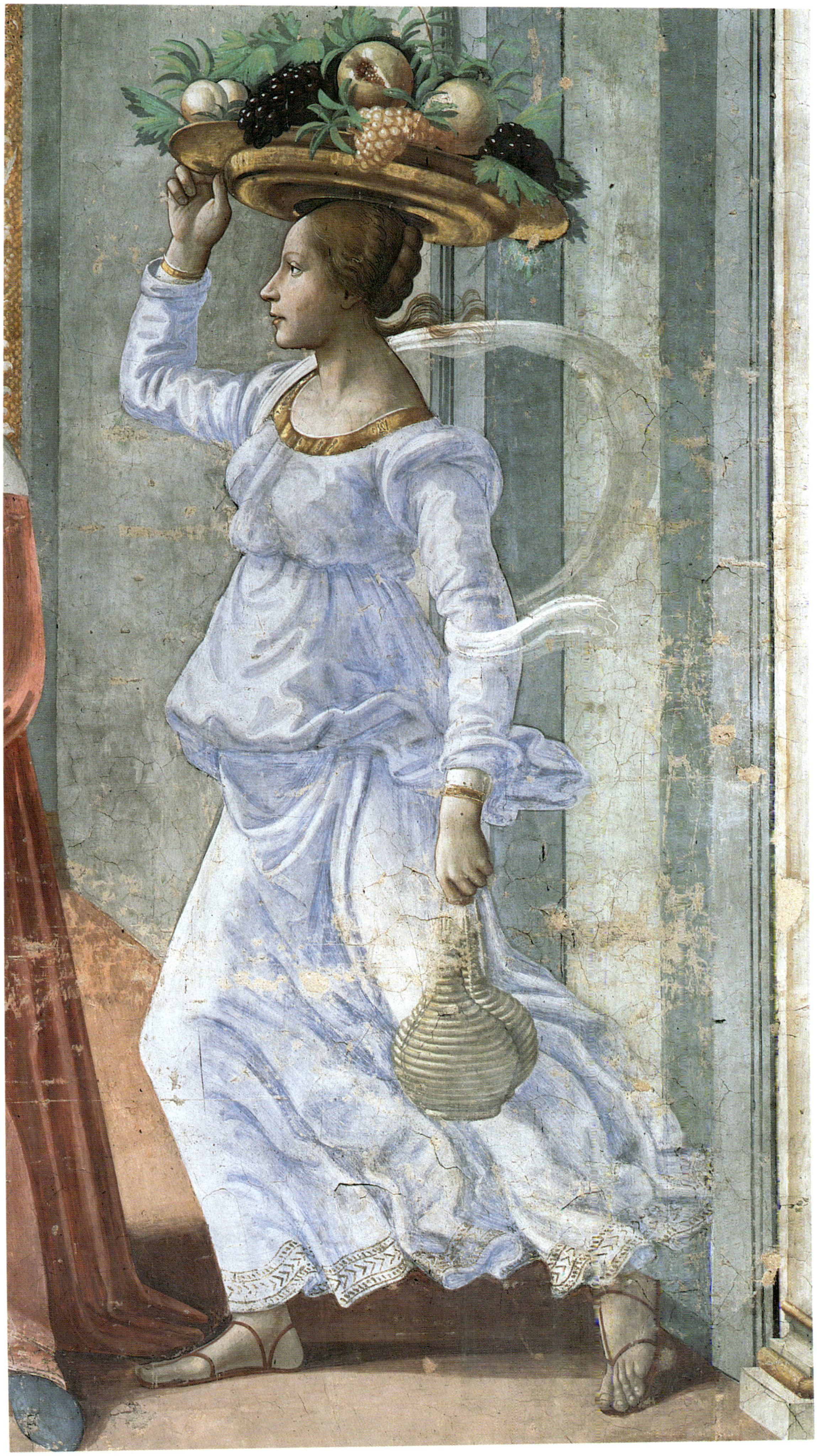

69 *Geburt Johannes des Täufers* (Detail Abb. 68)

Eine flinke Dienerin trägt auf ihrem Kopf eine große Obstschale und in der Hand eine Weinflasche eilig herbei, damit sich die von der Geburt erschöpfte Elisabeth daran stärken kann. In der übervollen Schale sind köstliche Früchte stillebenartig arrangiert. Durch die rasche Bewegung flattert das Haar der Dienerin und das antikische, doppelt gegürtete Gewand. Der schwungvolle Bogen des Schleiers unterstreicht die frische Bewegtheit.

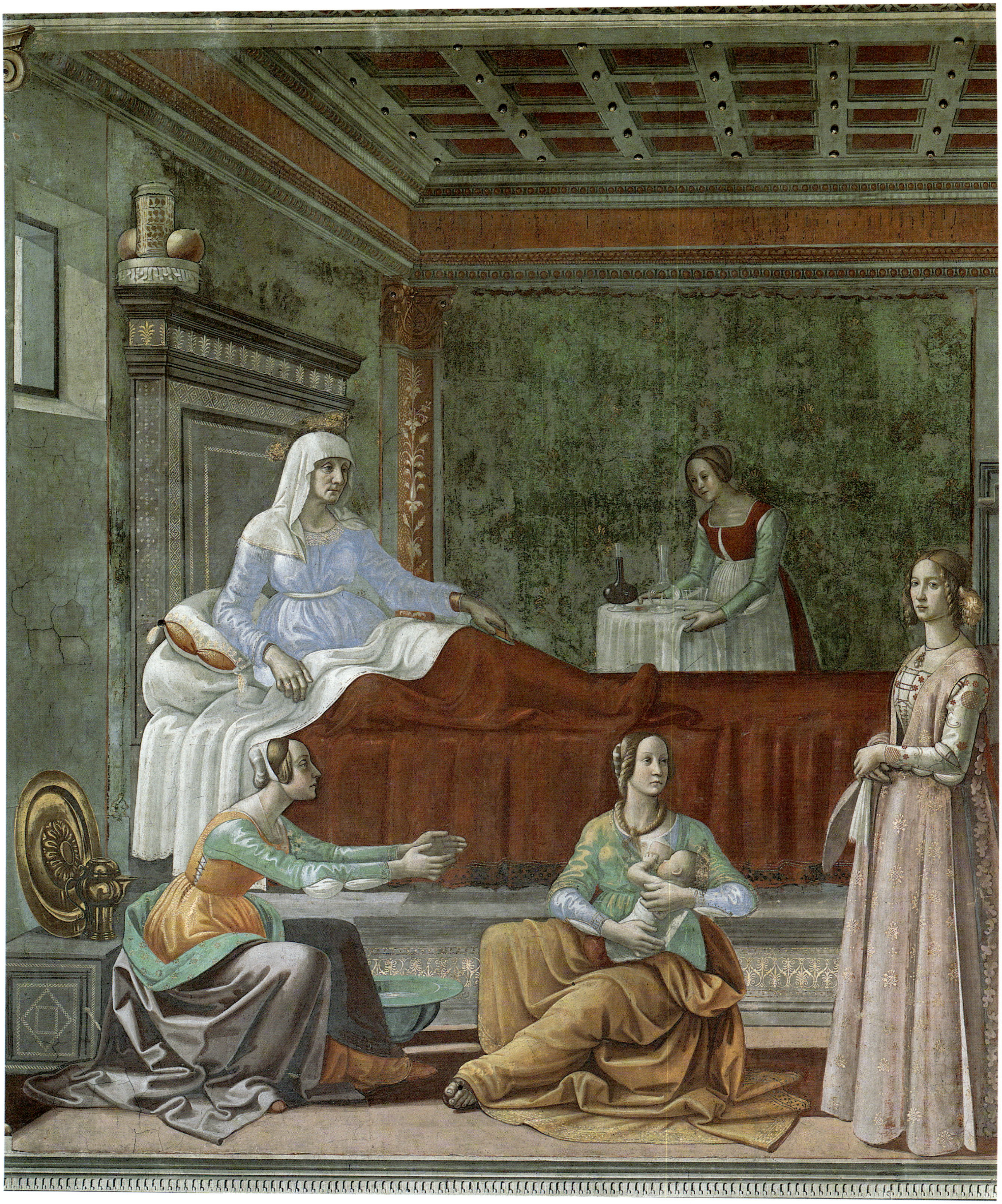

Im Fresko mit der *Geburt Johannes des Täufers* bekommt Elisabeth – wie Anna auf der gegenüberliegenden Wand – Besuch von Vertreterinnen der Stifterfamilie (Abb. 70, 71). Zu identifizieren ist nur die als sehr tugendhaft bekannte Dichterin Lucrezia Tornabuoni. Sie war die Mutter Lorenzo de' Medicis und Freundin der in der Sassetti-Kapelle zusammen mit ihrem mächtigen Sohn porträtierten Humanisten Agnolo Poliziano und Luigi Pulci.

Eigentlich verweist in dieser Szene nichts mehr darauf, daß es sich um eine Darstellung der Heilsgeschichte handelt, lediglich der stark verwitterte Heiligenschein der Elisabeth deutet darauf hin. Mit dieser Genreszene hat Ghirlandaio seine schöne Mariengeburt selber übertroffen. Außer dem großartigen Fruchtkorb fügte er noch zwei weitere Stilleben ein, um das Zimmer wohnlicher und realistischer zu gestalten: Ganz links sind zwei Requisiten arrangiert – Messingkrug und Schale, die wir bereits aus dem Abendmahlsfresko in der Kirche Ognissanti und aus der Sterbeszene in der Fina-Kapelle kennen. Auf der Rückenlehne des Bettes ist neben dem Fenster ein in sich symmetrisches Arrangement mit einer Schachtel, zwei Granatäpfeln und einer Vase gegeben, das an die Studierstube des *Hl. Hieronymus* ebenso wie an die Fresken der Fina-Kapelle erinnert. All diese Dinge lassen erneut an die Malerei der Niederlande denken, in der zu dieser Zeit profane genrehafte Details als Beiwerk bereits verbreitet waren. Die Miniatur mit der *Geburt Johannes des Täufers* im Turin-Mailänder-Stundenbuch muß als das herausragende Beispiel hierfür genannt werden. Die feine Arbeit kann mit großer Wahrscheinlichkeit als Werk Jan van Eycks gelten, ihre Datierung ist aber ebenso umstritten wie die Zuschreibung.

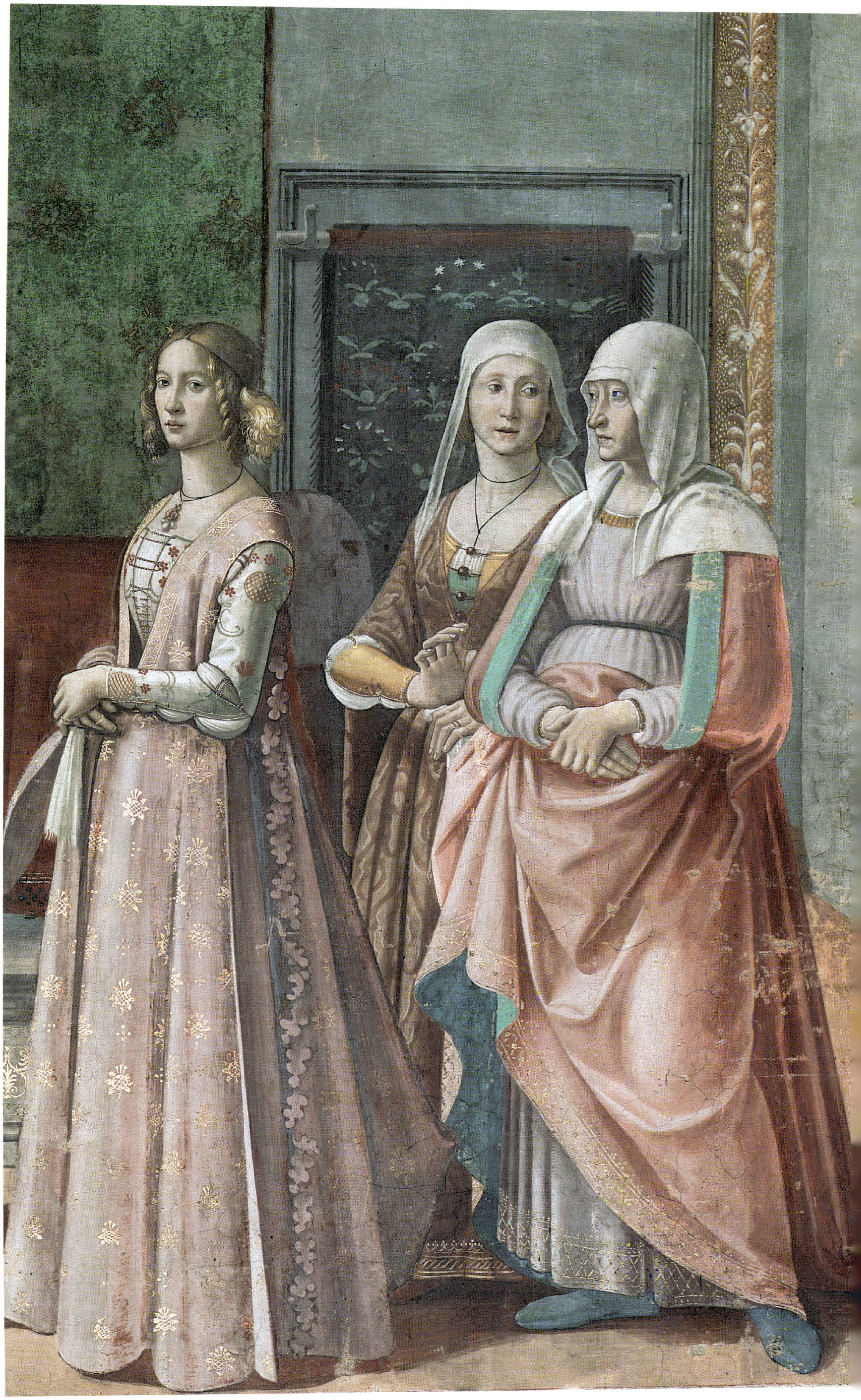

70 *Geburt Johannes des Täufers* (Detail Abb. 68)

Der kleine Johannes wird von einer jungen Amme im Vordergrund gestillt, während eine Dienerin bereits energisch die Arme nach ihm ausstreckt, um den Neugeborenen in einer grünen Schale zu baden. Dahinter zeigt der Maler deutlich, wie die Mutter unter der Bettdecke liegt. Ihr Lager zeigt, wie noch heute in Italien die Betten gemacht werden – weißes Leinen unter einer Wolldecke wird am Kopfende umgeschlagen.

71 *Geburt Johannes des Täufers* (Detail Abb. 68)

Hier schaut uns eine nicht mehr mit Namen bekannte Schönheit aus dem Umkreis der Stifter an. Sie hält ein Tüchlein in ihren vornehm vor dem Bauch verschränkten Händen und ist in zartes Rosa gekleidet, das auf ihren Wangen als Hauch wiederkehrt. Zwei Frauen mit weißer Kopfbedeckung begleiten sie; die ältere ist vermutlich die Schwester des Stifters, Lucrezia Tornabuoni, die bereits vor Entstehung des Bildes verstorben war.

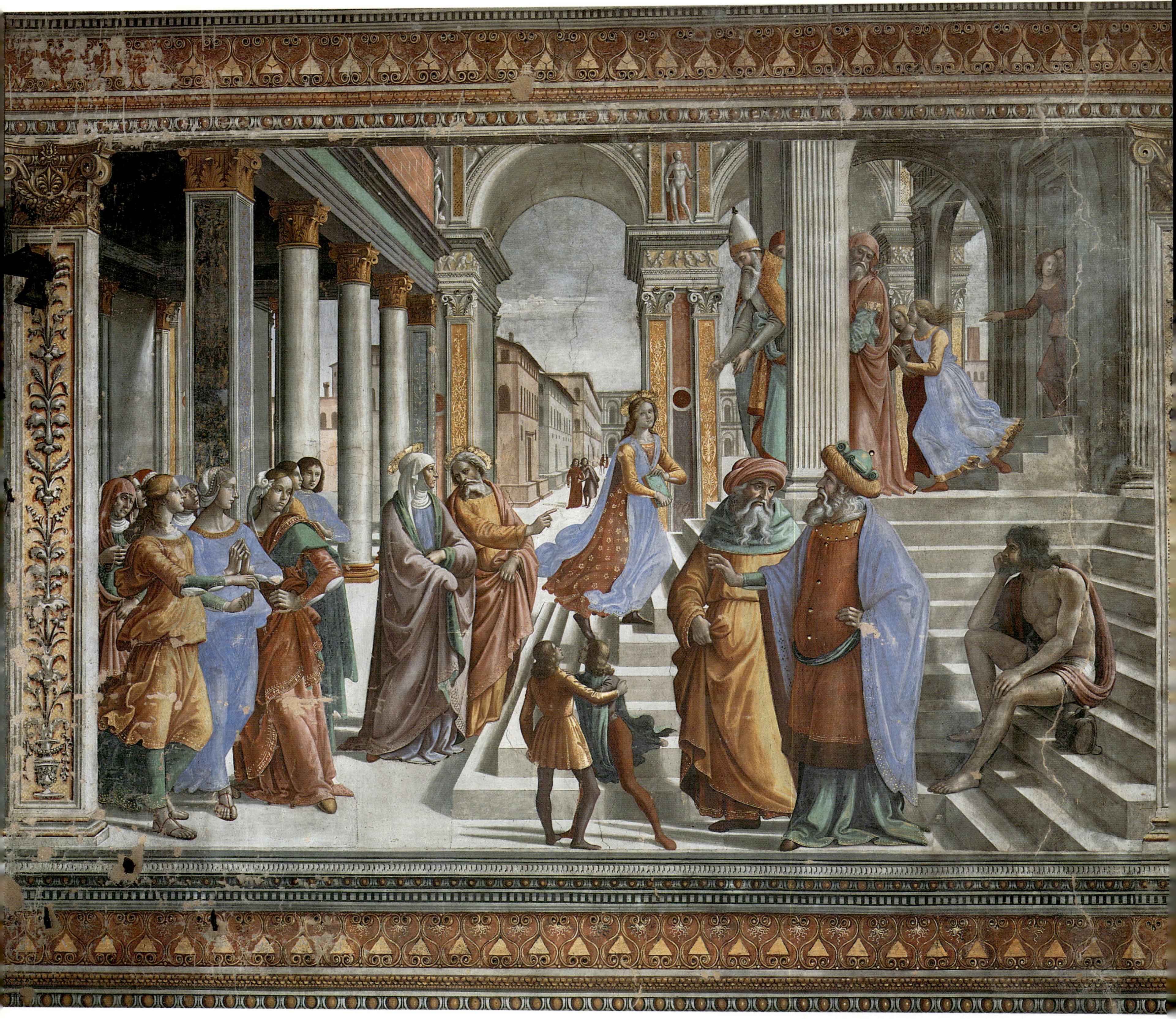

72 *Tempelgang Marias*, 1486–1490
Fresko
Cappella Tornabuoni, S. Maria Novella, Florenz

In der Mitte des Bildes eilt Maria als Mädchen mit einem Buch die Treppen zum Tempel hinauf, wo sie der ehrwürdige Hohepriester mit ausgestreckten Armen empfängt. Ihre alten Eltern hatten sie bis zu den Treppen begleitet und bleiben nun zurück. Viele alte und junge Zeugen sind zugegen.

73 *Tempeigang Marias* (Detail Abb. 72)

Die Gruppe der drei jungen Frauen links ist dem Künstler besser gelungen als das Hauptereignis. In ihnen demonstriert er verschiedene Körper- und Handhaltungen. Vielleicht ließ sich der Maler von Reliefs antiker Tänzerinnen inspirieren. Die antikische Bekleidung der Frauen spiegelt den Farbklang der Gewandung Marias und wiederholt die Farben Gelb, Blau, Rot und Grün der Gewänder der alten Männer auf der rechten Seite.

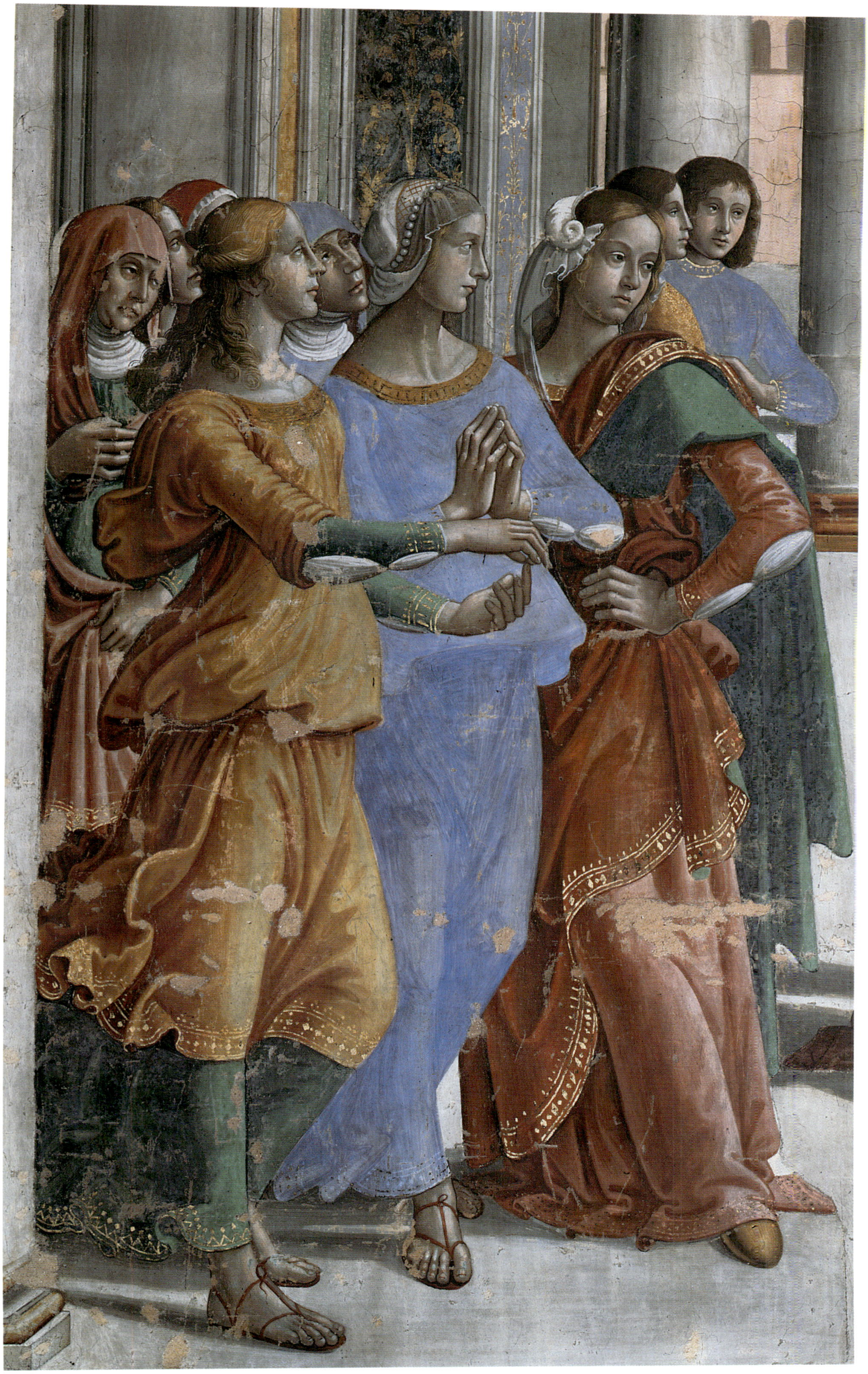

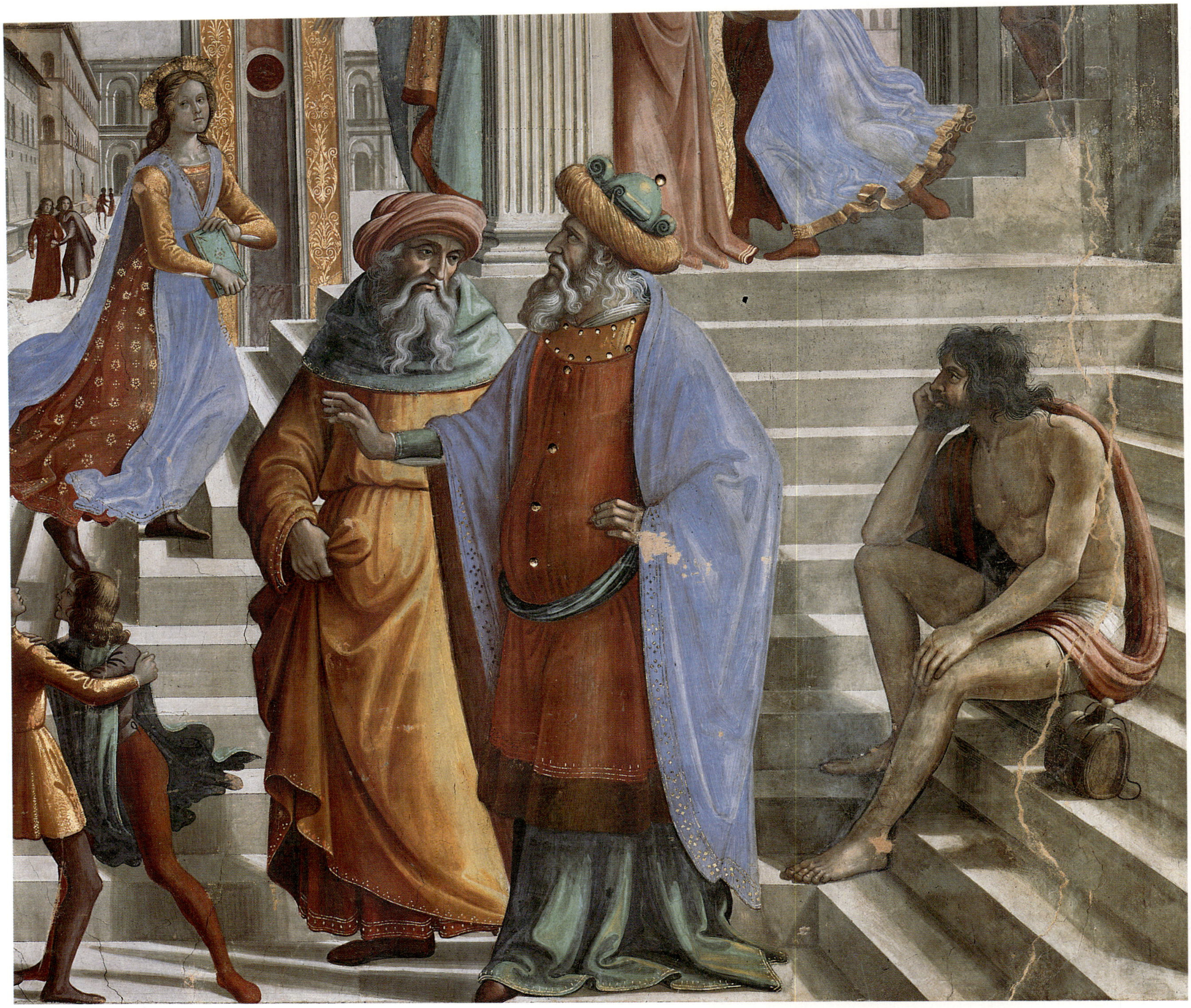

75 *Tempelgang Marias* (Detail Abb. 72)

Die beiden Alten und die halbnackte Sitzfigur rechts dienen Ghirlandaio als Lückenfüller für eine Leerstelle in der Komposition. Doch er nutzte diesen Schwachpunkt aus, um dem Betrachter einen gelungenen männlichen Akt zu präsentieren, der mit der eigentlichen Handlung nichts zu tun hat. Die Holzflasche auf der elegant beleuchteten Treppe taucht in zwei Tafelbildern des Künstlers mit der Anbetung des Christkindes wieder auf.

Doch zurück zum Marienzyklus der linken Wand. In der zweiten »Etage« werden Marias Tempelgang und ihre Vermählung in zwei Bildfeldern nebeneinander illustriert. Der *Tempelgang Marias* wird durch die komplizierte Architektur mit vielteiligen Einzelheiten leicht verunklärt (Abb. 72, 73, 74), weshalb die Komposition unübersichtlich wirkt.

Dagegen weist das andere Bild mit der *Vermählung Marias* eine völlig symmetrische Architektur auf, die einen quadratischen Raum mit drei Tonnengewölben an jeder Seite umfaßt (Abb. 75). Obwohl die Architektur nachvollziehbar im Bild konstruiert ist, wird dennoch die eigentliche Handlung nicht in sie integriert. Es wirkt, als seien Architektur und Figuren getrennt voneinander entstanden.

Mit dieser Überlegung stimmt eine Vorstudie überein, in der die Architektur noch gar nicht angelegt ist (Abb. 76). Die Architektur wirkt wie von oben hineingehängt, ohne wirklich von den Figuren bevölkert zu werden. Die bemerkenswertesten Gestalten befinden sich wieder außerhalb der Hauptgruppe an den Rändern des Bildfeldes (Abb. 77, 78), wobei man meint, an den Frauengestalten links am ehesten Ghirlandaios Hand auszumachen.

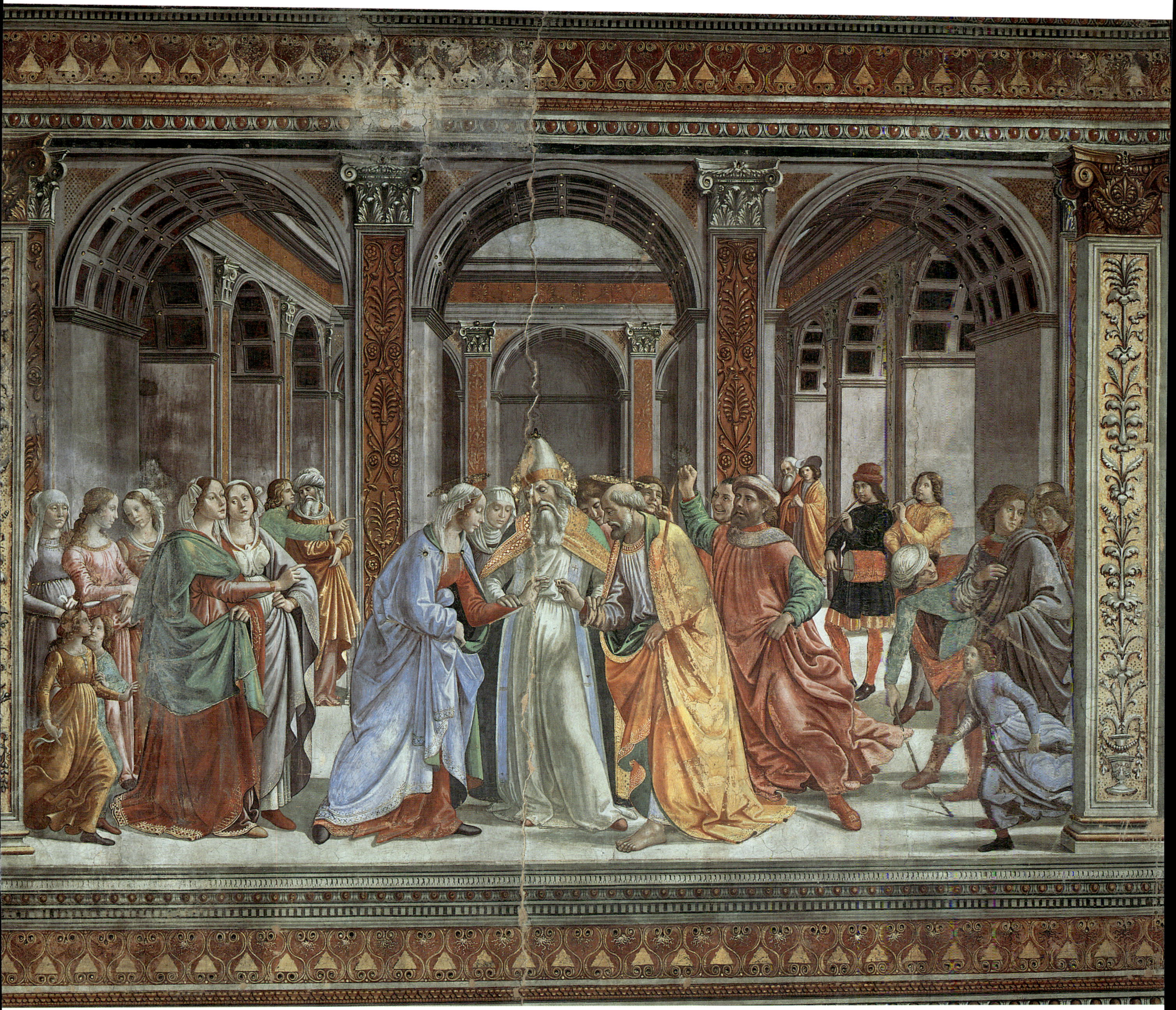

75 *Vermählung Marias*, 1486–1490
Fresko
Cappella Tornabuoni, S. Maria Novella, Florenz

Der altehrwürdige Hohepriester, von demselben Typ wie in den Szenen zuvor, führt das Brautpaar zusammen. Joseph ist im Begriff, seiner jungen Braut den Ehering an den Finger zu stecken. Der Bildaufbau ist auf diesen heiligen Akt hin konzentriert: er vollzieht sich in der Bildmitte und wird von den zentralen Rundbögen überhöht und darüber hinaus von den Pilastern im Vorder- und Hintergrund hervorgehoben.

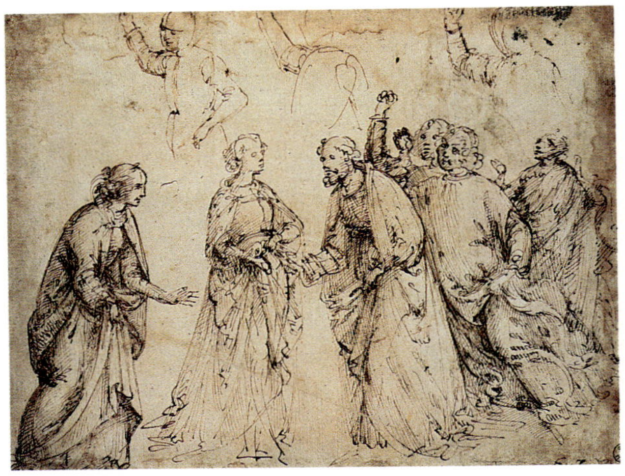

76 Zeichnung zur *Vermählung Marias*, um 1486
Feder auf Papier, 26 x 17 cm
Gabinetto dei Disegni e delle Stampe, Disegno 292 E,
Galleria degli Uffizi, Florenz

In dieser Vorstudie zum Fresko der *Vermählung Marias* ist der Hohepriester noch nicht gezeichnet. Es scheint, als habe Ghirlandaio Maria in zwei verschiedenen Haltungen erprobt und sich dann für die zweite Fassung links entschieden. Die männliche Figur mit erhobener Faust wurde ebenfalls mehrfach auf dem Blatt studiert.

77 *Vermählung Marias* (Detail Abb. 75)

Vornehmlich weibliche Zuschauer der Zeremonie stehen auf der linken Seite und diskutieren das Ereignis. Sie weisen sich gegenseitig auf das Geschehen hin. Von links betreten zwei spielende Mädchen im Laufschritt das Bildfeld und finden ihr bewegtes Pendant im blau gekleideten Jungen rechts. Seine Farbe korrespondiert mit derjenigen Marias, die Farbe der Mädchen mit der Josephs. So gestaltet Ghirlandaio seine Kompositionen symmetrisch gerahmt und farblich gegliedert.

78 (rechts) *Vermählung Marias* (Detail Abb. 75)

Die Männer, deren Stöcke nicht wie jener des Joseph erblühten, zerbrechen vor Wut die ihren und schwingen die Fäuste. Sie sind enttäuscht, daß ausgerechnet der alte Joseph statt ihrer auserwählt wurde, die Jungfrau zu heiraten. Eine andere Stimmung erzeugen die lachenden Gesichter hinter dem Bräutigam sowie die Musikanten mit ihren Trommeln und Pfeifen, die im Hintergrund zum Fest aufspielen.

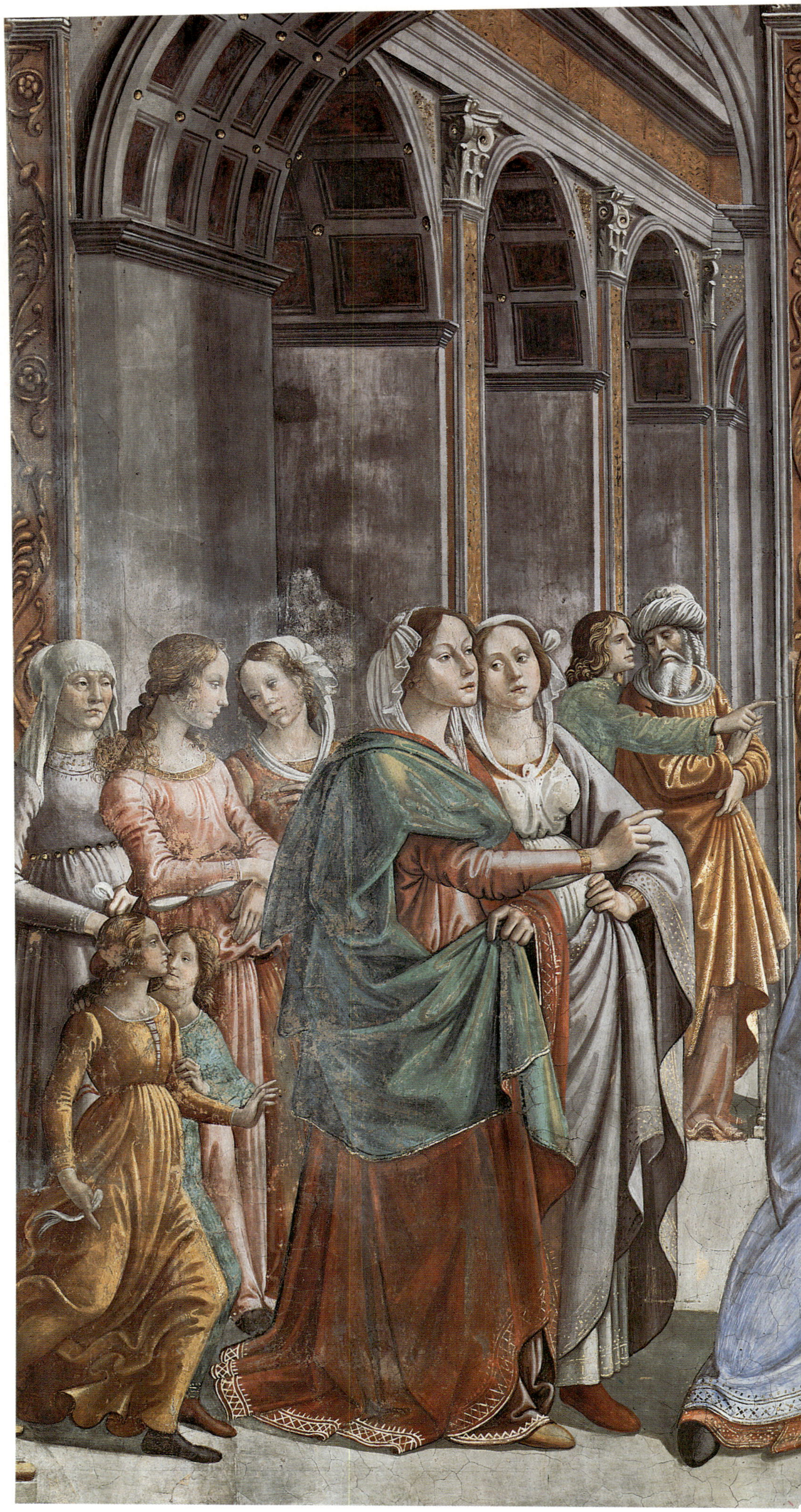

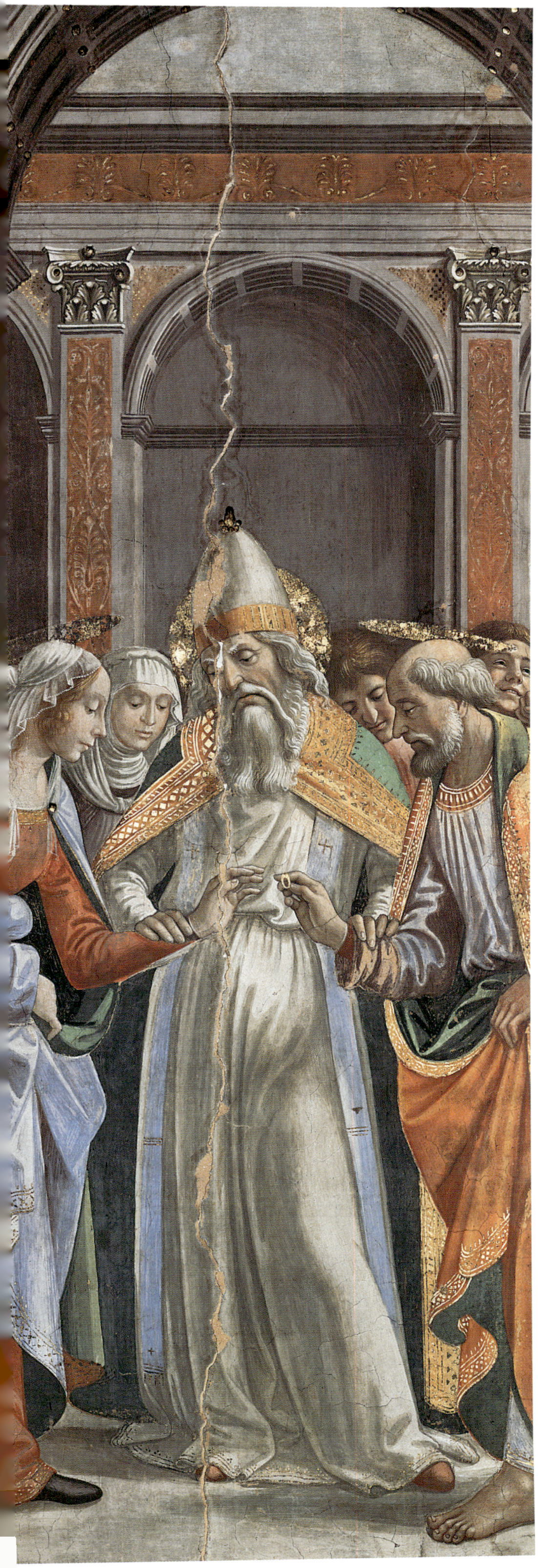
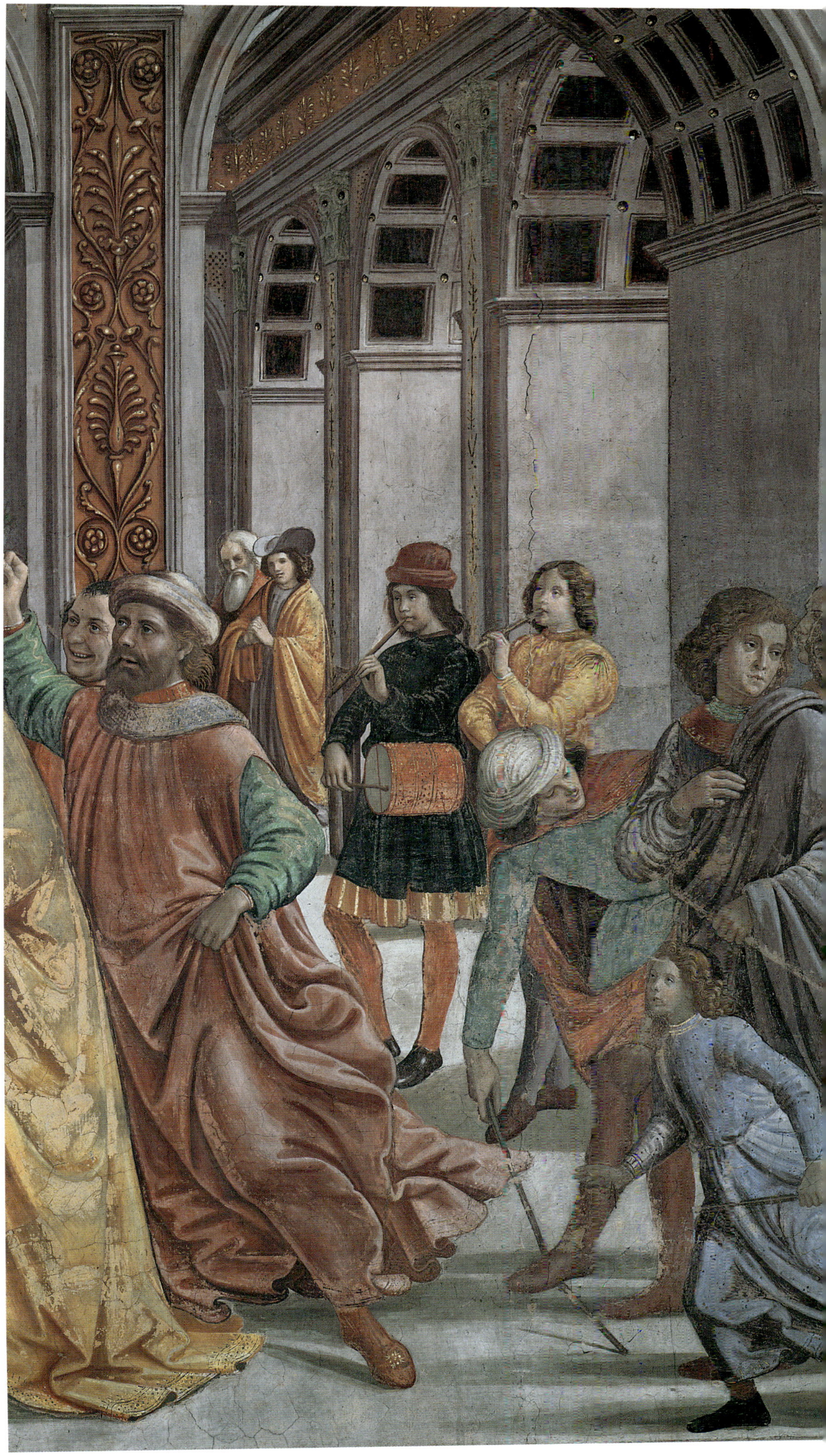

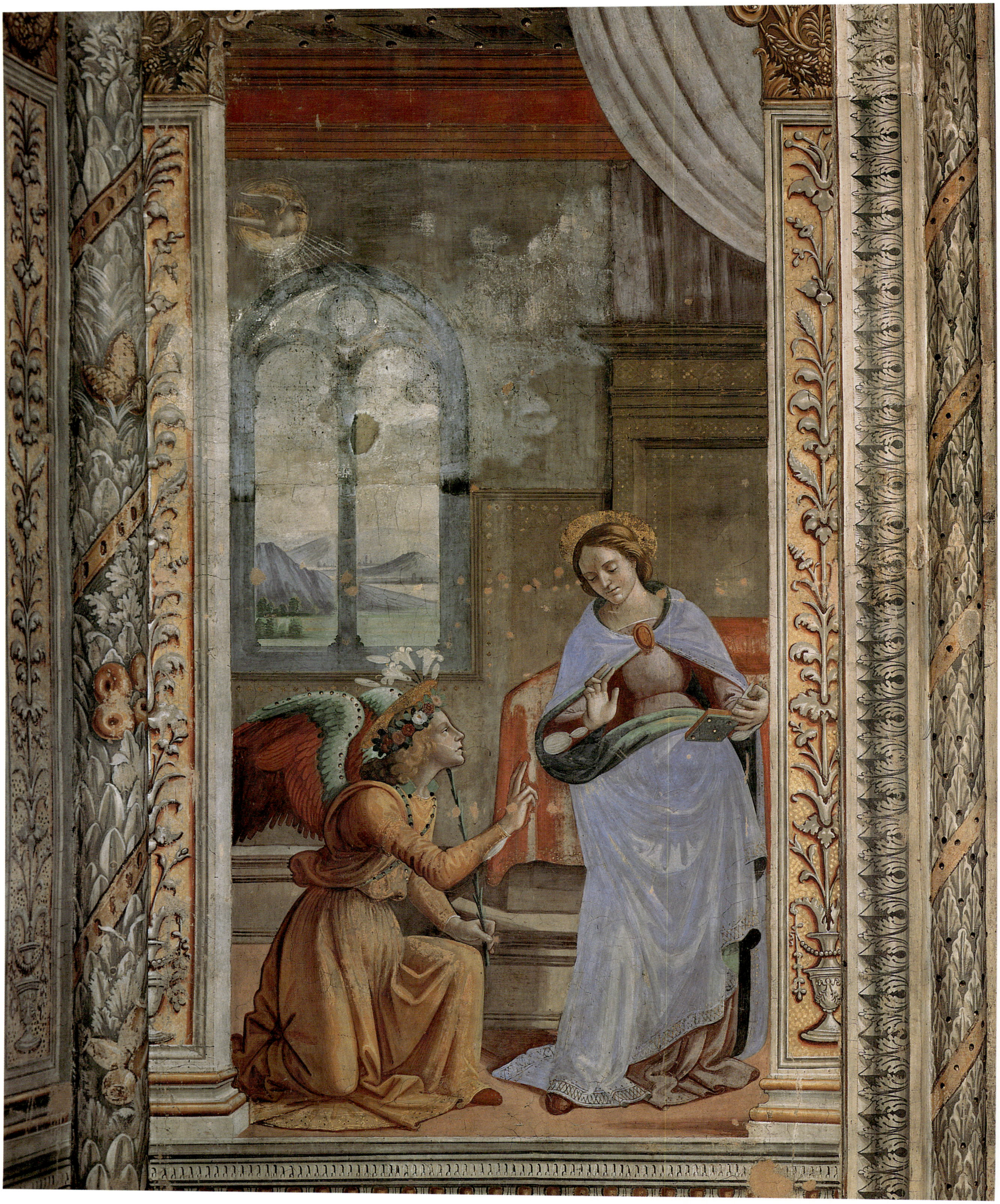

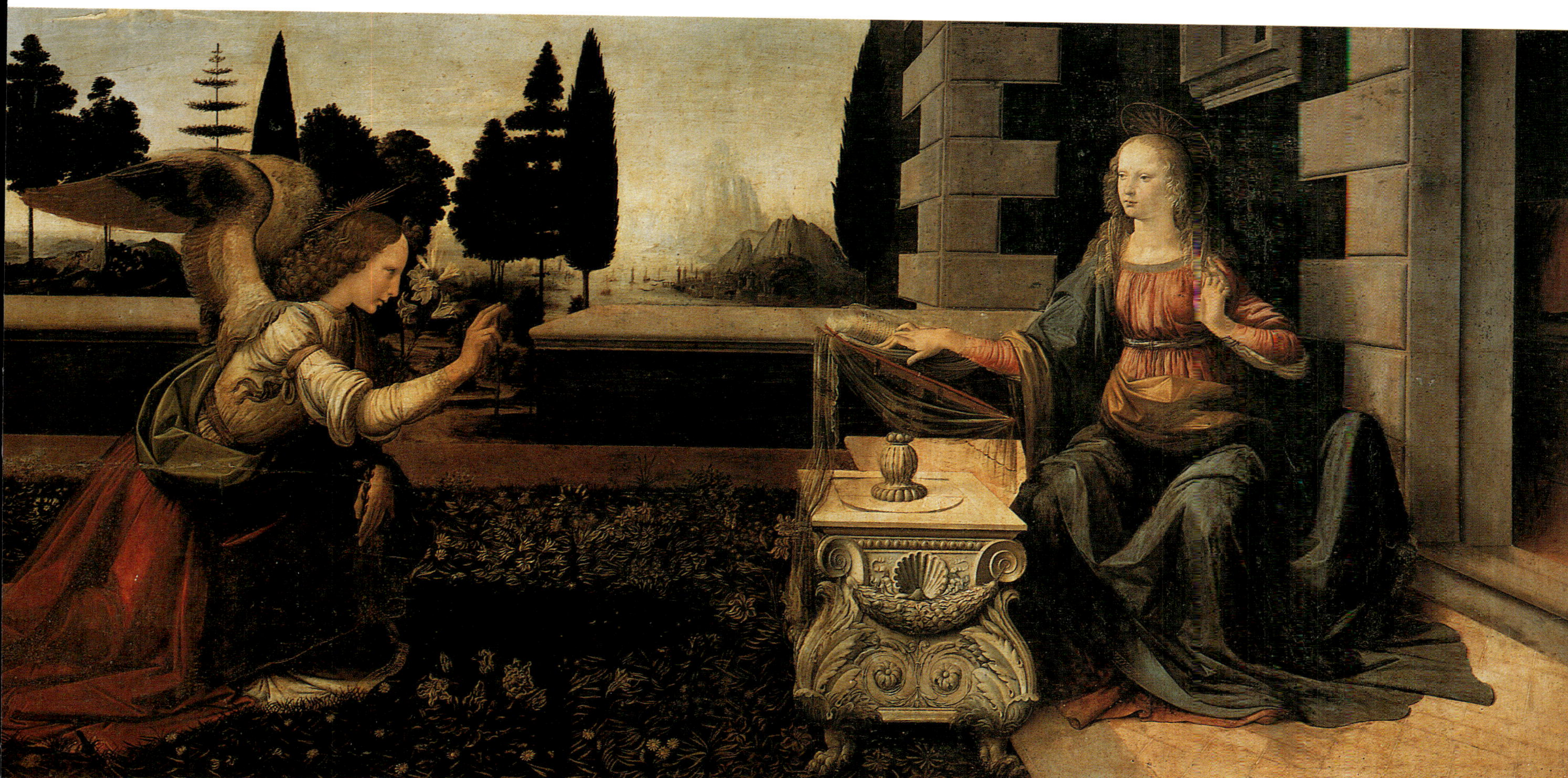

80 (oben) Leonardo da Vinci
Verkündigung, um 1472–1475
Holz, 98 x 217
Galleria degli Uffizi, Florenz

Dieses Werk war lange fälschlich Ghirlandaio zugeschrieben worden. Die Haltung des Verkündigungsengels hat unser Maler in der Tornabuoni-Kapelle übernommen. Des weiteren inspirierte ihn die Form des Lesepultes für den Altar in der Verkündigung an Zacharias ebenda. Leonardos Raumkonzeption wurde auch in anderen Werken der Ghirlandaio-Werkstatt nachgeahmt.

Auf gleicher Höhe über die Wandecke der Kapelle hinweg schließt sich an der Kapellenrückwand neben dem gotischen Fenster das schmale Fresko der *Verkündigung* an (Abb. 79). Der Maler verlegt auch diese biblische Szene in die Toskana und in seine eigene Zeit. Die Renaissanceform des gemalten Fensters mit einem Landschaftsausblick konnte Ghirlandaio an vielen Florentiner Palästen finden, wo sie noch heute – etwa an denen der Familien Medici, Rucellai oder Strozzi – zu sehen ist. Der Engel geht auf die *Verkündigung* des jungen Leonardo da Vinci von 1472–1475 zurück, die man in den Uffizien bewundern kann (Abb. 80).

Verschiedene Autoren wie Morelli, Cavalcaselli, Heydenreich oder Calvi haben als Urheber dieses Tafelbildes Ghirlandaio oder dessen Sohn Ridolfo, aber auch Verocchio, Credi und andere vorgeschlagen, da sie die »Mängel« des Gemäldes für unvereinbar mit Leonardos Talent hielten. Sie kritisierten das herkömmliche Kompositionsschema mit den beiden Hauptfiguren links und rechts im Vordergrund, sowie die etwas unsichere Haltung der Jungfrau mit traditionell reichem Faltenwurf des Gewandes. Auch die Kälte ihres schönen Gesichtes und die allzu genau gezeichnete wilde Locke über der Stirn des Engels mochte man nicht als Leonardos Stil erkennen.

Tatsächlich ist die wundervolle Landschaft mit ihren Hinweisen auf die Anwesenheit von Menschen – Boote und eine Hafenstadt sind zu sehen – für Leonardo ungewöhnlich. Doch zwei erhaltene Zeichnungen von Leonardo unterstützen die erstmals von Liphart (1869) erkannte Autorenschaft Leonardo da Vincis: In Oxford finden wir eine Studie zum rechten Ärmel des Engels und im Louvre eine zweite zu dem Mantel der Jungfrau.

Im Gegensatz zu Leonardos Querformat richtet Ghirlandaio im vorgegebenen Hochformat des Freskos seine Jungfrau zwar ebenso frontal zum Betrachter, aber aufrecht stehend aus. Sie erinnert deshalb eher an das schöne Bild gleichen Themas von Lorenzo di Credi in den Uffizien, der mit Leonardo und Ghirlandaio bei Verocchio gelernt hat.

79 (links) *Verkündigung*, 1486–1490
Fresko
Cappella Tornabuoni, S. Maria Novella, Florenz

Von links ist der Verkündigungsengel Gabriel in das Schlafgemach der Jungfrau eingetreten und kniet mit einem Segensgruß vor Maria nieder. Diese steht mit einem Gebetbuch in der Hand vor ihrem Bett und weicht zaghaft, mit der rechten Hand abwehrend, zurück. Doch gleichzeitig wendet sie sich demütig dem Engel zu, um die Botschaft zu empfangen. Die Taube des Heiligen Geistes schwebt über dem Fenster herab.

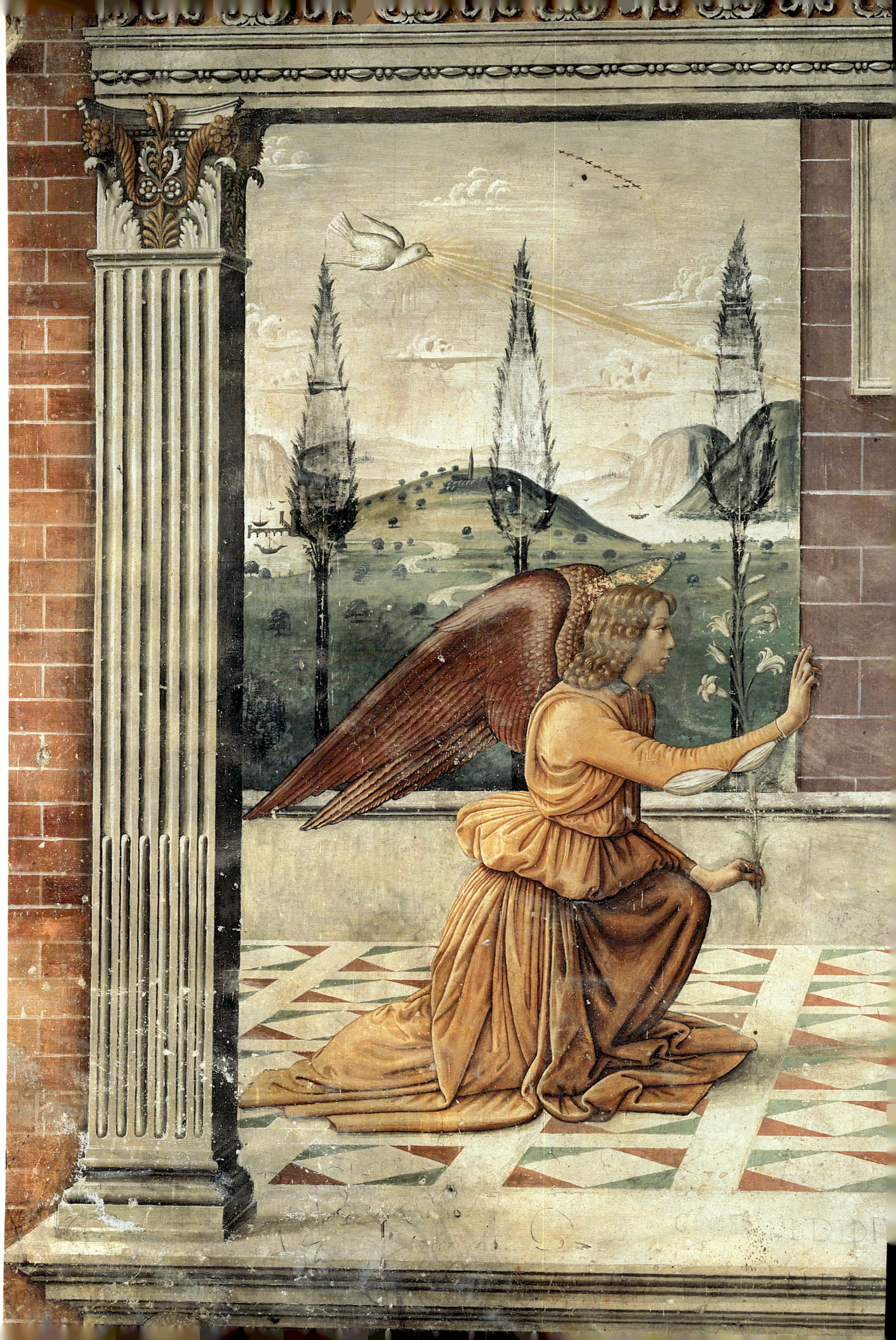

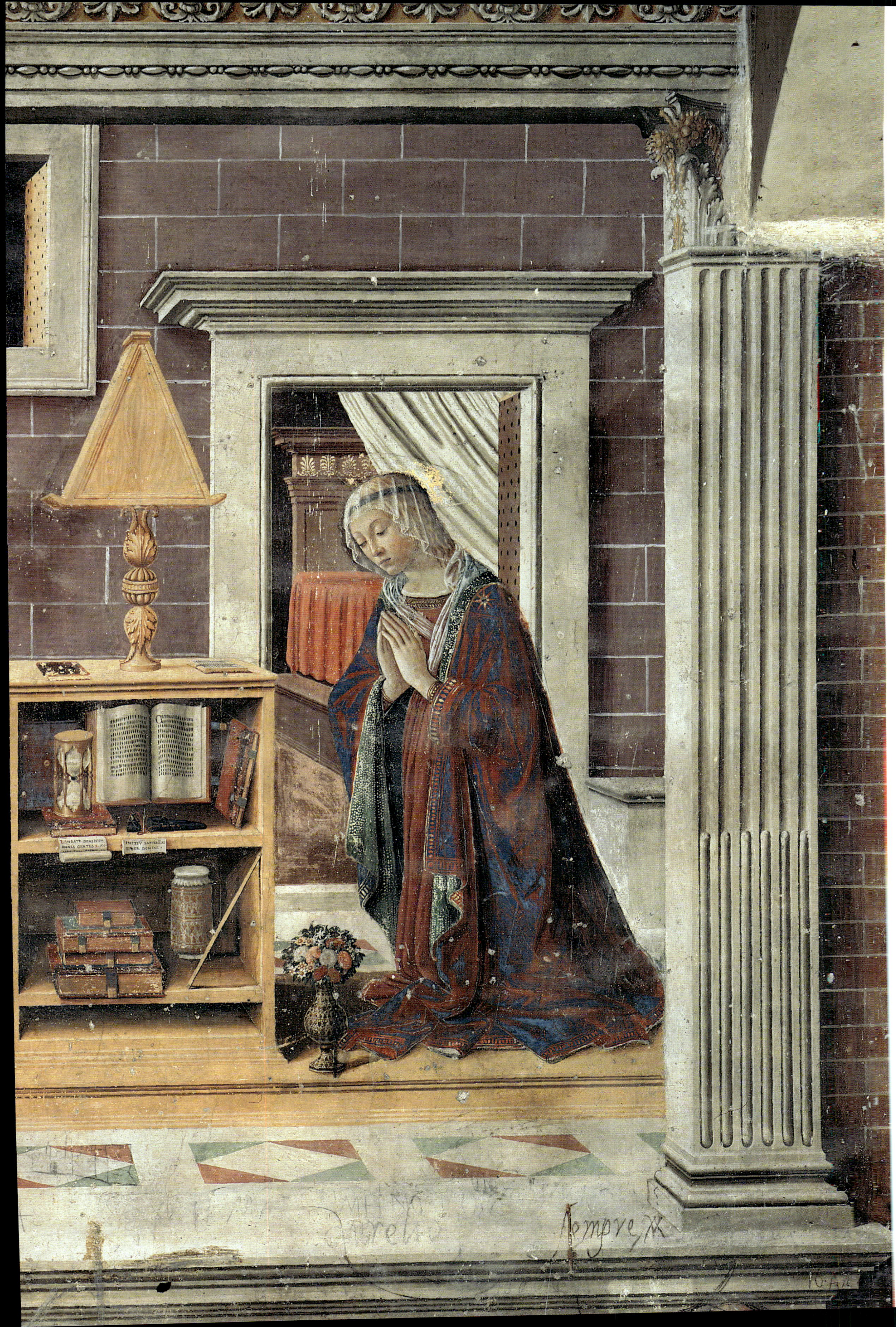

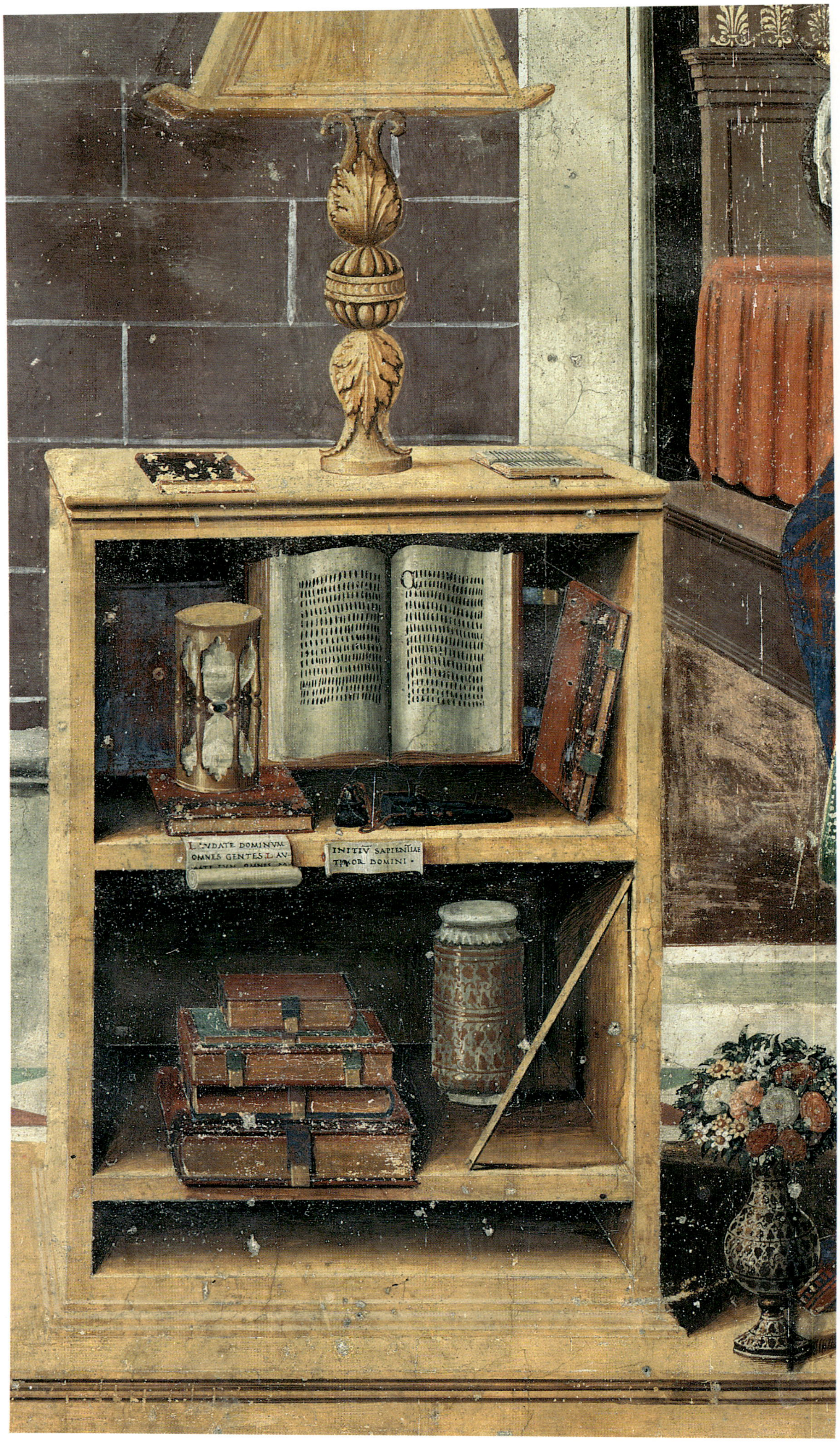

81 (vorhergehende Seiten)
Sebastiano Mainardi zugeschrieben
Verkündigung, um 1482
Fresko
Loggia del Comune, Collegiata, San Gimignano

Die Komposition verzichtet auf das großartige Raumeckmotiv aus Leonardos Bild der Uffizien. Die Tür mit dem Blick in das Schlafgemach der Muttergottes wurde entgegen dem Vorbild hinter ihr plaziert. Statt auf einer blumigen Wiese kniet der Engel nun auf harten Kacheln. Die Landschaft Leonardos wird nur schematisch wiederholt.

82 *Verkündigung* (Detail Abb. 81)

Das Lesepult der Madonna erinnert an Ghirlandaios Stillleben im Fresko des Hl. Hieronymus. Hier ist deutlich der Einfluß altniederländischer Tafelbilder zu erkennen. Dieses Ensemble genau wiedergegebener Bücher, Zettel, einer Sanduhr, einem Gefäß und einer Blumenvase muß den Vergleich mit Leonardos antikisch beeinflußtem Lesepult im Verkündigungsbild der Uffizien nicht scheuen.

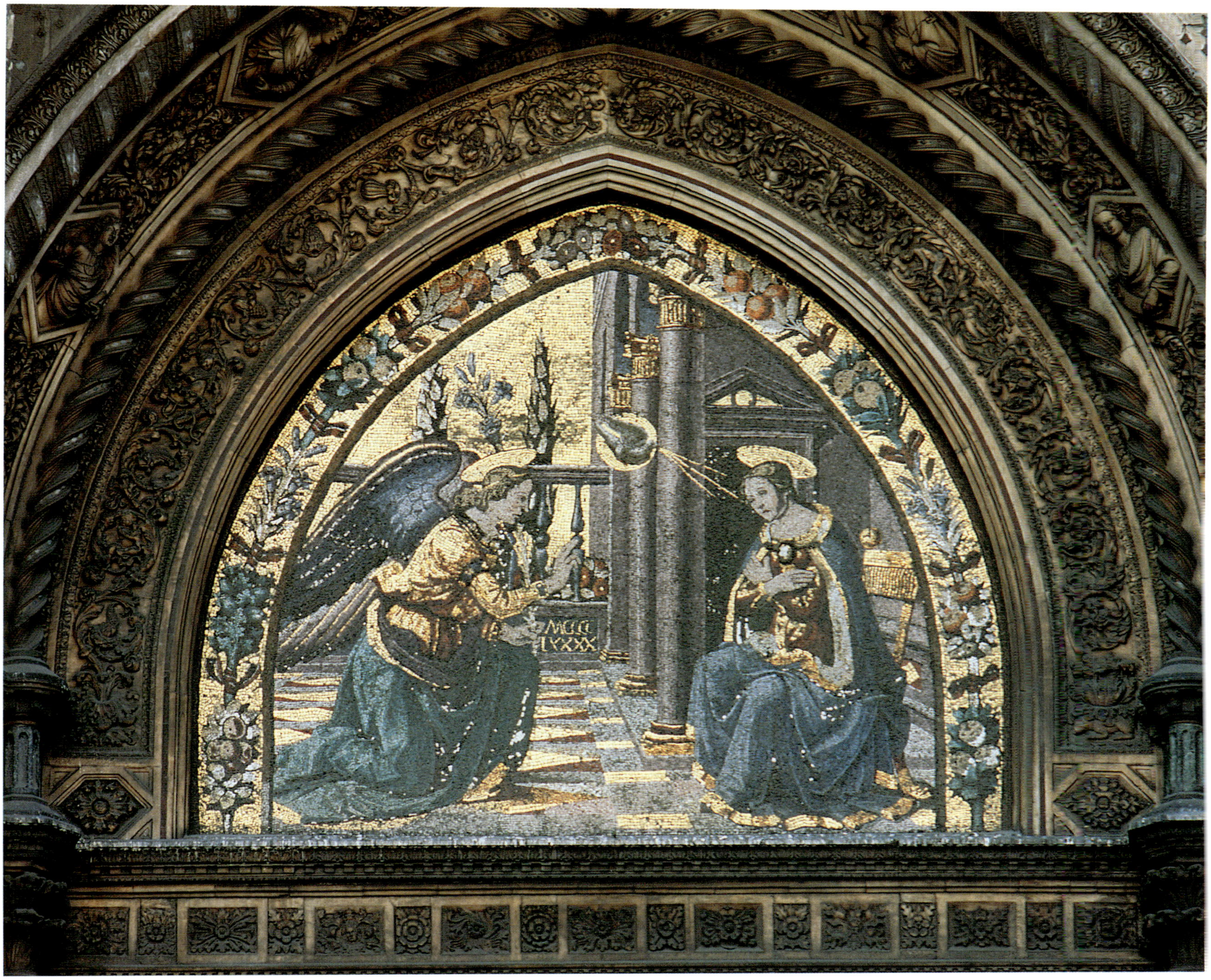

Zwei weitere Verkündigungsbilder aus Ghirlandaios Werkstatt zeigen noch deutlichere Bezüge zu Leonardo: Nach den Entwürfen seines Schwagers freskierte wahrscheinlich Sebastiano Mainardi um 1482 in seiner Heimatstadt San Gimignano eine *Verkündigung*, die weitgehend als schlechte Nachahmung von Leonardos Tafel anzusprechen ist (Abb. 81). Allein das Lesepult mit den an flämische Stilleben erinnernden Details zeigt größere Eigenständigkeit (Abb. 82).

Die andere *Verkündigung* schuf Ghirlandaio 1489–1490 in alter Mosaiktechnik, wie er sie bei Alessio Baldovinetti erlernt hatte (Abb. 83) und auch bei einigen Restaurierungsarbeiten an älteren Mosaiken einsetzen konnte. Auf das Lesepult wird in dieser mosaizierten Verkündigungsszene gänzlich verzichtet und besonders in der Raumsituation – ein Gebäude links hinter Maria und Landschaftsausblick über eine Mauer hinweg auf der anderen Seite – wirkt Leonardos Darstellung nach.

83 *Verkündigung*, 1489–1490
Mosaik
Porta della Mandorla, Duomo S. Maria del Fiore, Florenz

Über der sogenannten Mandelpforte am Florentiner Dom hat sich eines der Mosaiken Ghirlandaios erhalten, das wahrscheinlich vor allem sein Bruder Davide ausführte. Zu dieser Verkündigung bemerkt Vasari, sie sei »so schön in Mosaik gearbeitet, daß von neueren Meistern nichts Besseres in dieser Art gemacht worden ist. Dieser Künstler (Ghirlandaio) pflegte zu sagen, Malerei sei Zeichnung, Mosaik aber die wahre Malerei für die Ewigkeit.«

Der Verkündigsszene folgen zwei Darstellungen nebeneinander, deren Thema Ghirlandaio etwa zur selben Zeit auch auf dem Altarbild für das Ospedale degli Innocenti in eine gemeinsame Tafel integrierte. Die *Anbetung der Könige* (Abb. 84) liegt in der dritten Etage der linken Kapellenwand neben dem gleich großen Fresko mit dem *Kindermord von Bethlehem* (Abb. 85), welches Vasari als das beste Bild des gesamten Zyklus' bezeichnete, »da es mit Urteil, Geist und großer Kunst ausgeführt ist.« Es erstaunt sehr, daß dieses grausige Geschehen im Marienzyklus ein eigenes, monumentales Bildfeld einnimmt und die sonst so beliebte Verkündigung an die Seite gedrängt wird. Doch gab der Kindermord dem Künstler Gelegenheit, die Dramaturgie einer bewegten Massenszene, die er an antiken Vorbildern studiert hatte, vorzuführen. Nicht ohne Grund läßt er hinter dem dramatischen Geschehen einen römischen Triumphbogen aufragen, an dem antike Schlachtenreliefs präsentiert werden.

Wieder wirkt der Bildhintergrund kulissenhaft, da die Figuren sich auf einer dicht besetzten Vorderbühne drängen und sich nicht in die Architektur einfügen. Der Kindermord vollzieht sich in heftigen Gebärden und Gesten: Es herrscht ein dramatisches Durcheinander von Menschen- und Pferdekörpern, die kreuz und quer übereinander herfallen. Das antike Vorbild dafür ist oberhalb im Bogen gleich mit dargestellt. Im rechten Vordergrund reißt eine verzweifelt schreiende

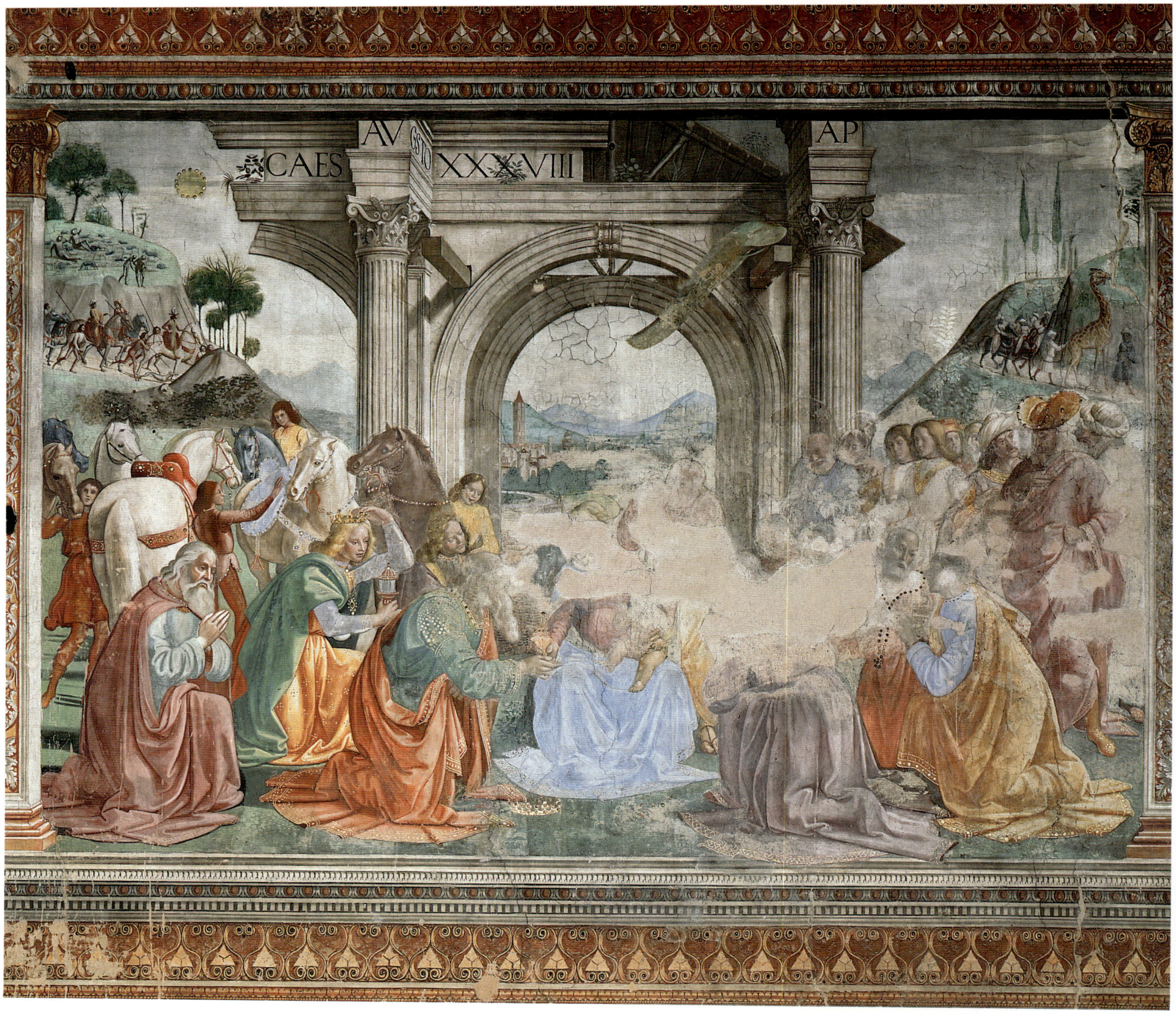

84 *Anbetung der Könige*, 1486–1490
Fresko
Cappella Tornabuoni, S. Maria Novella, Florenz

Die durch Feuchtigkeit stark zerstörte Szene zeigt Maria mit dem Kind in der Mitte von einem Bogen überhöht. Dieser gehört zu der Ruine eines antiken Triumphbogens, wie Ghirlandaio ihn aus Rom kannte. Der jüngste König links setzt ehrfürchtig seine Krone ab und ist im Begriff, dem Kind kniend sein Geschenk zu überreichen. Im Hintergrund wird noch das Ende des Königszuges gegeben, in dem rechts sogar eine Giraffe mitgeführt wird.

Mutter, deren rotes Gewand sich in hektischen Faltenwürfen bauscht, einem der Schergen von hinten an den Haaren. Ihr steht pures Entsetzen ins Gesicht geschrieben. Der Soldat in antiker Rüstung mit blauem, die Rippen andeutenden Lederpanzer, biegt sich weit zurück. Stürzende Pferde, blutverschmierte Körperteile, flatterndes Haar und gezückte Schwerter bestimmen den Vordergrund des Bildfeldes. Ganz rechts drängen sich die flüchtenden Mütter, die Herodes Befehl zur Tötung aller Kinder im Alter Christi doch nicht entkommen können.

Abschließend zeigt die bekrönende Szene im großen Spitzbogenfeld der linken Kapellenwand *Tod und Himmelfahrt Marias* in einem Bildfeld (Abb. 86). Komposition und Ausführung dieses schlecht erhaltenen Freskos sind weniger bedeutend. Die Szene ist in ihrem feierlichen Charakter vergleichbar mit den weitaus besseren Totenfeiern der Fina- und der Sassetti-Kapelle.

Ein wenig beachtetes Bild nimmt die Kapellenrückwand über den Fenstern auf, wo Ghirlandaio auf eigene Kosten ein ehemaliges Rundfenster zumauern ließ. Die dort freskierte Marienkrönung im Kreis der Heiligen folgt überkommenen Bildmustern. Vermutlich mußte sich der Künstler in diesem Szene besonders streng an ikonographische Vorgaben halten, weil es sich um ein wichtiges, ja zentrales Dogma der Kirche und der Dominikaner handelte.

85 *Kindermord von Bethlehem*, 1486–1490
Fresko
Cappella Tornabuoni, S. Maria Novella, Florenz

Die bewegteste Komposition im gesamten Schaffen des Künstlers zeigt eine regelrechte Massenszene, die an antike Schlachtenreliefs erinnert. In wilder Panik versuchen die Mütter von Bethlehem, ihre Kinder vor den durch die Luft sausenden Klingen der Schlächter zu retten. Am Boden liegen bereits verstümmelte Leichname der unschuldig Dahingemetzelten in ihren Blutlachen.

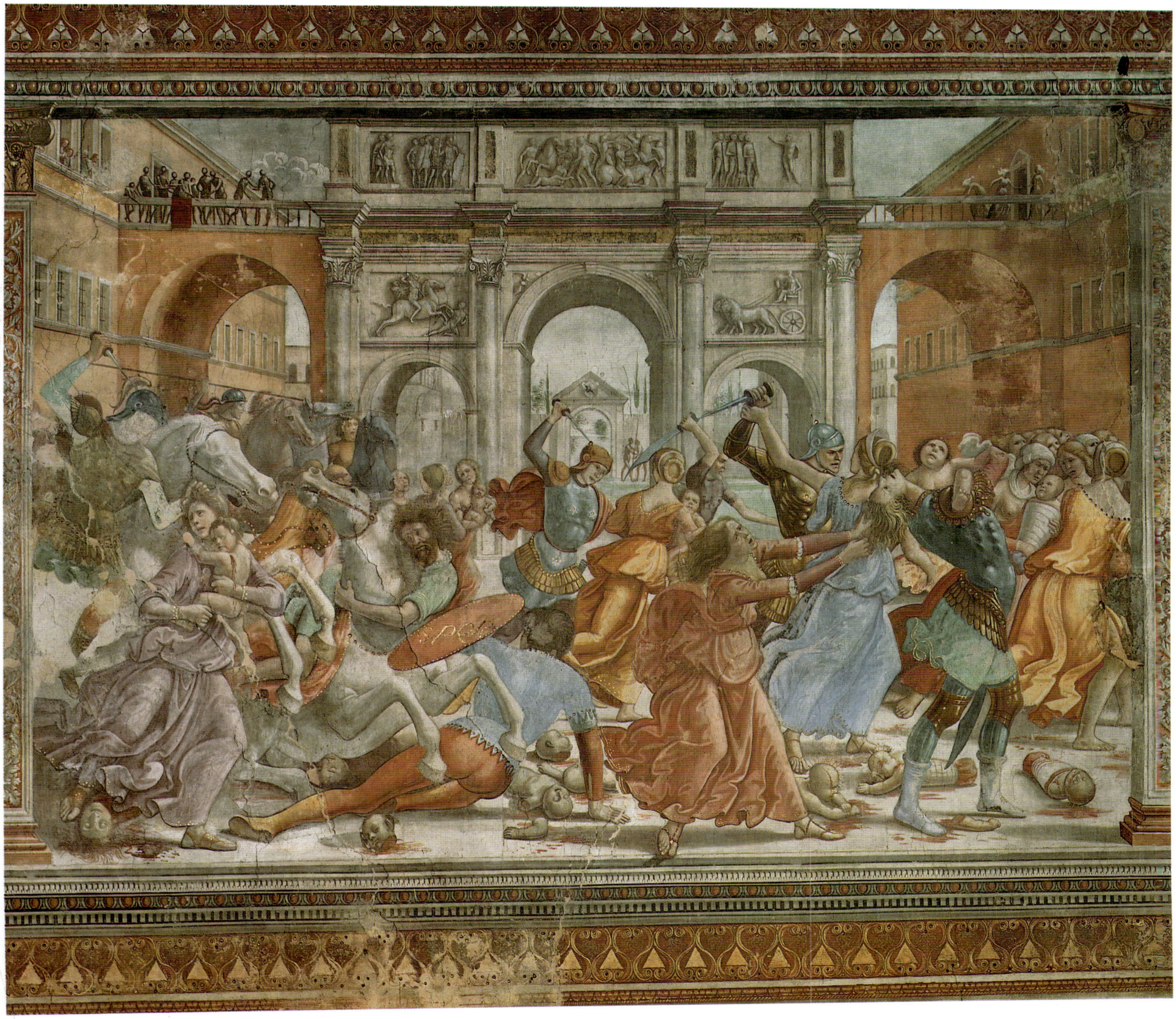

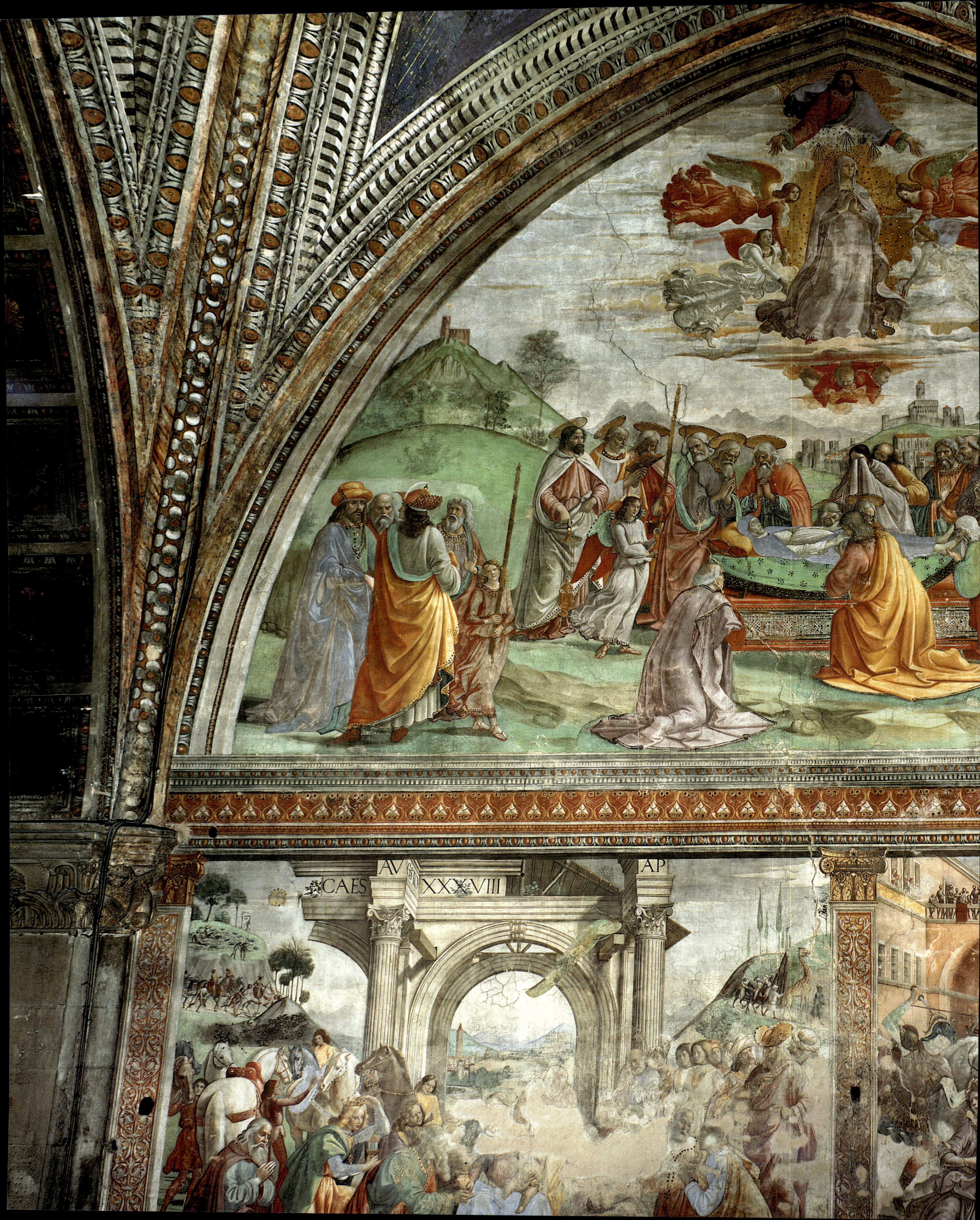
AV
GSTO
AP
CAES
XXXVIII

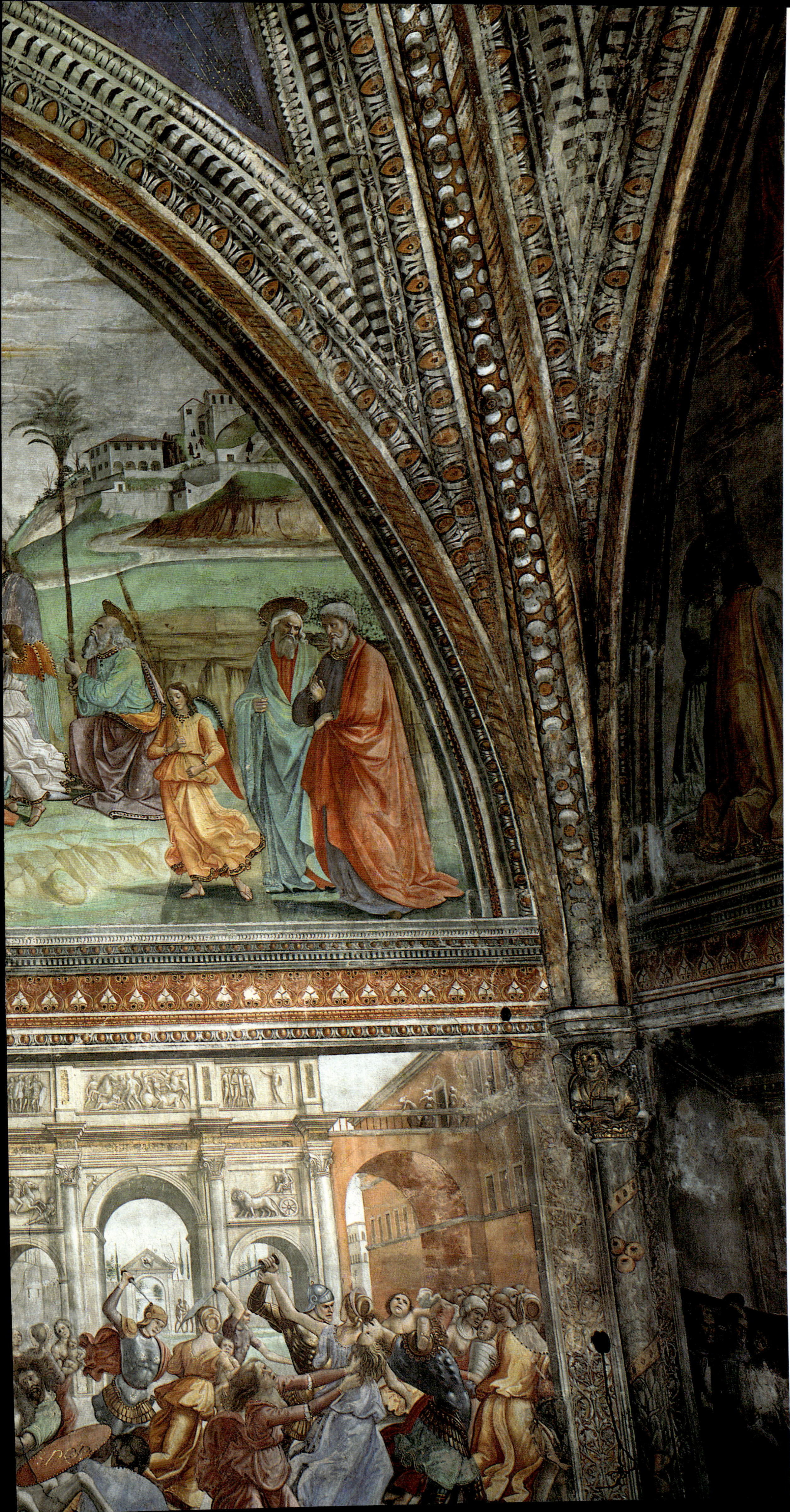

86 *Tod und Himmelfahrt Marias*, 1486–1490
Fresko
Cappella Tornabuoni, S. Maria Novella, Florenz

Auf freiem Feld liegt Marias Leichnam aufgebahrt und wird von den trauernden Aposteln beweint. Vier Engel tragen lange Kerzen oder Palmwedeln. Das bleiche Gesicht der Toten ist alt, die Wangen eingefallen. Doch in einer Gloriole darüber wird die jugendlich schöne Jungfrau mit rosigem Gesicht von Engeln ihrem Sohn entgegen in den Himmel emporgetragen.

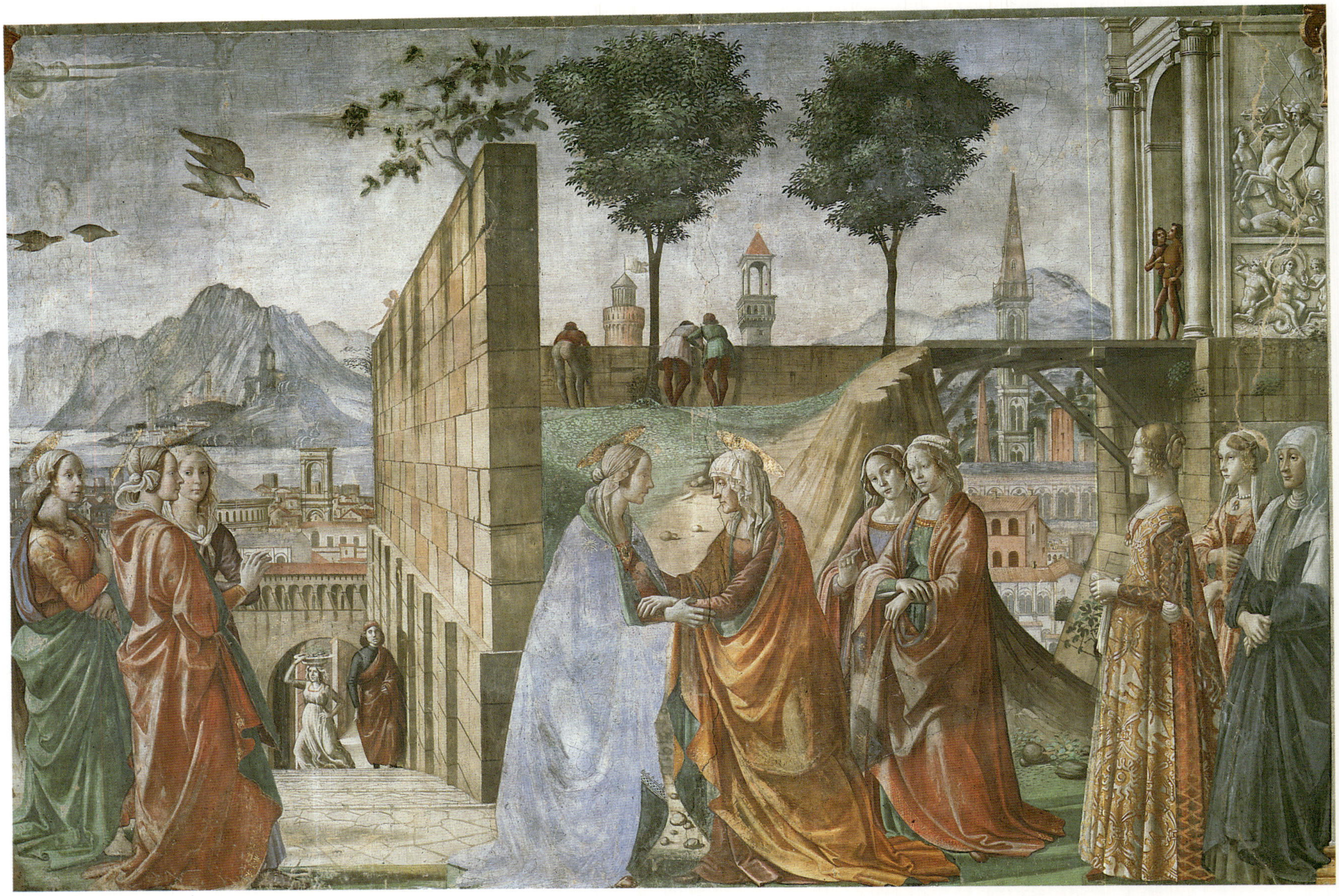

87 *Heimsuchung*, 1486–1490
Fresko
Cappella Tornabuoni, S. Maria Novella, Florenz

Dies ist neben den Geburtsszenen eines der berühmtesten Bildfelder der gesamten Kapelle. Die Begegnung der schwangeren Frauen in der Mitte ist schnell und einfach erzählt. Doch Ghirlandaio nutzt die verbleibende Fläche, um von allem etwas zu zeigen, was sein Pinsel hervorzubringen vermag und der Stifter im Vertrag fordert: Landschaft und Städte, Tiere und Pflanzen, gewagte Perspektiven, antike Bauten und Reliefs und nicht zuletzt edle und hübsche Frauen als Porträts.

Die rechte Wand der Tornabuoni-Kapelle erzählt die Geschichte Johannes des Täufers ebenso in sieben Szenen, wie die gegenüberliegende Wand die Marienlegende. Im Bildfeld mit der *Heimsuchung* treffen beide Geschichten aufeinander: Hier besucht die junge Maria die alte Elisabeth – die beiden Schwangeren begegnen sich (Abb. 87–90).

Im Hintergrund dieses Bildfeldes stehen die beiden Pole, aus denen Ghirlandaio seine Bildideen schöpfte, nebeneinander: antike und niederländische Malerei. Links ist die Antike in einem Bauwerk mit plastischem Bildschmuck vertreten, während die neugierigen Männer in Rückenansicht, die sich über eine Brüstung lehnen, aus hervorragenden Bildern der Niederlande stammen. Jan van Eyck malte solche Figuren um 1436 im Hintergrund seiner sogenannten *Rolin-Madonna* im Louvre, und Rogier van der Weyden variierte diese Idee in seiner *Lukas-Madonna* in Boston.

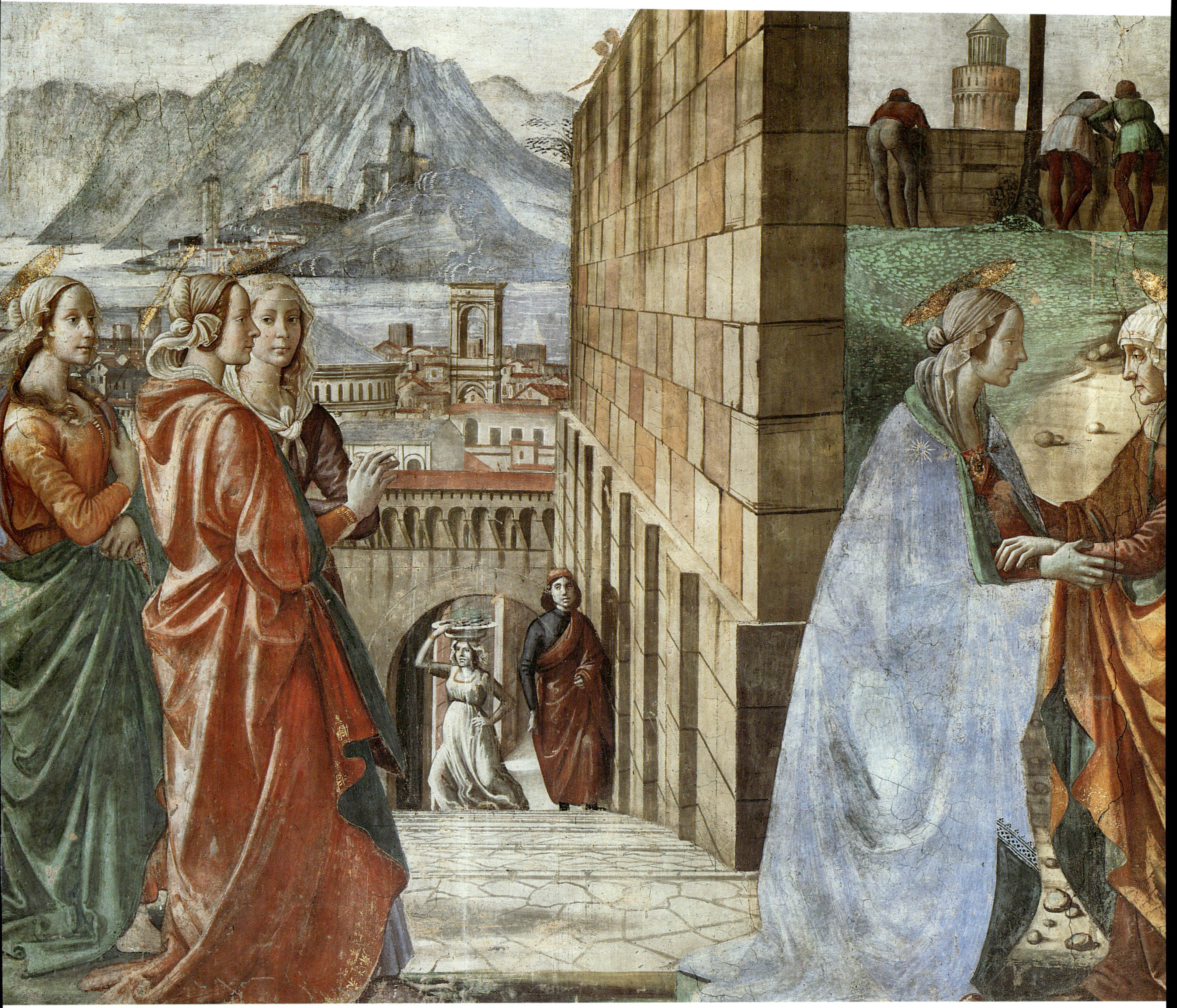

88 *Heimsuchung* (Detail Abb. 87)

Der Maler schuf eine gewagte, aber überzeugende Raumsituation: Eine fluchtende Mauer vermittelt eine eindringliche Vorstellung von Raumtiefe. Rechts führt ein gepflasterter Weg durch ein Tor in die tiefer gelegene Stadt am Wasser hinab, aus der eine Magd mit einer Schüssel auf dem Kopf herbeieilt. Sie erinnert an die Dienerin bei der *Geburt des Johannes*. Oben an der Mauerkrone endet ein Sandpfad. Die für Ghirlandaio typische Frauengruppe links variiert einen einzigen Typus in verschiedenen Ansichten.

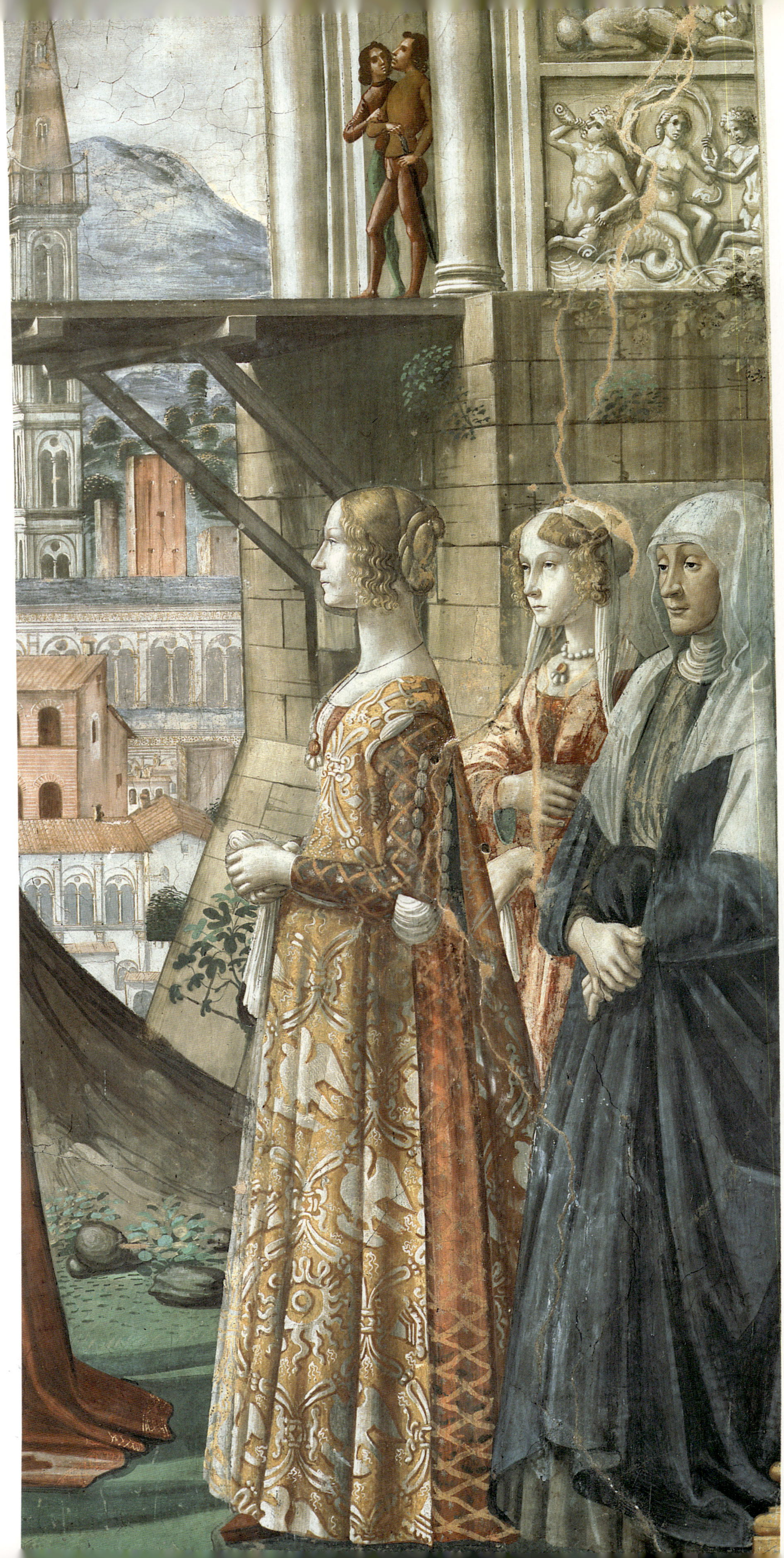

89 (links) *Heimsuchung* (Detail Abb. 88)

Direkt unter dem angeschnittenen, von Säulen flankierten Bogen eines antiken Triumphtors steht Giovanna Albizzi-Tornabuoni, als sei sie die Hauptperson. Sie heiratete 1486 Lorenzo, den Sohn des Stifters. Vasari hielt sie für »Ginevra Benci, damals ein sehr schönes Mädchen«, deren Porträt Leonardo da Vinci um 1478 malte (heute in Washington). Starr und steif, in scharfem Profil gegeben, mit schimmerndem Prunkgewand und meisterhafter Frisur steht sie unnahbar vor ihren Begleiterinnen.

90 *Heimsuchung* (Detail Abb. 88)

Im Hintergrund beugen sich drei Männer über die Mauer und beobachten das Treiben in der für den Betrachter nicht sichtbaren Stadt. Der Turm zwischen den beiden Bäumen hat große Ähnlichkeit mit dem des Florentiner Palazzo Vecchio. Zwei aus einem antiken Tor heraustretende Figuren lassen erst die monumentale Größe des Gebäudes und seine Entfernung erkennen.

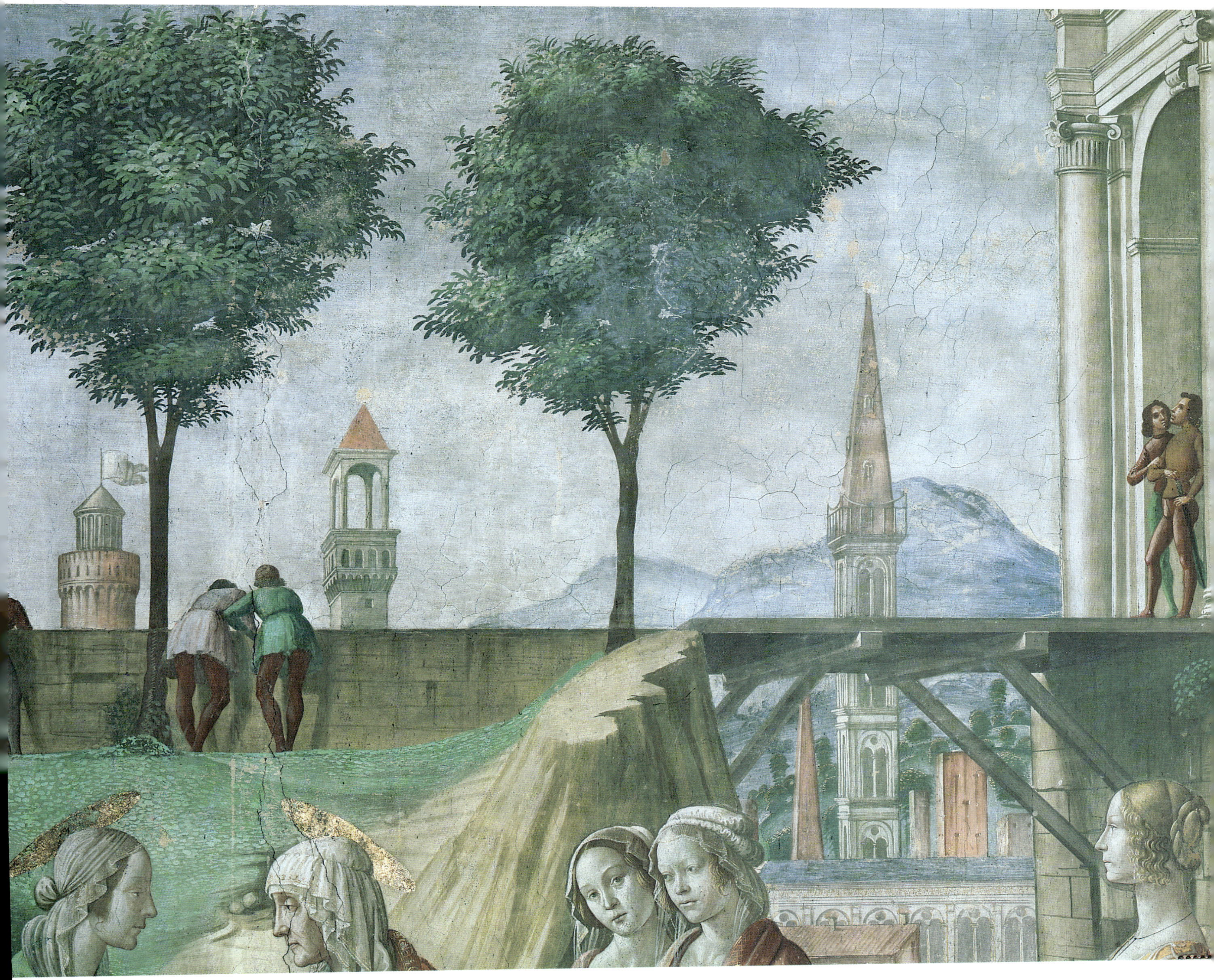

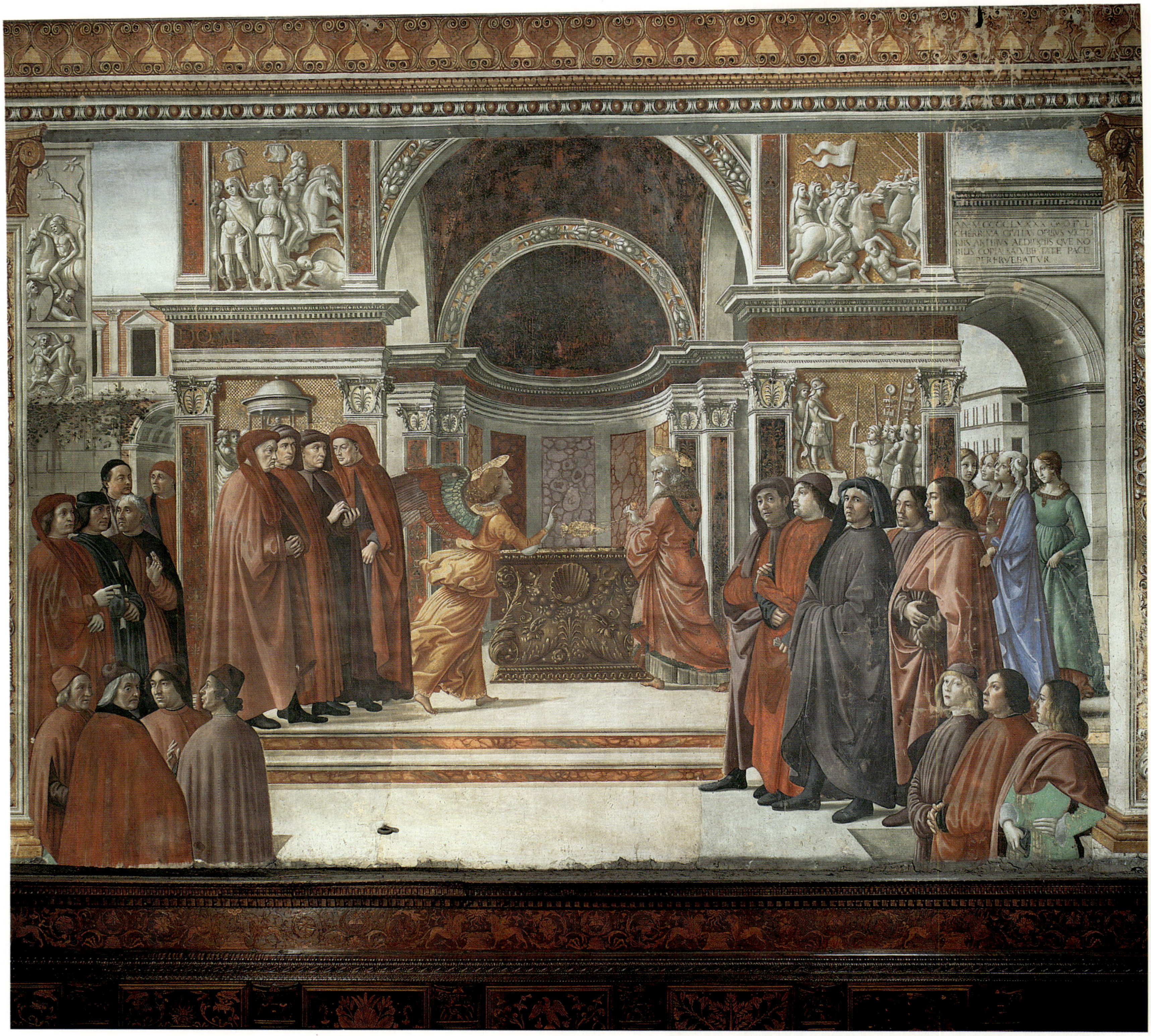

91 *Verkündigung an Zacharias*, 1486–1490
Fresko
Cappella Tornabuoni, S. Maria Novella, Florenz

Dem Priester Zacharias wird die Geburt seines Sohnes Johannes von einem Engel verkündet, während er am Altar eines antikischen Tempels ein Weihrauchfäßchen schwingt. Die Form des Altars ist von Leonardos Lesepult in der *Verkündigung* der Uffizien beeinflußt. Um die beiden biblischen Protagonisten versammelt Ghirlandaio viele wichtige Persönlichkeiten seiner Zeit.

Indem Ghirlandaio die antiken Reliefs mit der Mauer darunter weiterführte, schuf er einen kontinuierlichen Übergang zur nächsten Szene mit der *Verkündigung an Zacharias* (Abb. 91). In dieser Komposition porträtierte der Künstler eine beträchtliche Anzahl seiner Zeitgenossen, die an der Spitze des Staates standen oder zur Stifterfamilie gehörten – wie rechts Giuliano, Gian Francesco und Giovanni Battista Tornabuoni sowie Giovanni Tornaquinci. Die Dargestellten nehmen nicht am biblischen Geschehen teil; vielmehr scheint es ihnen wichtiger zu sein, hier gesehen zu werden. Der Maler ordnet sie in Dreier-, Vierer- und Fünfergruppen auf unterschiedlichem Bodenniveau an, so daß sich ihre Oberkörper nicht zu sehr überschneiden (Abb. 92). Dabei stehen die vorderen Gruppen an den Bildrändern in absurd anmutenden Schächten – ein Kunstgriff, den Ghirlandaio in der Sassetti-Kapelle wesentlich geschickter angewendet hatte, indem er Figuren eine Treppe hinaufsteigen ließ. Wahrscheinlich mußte sich der Künstler hier den Wünschen des Auftraggebers beugen und all diese Personen, Verwandte und Freunde im Bild unterbringen. Dabei zeigte er sich ein weiteres Mal als hervorragender Porträtist mit der Gabe zu Persönlichkeitsstudien von psychologischer Tiefe.

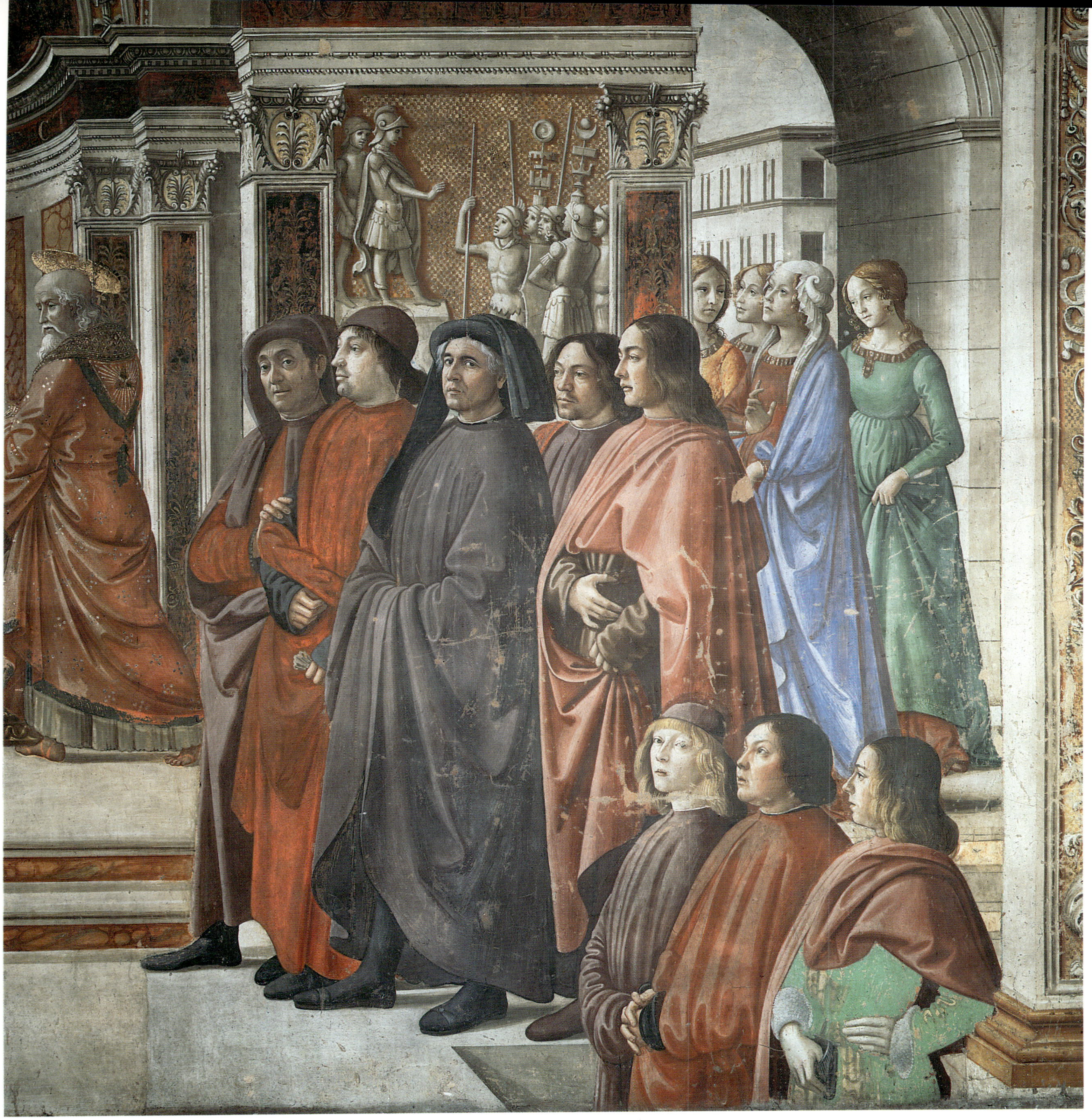

92 *Verkündigung an Zacharias* (Detail Abb. 92)

Etwas abseits stehen einige Frauen unter einem Bogen mit Schriftfeld, das die glückliche Zeit der Vollendung dieser Kapelle mit Agnolo Polizianos Worten preist: »Im Jahre 1490, als die glanzvolle Stadt, berühmt durch ihren Reichtum, ihre Geschichte, ihre Betriebsamkeit und Architektur, in Wohlstand und Frieden gedieh.« Über den Köpfen der Männer zeigt der Maler ein antikes Relief vor goldenem Mosaikgrund, auf dem ein Feldherr zu seinen Soldaten spricht. Das gleiche Motiv findet sich als Grisaille in der Sassetti-Kapelle.

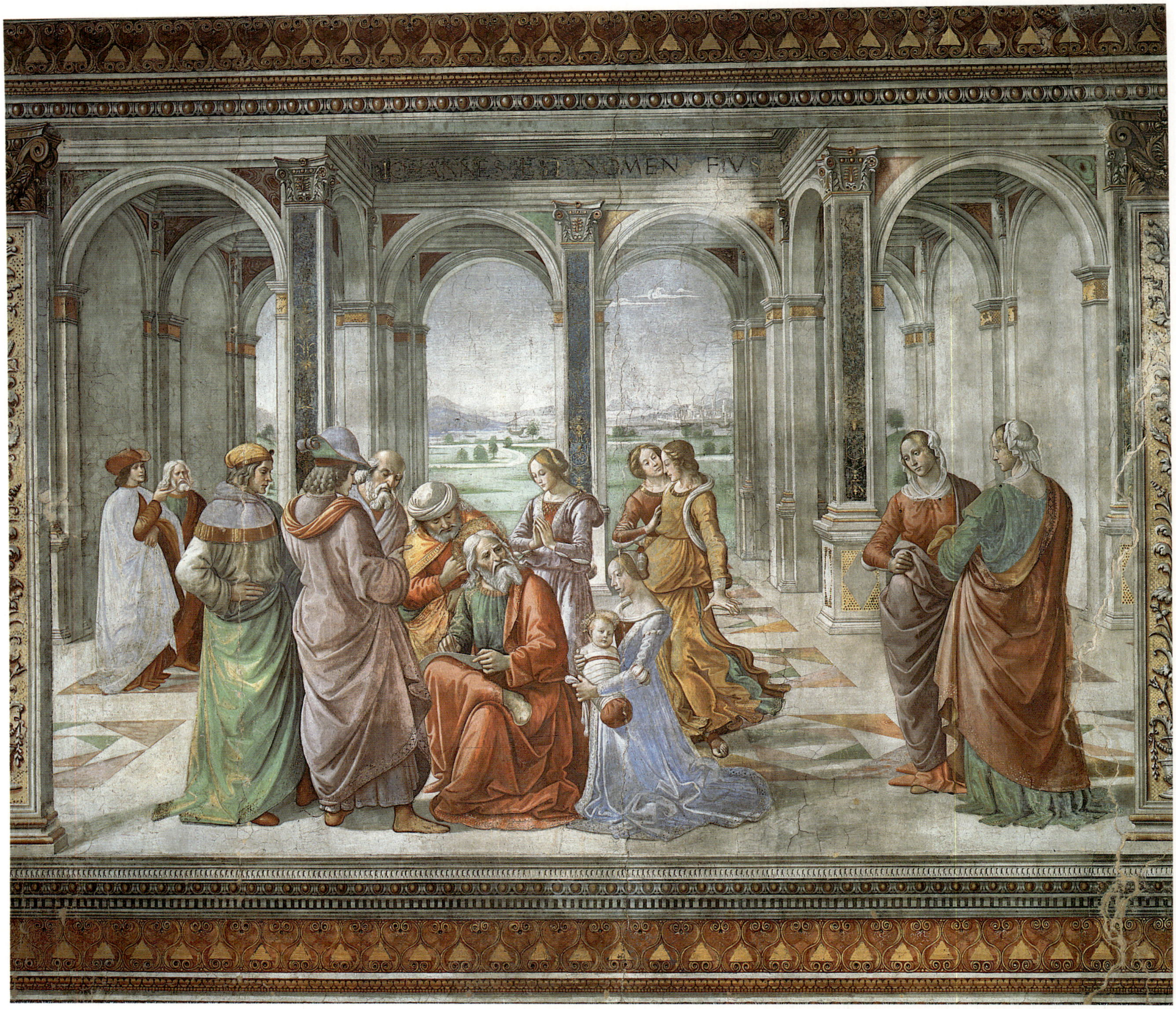

93 *Namensgebung*, 1486–1490
Fresko
Cappella Tornabuoni, S. Maria Novella, Florenz

In diesem Fresko wird gezeigt, wie Zacharias den Namen seines Sohnes Johannes niederschreibt. Diese Komposition wird spannend durch die ungewöhnliche Verlagerung der gedrängten Personengruppe um Zacharias nach links. Dadurch befindet sich das Wickelkind Johannes im Zentrum direkt unter dem mittleren Pilaster. Die offene Loggienarchitektur mit Landschaftsausblick im Hintergrund wird wieder nicht mit dem Bildgeschehen zusammen gebracht. Vielleicht kam sie wie eine Kulisse im Entstehungsprozess erst spät hinzu.

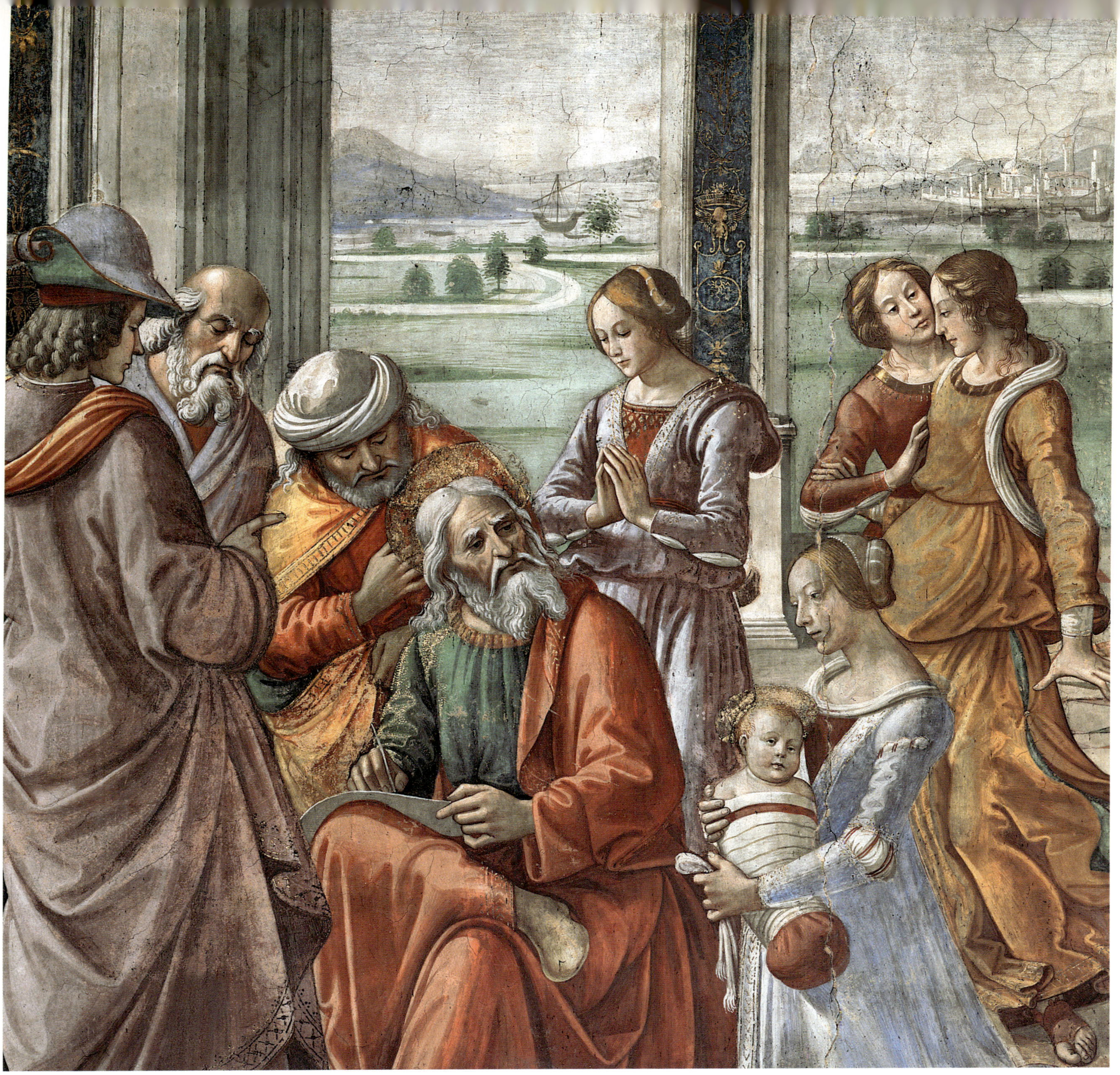

94 *Namensgebung* (Detail Abb. 94)

Der gebadete und gewickelte Säugling wurde von einer jungen Magd zum alten Vater herübergetragen, der den Namen Johannes aufschreiben muß, weil er vom Engel bei der Verkündigung mit Stummheit bis zur Geburt des Sohns geschlagen wurde. Neugierig beugen sich alte Männer vor, um den Namen zu erfahren. Die weitläufige Landschaft im Hintergrund zeigt eine Hafenstadt, ein ankerndes Schiff ragt gut sichtbar empor. Nach der Luftperspektive werden die Farben in der Ferne blasser und heller.

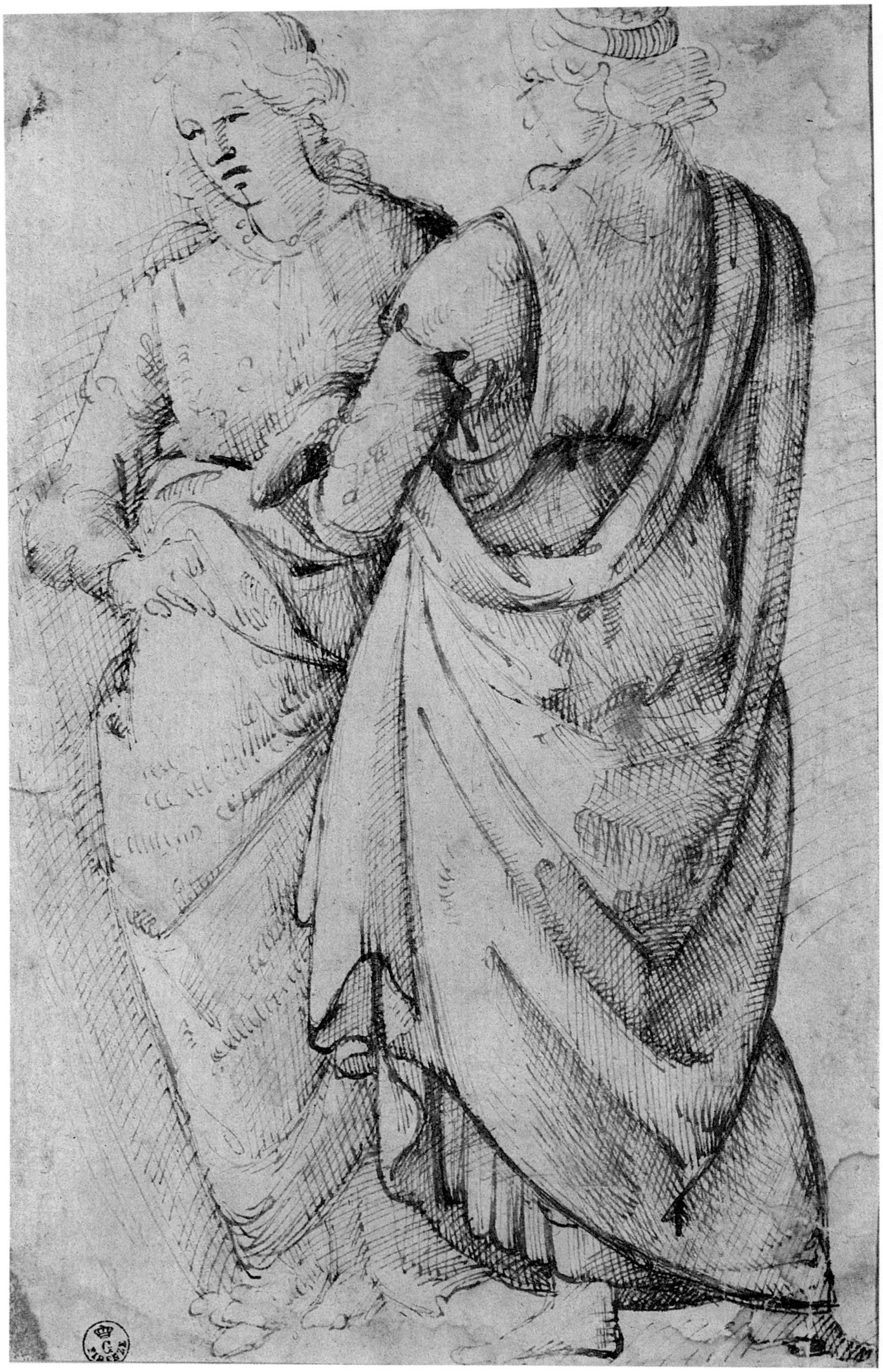

Die beiden folgenden Szenen mit der weiter oben bereits beschriebenen *Geburt Johannes des Täufers* (Abb. 68) und der *Namensgebung* durch seinen Vater Zacharias (Abb. 93, 94, 95) waren in der zuvor erwähnten Miniatur des Turin-Mailänder-Stundenbuches von Jan van Eyck in einem Bild vereint. Dort befindet sich die Szene mit dem schreibenden Zacharias im Hintergrund, wo ein weiterer Raum an das Geburtszimmer anschließt, das wie bei Ghirlandaio als Genreszene gegeben ist. Anders als Jan van Eyck widmete Ghirlandaio beiden Episoden ein eigenes Bildfeld und plazierte den sitzenden Priester Zacharias vor einer prächtigen, zur weitläufigen Landschaft hin offenen Loggia. Vasari beschreibt, wie Zacharias »noch stumm, doch unverzagt, voll Erstaunen ist, daß ihm dies Kind geboren worden. Eine Frau hält es auf dem Arm, sie kniet ehrfurchtsvoll vor ihm, und da man ihn fragt, wie er es nennen wolle, schaut er den Knaben fest an und schreibt auf ein Blatt über seinem Knie: Johannes wird sein Name sein. Viele Gestalten stehen bewundernd umher, es scheint als zweifelten sie, ob was sie sehen wahr sei oder nicht.« Zur Szene der *Namensgebung* existiert eine Zeichnung, in der zwei weibliche Nebenfiguren vorbereitet wurden (Abb. 95). Beide spielen in der Erzählung keine Rolle, führen aber über die Rückenfigur von rechts, wo die Geburtsszene angrenzt, in das Bildfeld ein und lenken durch ihre Blicke die Aufmerksamkeit des Bildbetrachters auf die zentrale Begebenheit der Namensgebung. Gleichzeitig stehen die beiden Frauen als eigenständige optische Sensation für sich selbst. Als angenehm anzuschauende, harmonische Gruppe schmücken sie das Bildfeld wie ein Rahmen. Ghirlandaio zeichnete dieselbe junge Frau in zwei verschiedenen Ansichten, von vorne und von hinten, wie sie dann auf dem Fresko auch erscheinen.

96 (rechts) *Namensgebung* (Detail Abb. 94)

Die beiden abseits stehenden Frauen rechts gehören zu Ghirlandaios typischem Figurenschatz. Sie sind weniger »Lückenbüßer« als vielmehr eine Möglichkeit für den Maler, Variationen zum Thema »stehende weibliche Figur« vorzuführen. Der Meister bereitete diese Gewandfiguren sorgfältig in einer Studie vor.

95 *Studie zu zwei Frauen der Namensgebung*, um 1486
Feder auf Papier
Gabinetto dei Disegni e delle Stampe, Disegno 294 E, Galleria degli Uffizi, Florenz

Die Vorstudie belegt, wie Ghirlandaio das Spiel von Licht und Schatten in den Gewandfalten sorgfältig vorbereitete. Sein Zeichenstil mit Kreuzschraffuren ist zu erkennen.

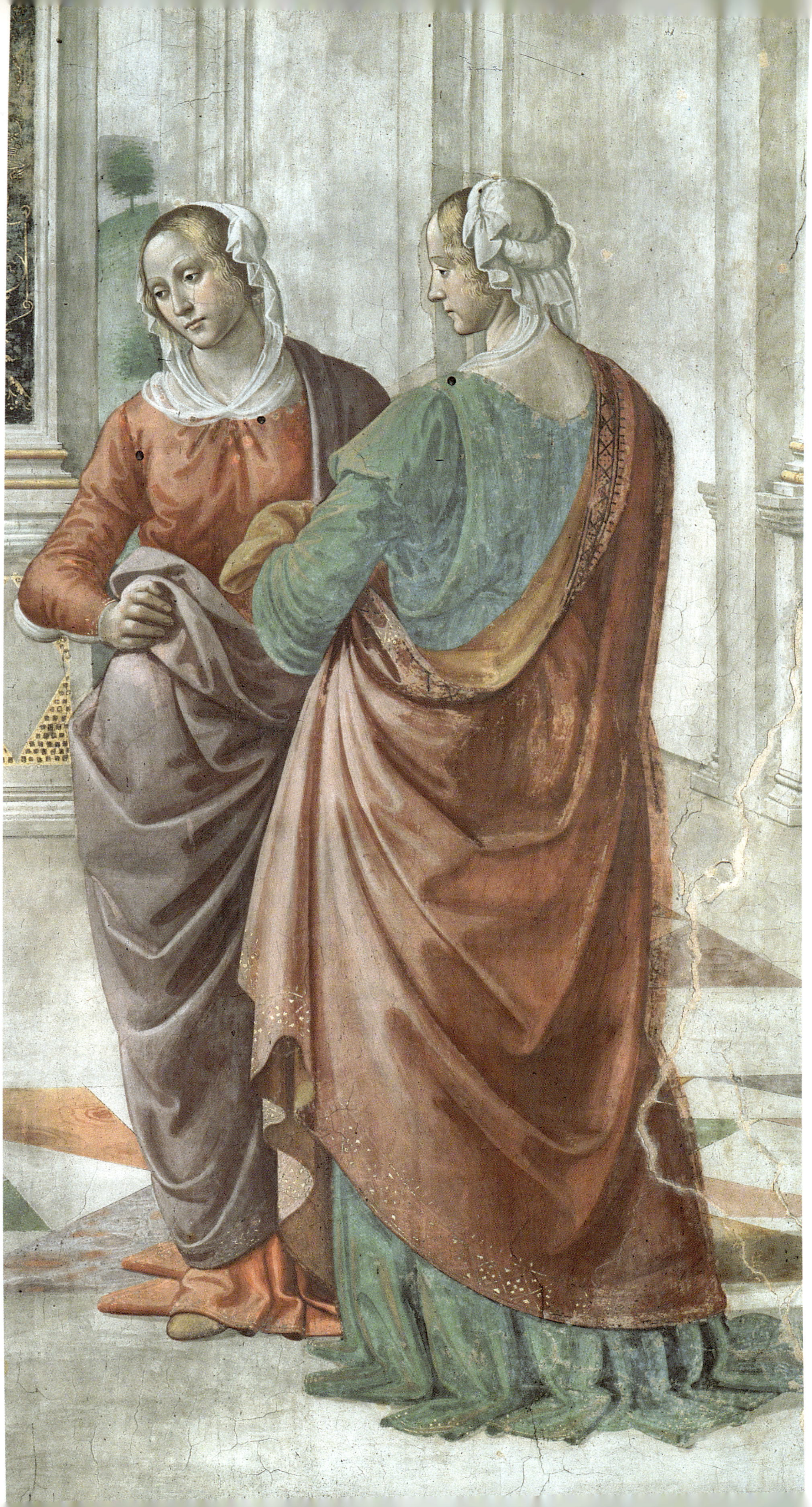

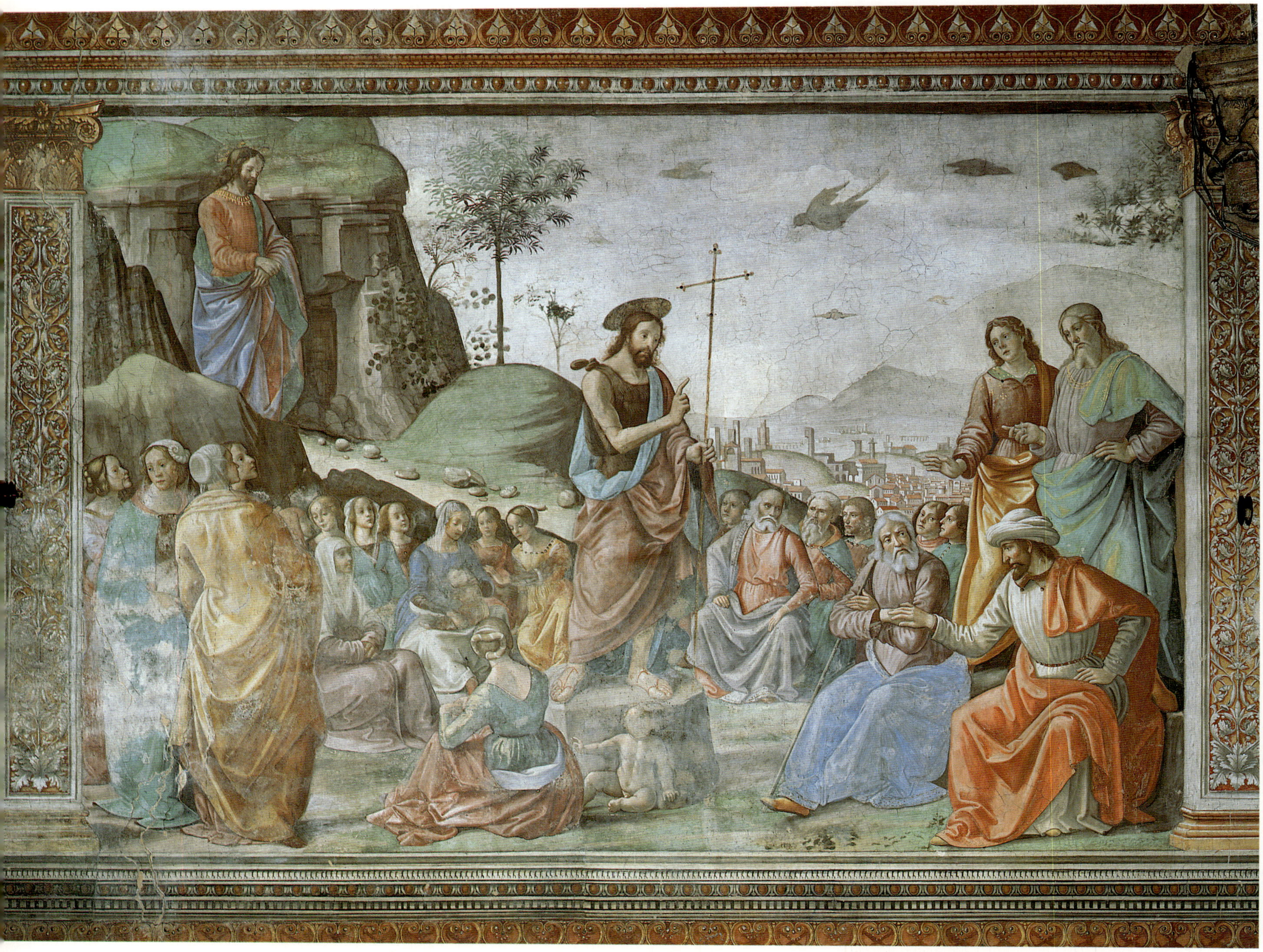

97 *Predigt Johannes des Täufers*, 1486–1490
Fresko
Cappella Tornabuoni, S. Maria Novella, Florenz

Während Johannes im Fellhemd inmitten aufmerksamer Zuhörer mit belehrender Geste vom Kommen des Erlösers predigt, nähert sich Christus bereits. Unbemerkt vom Täufer, der auf seinen Kreuzstab weist, tritt Christus zwischen den Felsen aus dem Hintergrund ins Geschehen.

In der dritten Etage liegen zwei Fresken nebeneinander, die das Wirken Johannes des Täufers schildern. Im rechten Bild predigt er vor dem Volk, im darauffolgenden tauft er Christus (Abb. 97, 98). Die Landschaft wird kontinuierlich weitergeführt und faßt beide Szenen zusammen. Beachtenswert sind in der Predigtszene die für Ghirlandaio typische Frauengruppe links mit einer schönen Rückenfigur sowie eine weitere sitzende Rückenfigur zu Füßen des predigenden Johannes. Dort sitzt auch ein nacktes Kind, mit dem Ghirlandaio eine antike Skulptur zitiert.

Die *Taufe Christi* (Abb. 98) steht in der Nachfolge des schon erwähnten Bildes von Verrocchio und Leonardo in den Uffizien; Engel und Landschaft sind allerdings weit schwächer. Der von Engeln umgebene, segnende Gott-Vater wirkt sehr altertümlich.

Den Maler interessierte in diesem Bild weniger die Darstellung der Taufe, als vielmehr die Variation von drei Aktfiguren. Diese sind von Masaccios Fresken der Brancacci-Kapelle und antiken Skulpturen angeregt. Bereits in Piero della Francescas Londoner *Taufe Christi* von circa 1440–1450 ist eine grandiose Figur gegeben, die sich gerade entkleidet. Seine Disposition der Hauptfiguren hat auch schon das Taufbild der Uffizien von Leonardo und Verrocchio beeinflußt.

Manche Autoren meinen, in diesen schlechteren Werken Ghirlandaios die Hand des jungen Michelangelo auszumachen.

Sie vermuten sogar in einem schmalen Fresko der Fensterwand ein Porträt des kaum fünfzehnjährigen, der in der Tornabuoni-Kapelle als Gehilfe mitgearbeitet haben soll (Abb. 99).

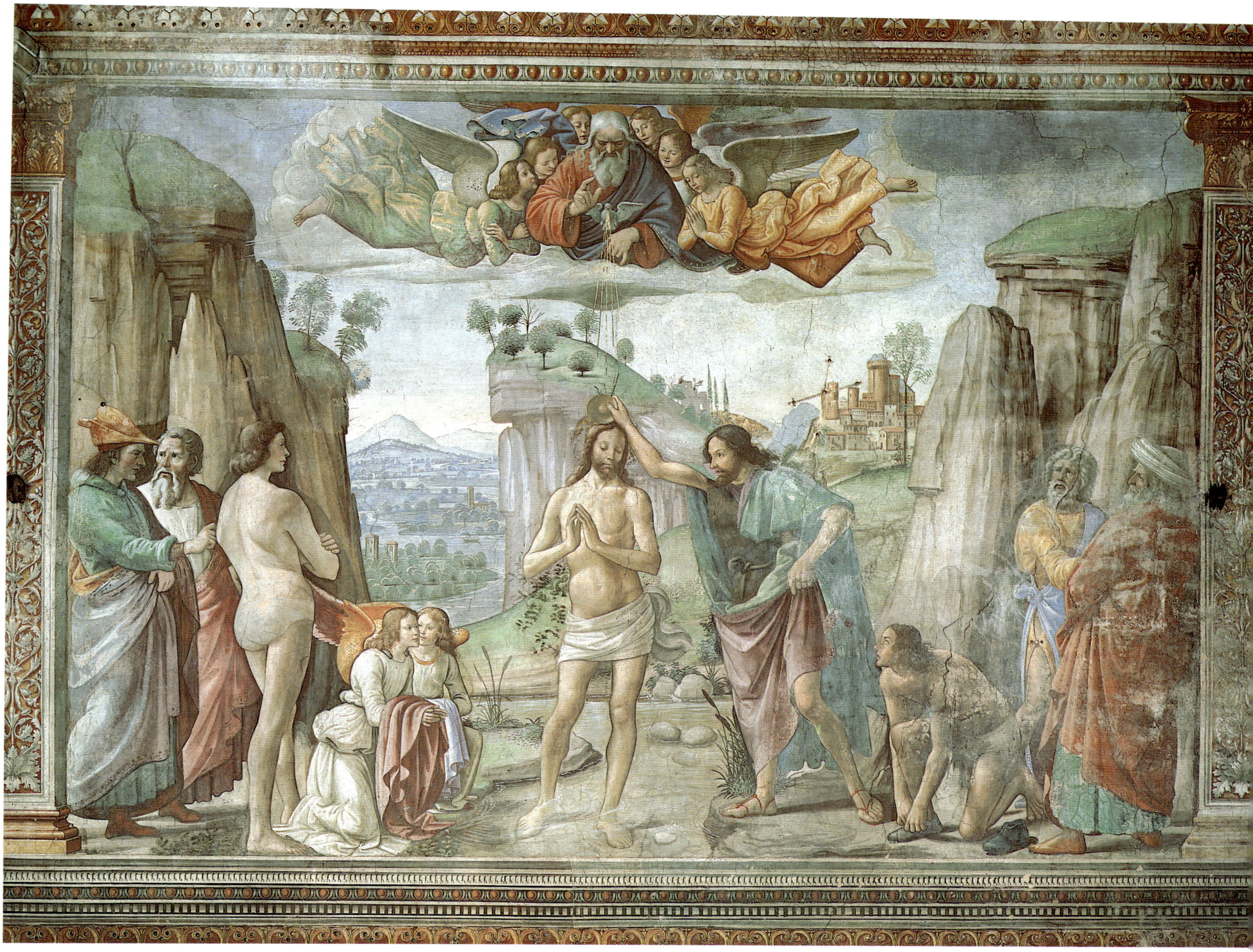

98 *Taufe Christi*, 1486–1490
Fresko
Cappella Tornabuoni, S. Maria Novella, Florenz

Der strengen Komposition liegt ein Entwurf zugrunde, der an das Frühwerk in S. Andrea a Brozzi erinnert und auf Verrocchios berühmtes Tafelbild in den Uffizien zurückgeht. Ghirlandaio veränderte das Standmotiv Christi geringfügig und ersetzte die rechten Engel durch einen knienden männlichen Akt, der sich für die Taufzeremonie schon die Schuhe auszieht. Auf der linken Seite sieht man einen weiteren nackten Täufling von hinten.

100 *Gastmahl des Herodes*
1486–1490
Fresko
Cappella Tornabuoni, S. Maria Novella, Florenz

Die kontinuierlich über zwei Bildfelder fortgeführte Landschaft ist unterhalb des Gastmahls gut zu erkennen. Im Mittelpunkt des Bogenfeldes tafelt König Herodes. Er sitzt an einem höher gelegenen Tisch und wird von einer Kuppel und mehreren Bögen überhöht. Vor ihm steht ein kleinwüchsiger Hofnarr und lenkt den Blick des Betrachters nach links auf ein grausames Detail.

99 *Johannes der Täufer geht in die Wüste*
1486–1490
Fresko
Cappella Tornabuoni, S. Maria Novella, Florenz

Als Knabe ging Johannes der Täufer in die Wüste, um Buße zu tun. Dynamisch ist er mit flatterndem Umhang im Laufschritt dargestellt. Er wendet sich noch einmal nach seinen Eltern um, die er nun verläßt. Im Hintergrund ankern hochseetüchtige Schiffe vor einer Stadt.

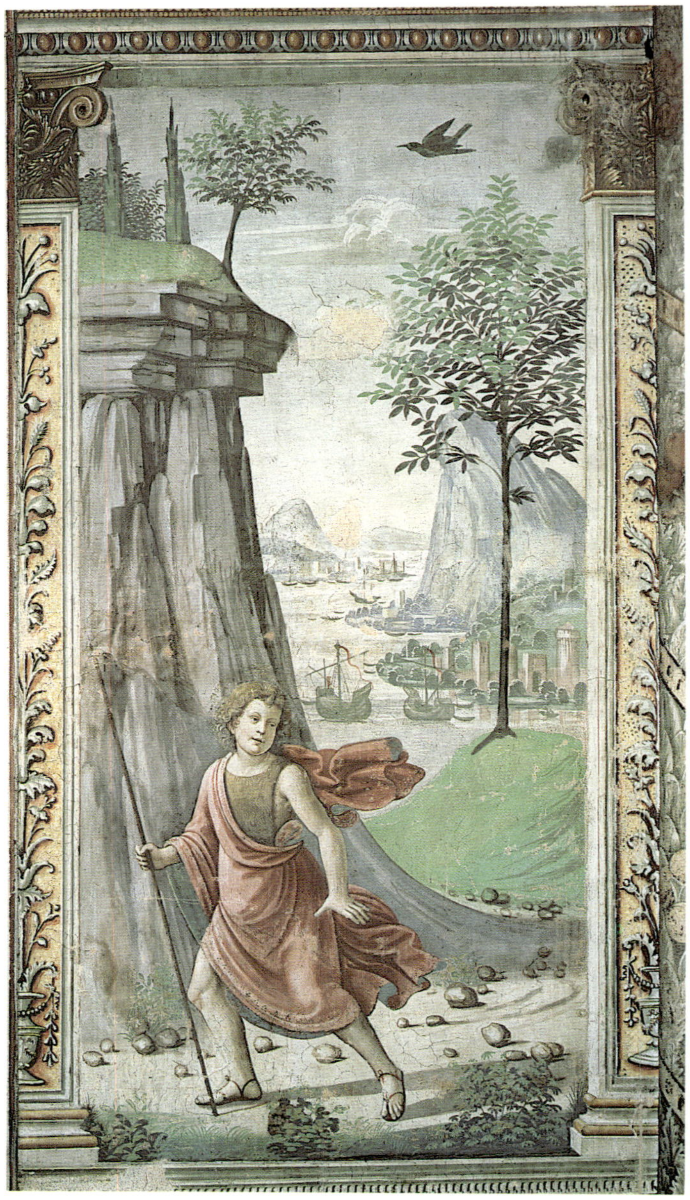

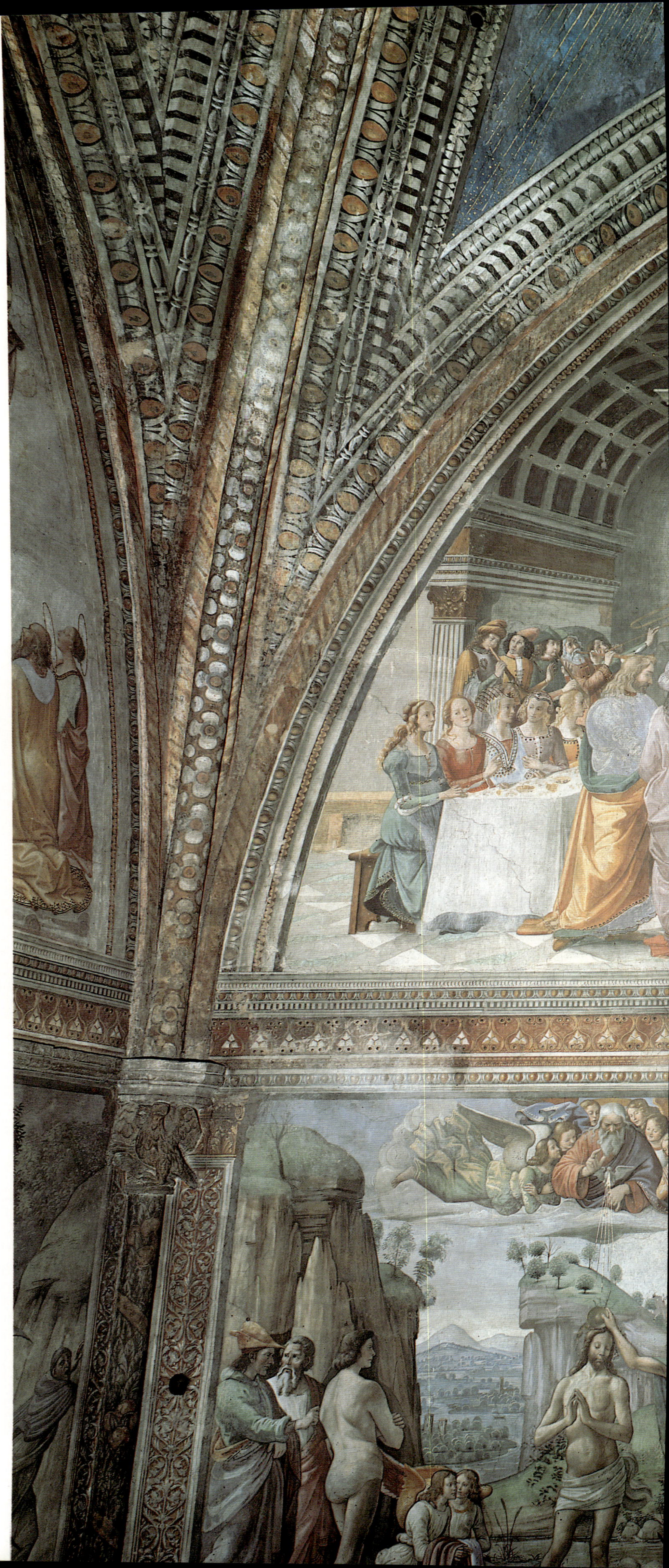

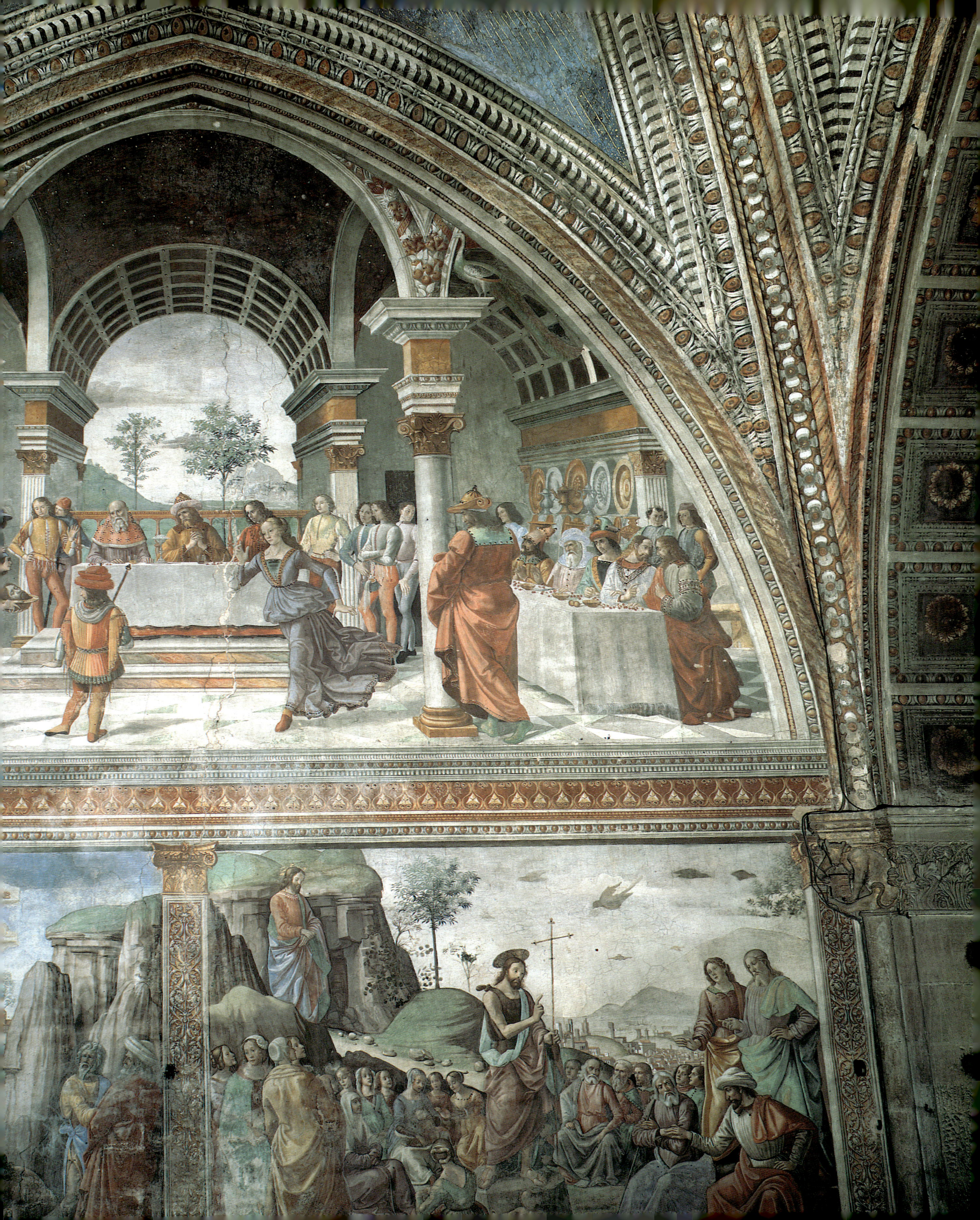

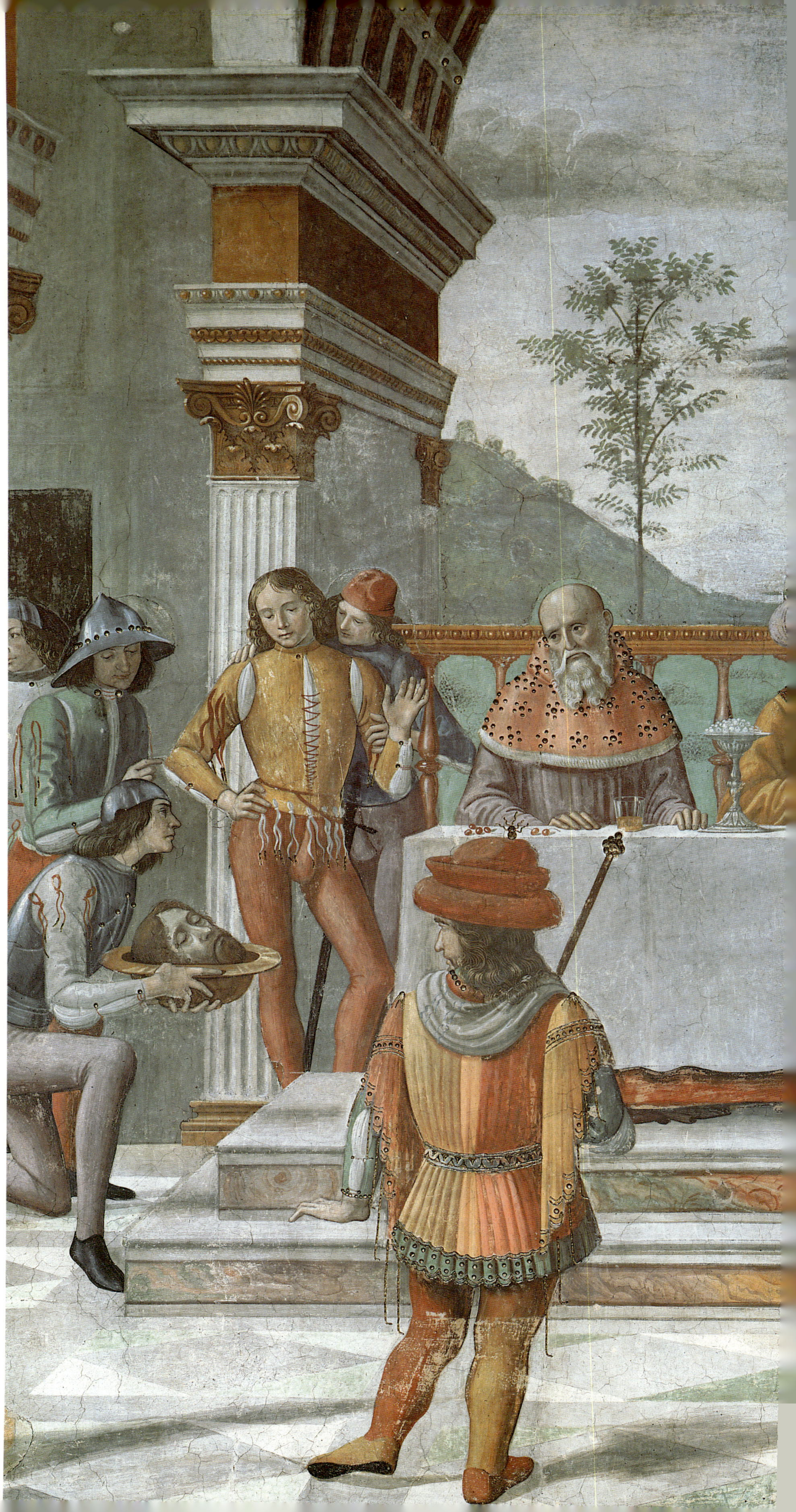

101 *Gastmahl des Herodes* (Detail Abb. 100)

In einem bläulich schimmernden Kleid tanzt die schöne Salome so ausgelassen, daß ihr Rock flattert. Beinahe ungestüm, doch noch graziös sind ihre Arme in Bewegung angewinkelt. Von dieser Erscheinung ließ sich König Herodes derart betören, daß er ihr jeden Wunsch zu erfüllen versprach. Da wünschte sie sich den abgeschlagenen Kopf Johannes des Täufers, der den Speisenden bereits auf einer Schale links präsentiert wird.

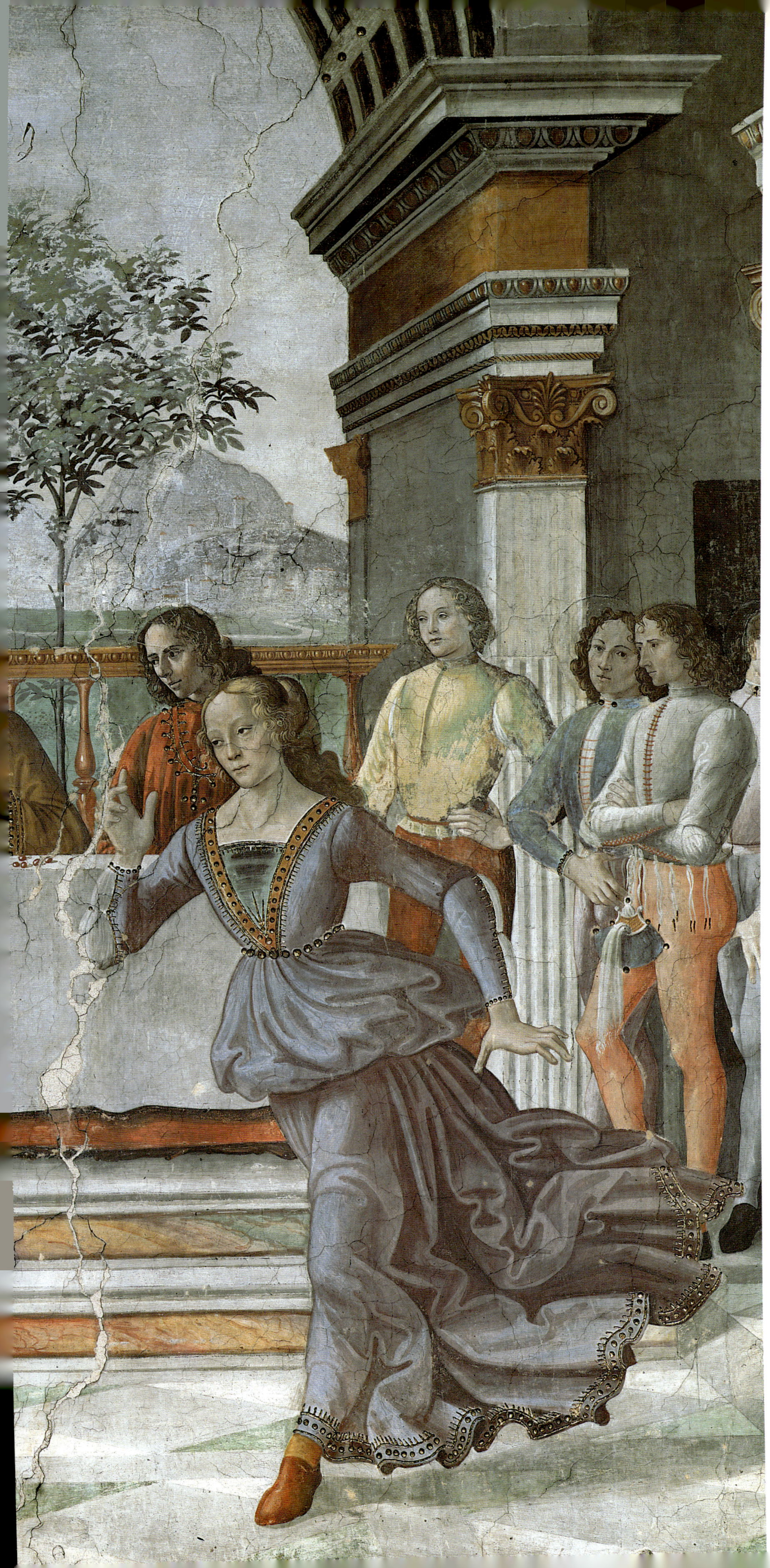

Der Johanneszyklus wird mit dem *Gastmahl des Herodes* im großen Bogenfeld abgeschlossen (Abb. 100), zu dem Vasari bemerkt: »Das letzte Bild, im Bogen zunächst der Wölbung, stellt das üppige Gastmahl des Herodes und den Tanz der Herodias (Salome) dar. Eine große Menge von Dienern sind in verschiedener Weise beschäftigt, und ein mächtiges Gebäude, in Perspective gezeichnet, läßt zugleich mit allen übrigen Malereien die Geschicklichkeit Domenicos erkennen.« Die gewaltige, perspektivisch konstruierte Palastarchitektur erhebt sich mit einer Folge von riesigen Tonnen- und Kuppelgewölben, die im Vordergrund auf Säulen ruhen. Diese Säulen mit Gebälkblöcken kannte Ghirlandaio aus Brunelleschis Florentiner Kirchen S. Spirito und S. Lorenzo, während im komplexen Gesamtentwurf des Gebäudes die Erinnerung an die Maxentiusbasilika in Rom anklingt. Jenes antike Bauwerk war von den römischen Kaisern Maxentius und Konstantin als monumentaler dreischiffiger Hallenbau errichtet worden, dessen mittlerer Längssaal von drei riesigen Kreuzgewölben und dessen Seitenschiffe von Kassettentonnen überspannt waren.

Anders als bei der mäßigen Darstellung des Marientodes trumpft Ghirlandaio hier mit einer großzügigen Architektur und noch einmal mit einer stark bewegten, allerdings dennoch etwas starr wirkenden Figur, der tanzenden Salome, auf (Abb. 101). Diese Tänzerin hat Ghirlandaio zusammen mit der Gesamtdisposition des Bildes von Filippo Lippis Darstellung derselben Szene im Dom zu Prato von 1452–1466 übernommen und variiert. Dort finden sich bereits die Bläser links, die aufgereihten Kannen rechts und der Landschaftsausblick in der Mitte. Die Figurenregie wurde von Ghirlandaio zwar verändert, aber kaum verbessert. Vor allem lassen die Figuren angesichts des festlichen und zugleich grausamen Ereignisses jegliche Dramatik vermissen. Sie zeigen weder ausgelassene Feststimmung noch Anzeichen von Schrecken oder Abscheu. Die Disposition der Speisenden an den drei langen gedeckten Tafeln erinnert an Ghirlandaios frühere Abendmahlsdarstellungen. Auch hier sind neben Weingläsern und Schalen rote Kirschen auf der weißen Tischdecke angeordnet.

Die Enthauptung des Johannes fehlt in der Tornabuoni-Kapelle. Stellvertretend wird jedoch in einem Fresko der Fensterwand das Martyrium des Dominikanerheiligen Petrus Martyr geschildert. Vielleicht ist damit eine Gleichsetzung des Dominikaners mit dem Täufer gemeint.

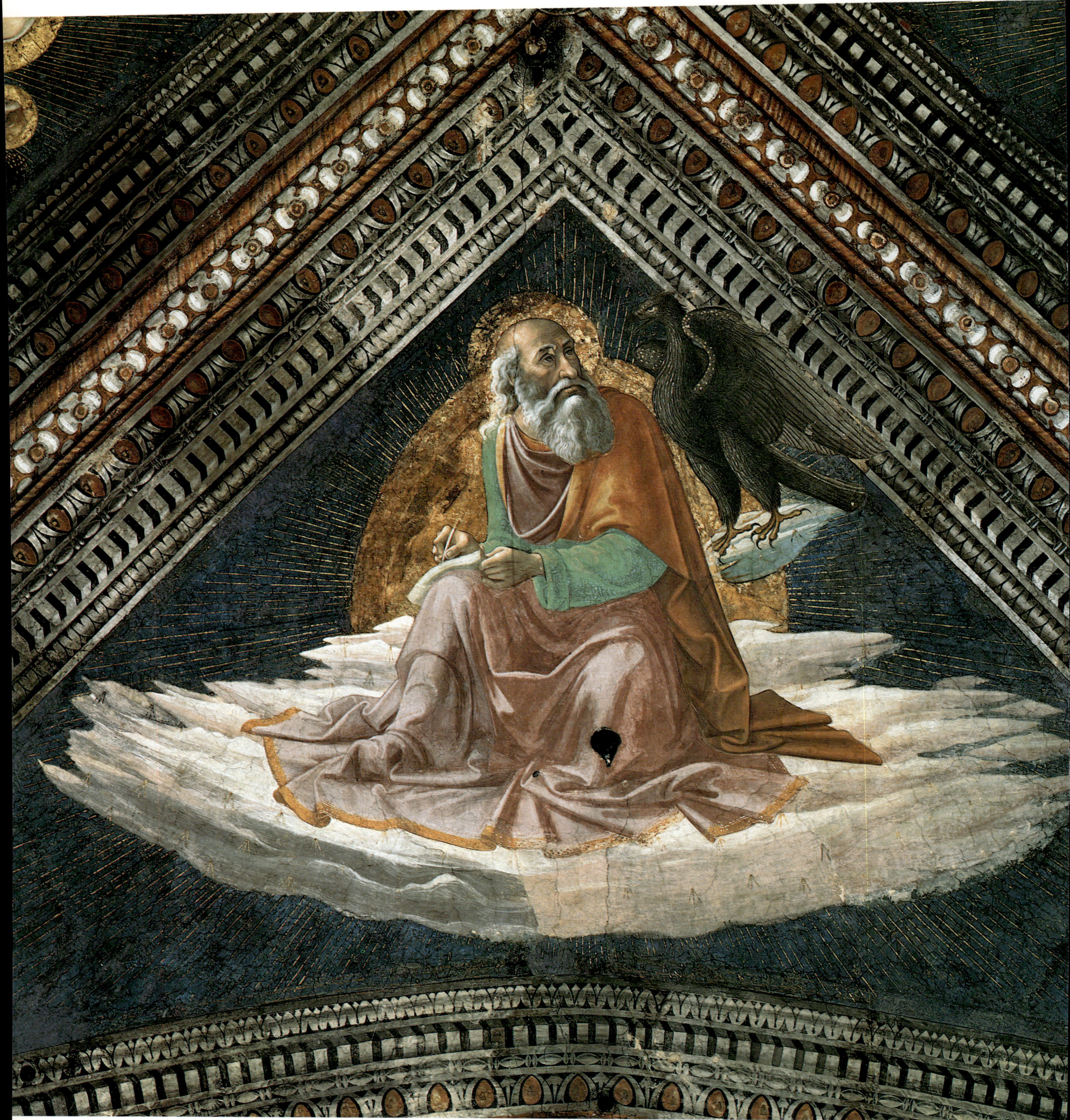

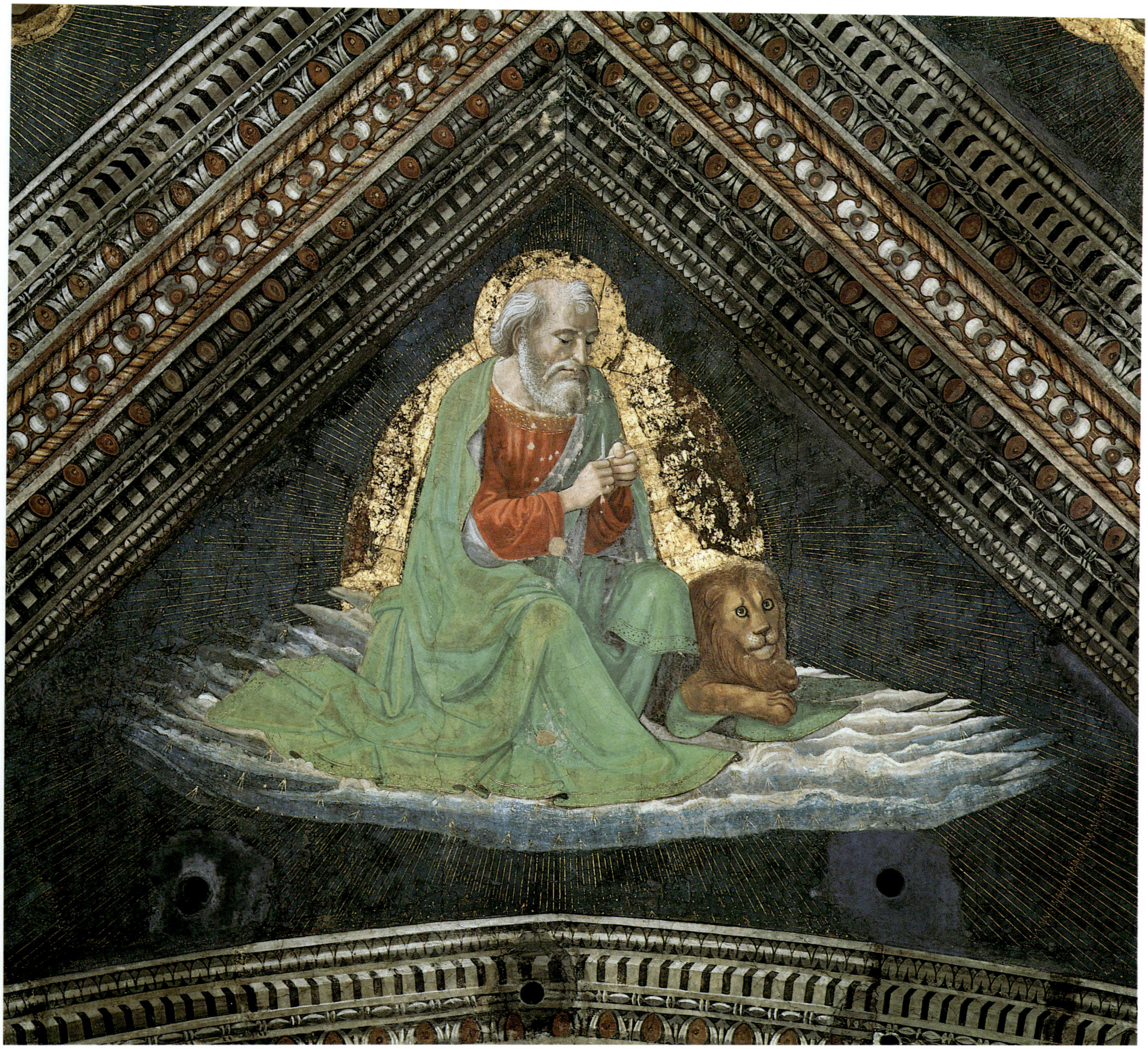

102 (links) *Evangelist Matthäus*, 1486–1490, Gewölbefresko Cappella Tornabuoni, S. Maria Novella, Florenz

Der Evangelist Matthäus schreibt die göttlichen Worte, die ihm sein Symboltier, der Adler, übermittelt, auf einem Stück Papier nieder.

103 *Evangelist Markus*, 1486–1490, Gewölbefresko Cappella Tornabuoni, S. Maria Novella, Florenz

Konzentriert spitzt der Evangelist Markus sein Schreibwerkzeug mit einem Messer. Das ihm zu Füßen liegende Symboltier, der Löwe, blickt mit großen Augen in die Kapelle hinab.

Die vier Evangelisten schweben auf Wolken in den gotischen Gewölbekappen der Tornabuoni-Kapelle (Abb. 102–105). Zur Gesamtausstattung der Kapelle gehörten außerdem drei Tafelbilder, die in Ghirlandaios Werkstatt gefertigt wurden. Das Altarbild der Kapellenrückwand ging 1804 bei Bauarbeiten verloren, wogegen sich die Vorder- und Rückseite des Hauptaltarbildes heute in München und Berlin befinden.

Mit der Tornabuoni-Kapelle schufen Ghirlandaio und seine Werkstatt vier Jahre vor dem Tod des Meisters ein grandioses Gesamtkunstwerk. Dieser größte Auftrag Ghirlandaios erreicht beinahe den Umfang der frühen Großprojekte Giottos in Assisi und Padua oder Michelangelos späterer Fresken der Sixtinischen Kapelle. Mit seinen Gewölbe- und Wandfresken, den Tafelbildern sowie den Entwürfen für die Fenster brachte Ghirlandaio in S. Maria Novella ein bis heute beeindruckendes großartiges Ensemble hervor. Zusammen mit der Sassetti- und der Fina-Kapelle kann es als wichtiges Beispiel einer Kapellenausstattung am Ende des Quattrocento seinen festen Platz in der Kunstgeschichte beanspruchen.

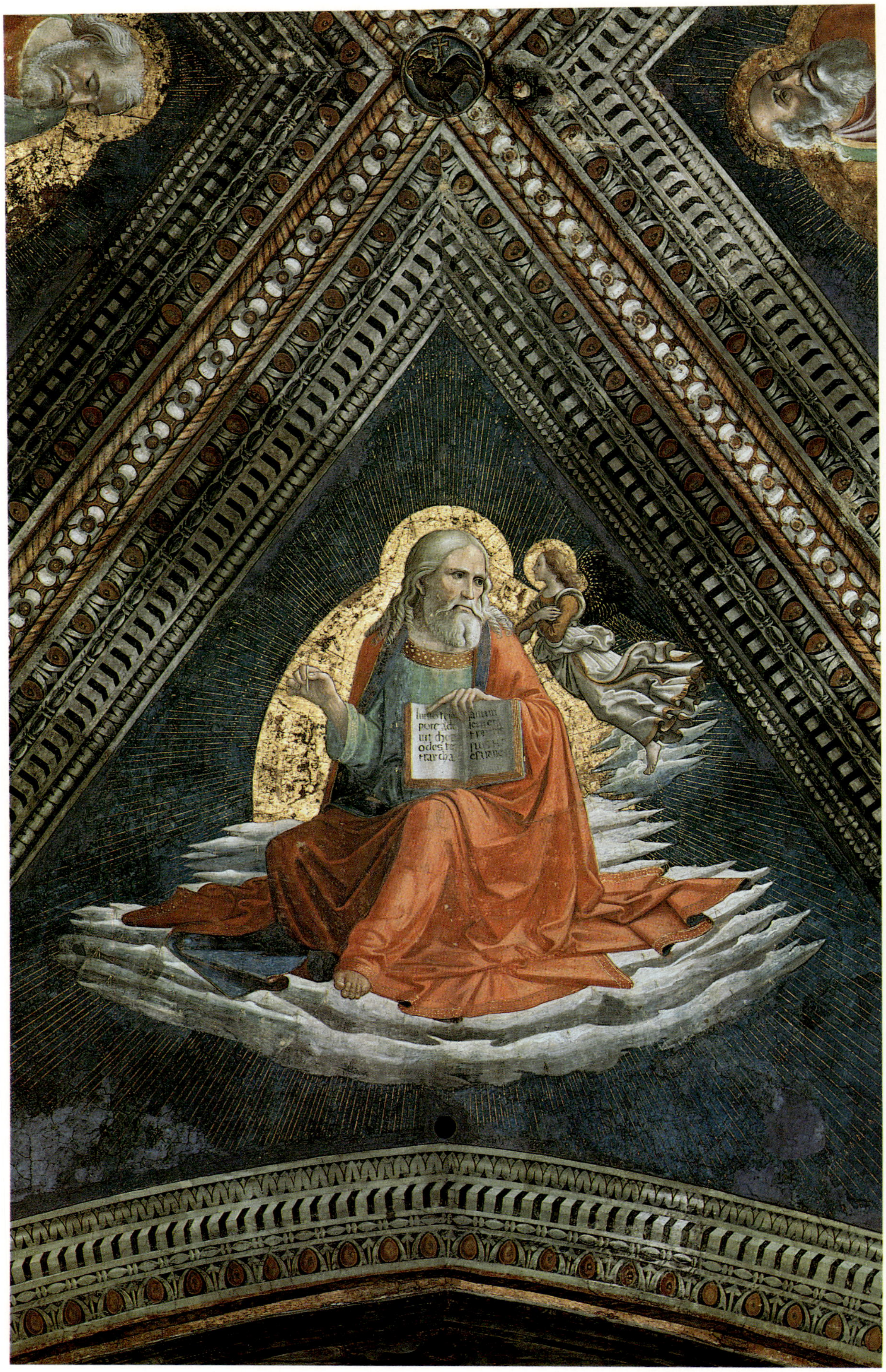

104 (links) *Evangelist Johannes*, 1486–1490
Gewölbefresko
Cappella Tornabuoni, S. Maria Novella, Florenz

Der Evangelist Johannes hält mit spitzen Fingern den Griffel in seiner Rechten, während er mit seiner Linken dem Betrachter ein aufgeschlagenes Buch präsentiert. Derweil blickt er aufmerksam zu seinem Symbol, dem kleinen Engel. In wehendem Gewand kommt dieser dem Evangelisten ganz nahe, um ihm das Wort Gottes zu überbringen.

105 (rechts) *Evangelist Lukas*, 1486–1490
Gewölbefresko
Cappella Tornabuoni, S. Maria Novella, Florenz

Der als jüngerer Mann dargestellte Evangelist Lukas, mit braunem Haar und Bart, blickt in ein Büchlein auf seinem Knie und schreibt die Heilsgeschichte nieder. Zu seiner Linken ruht ein realistisch gegebener Stier, sein Symboltier, dessen großes schwarzes Auge durch die Glanzlichter ganz gutmütig wirkt.

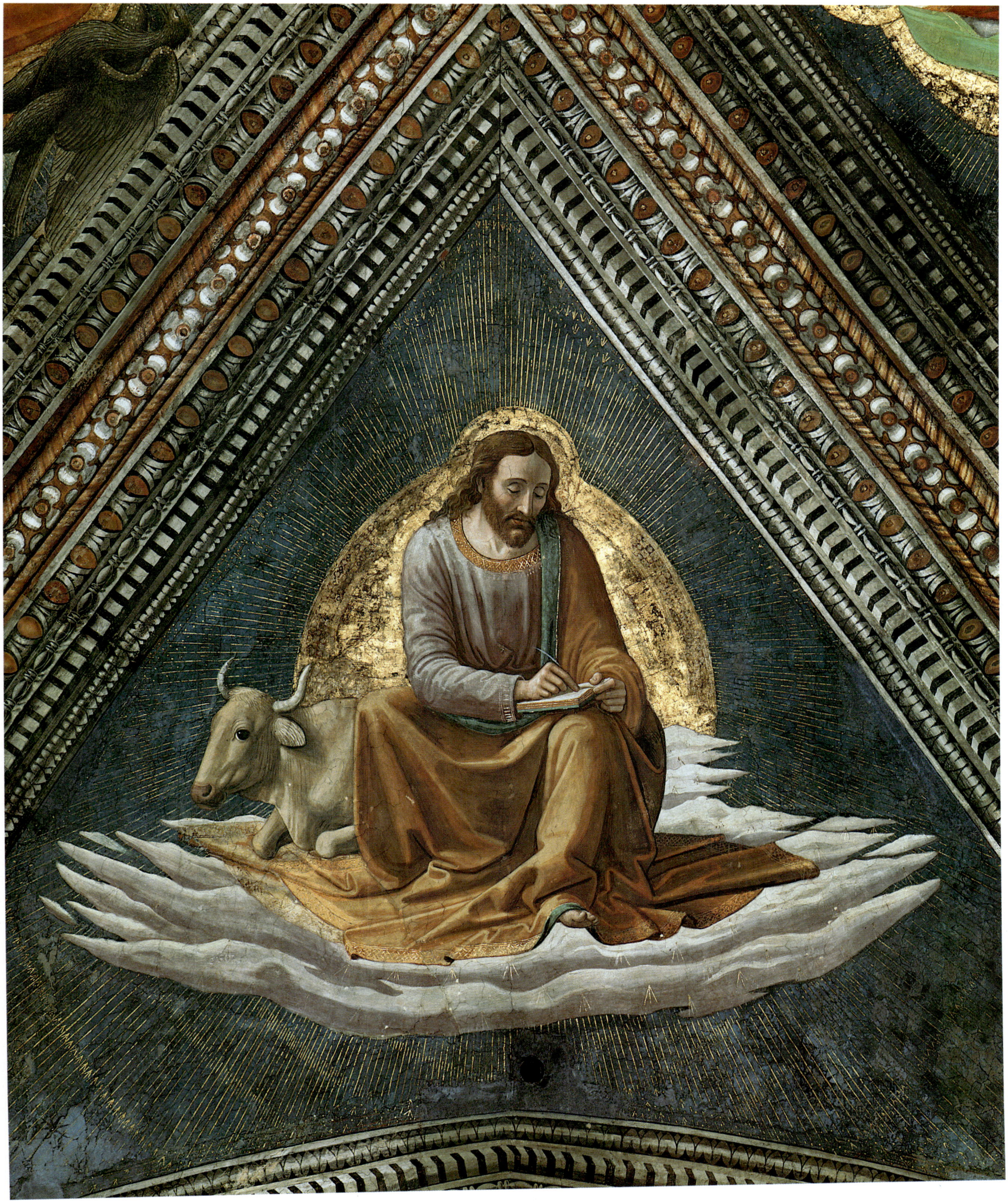

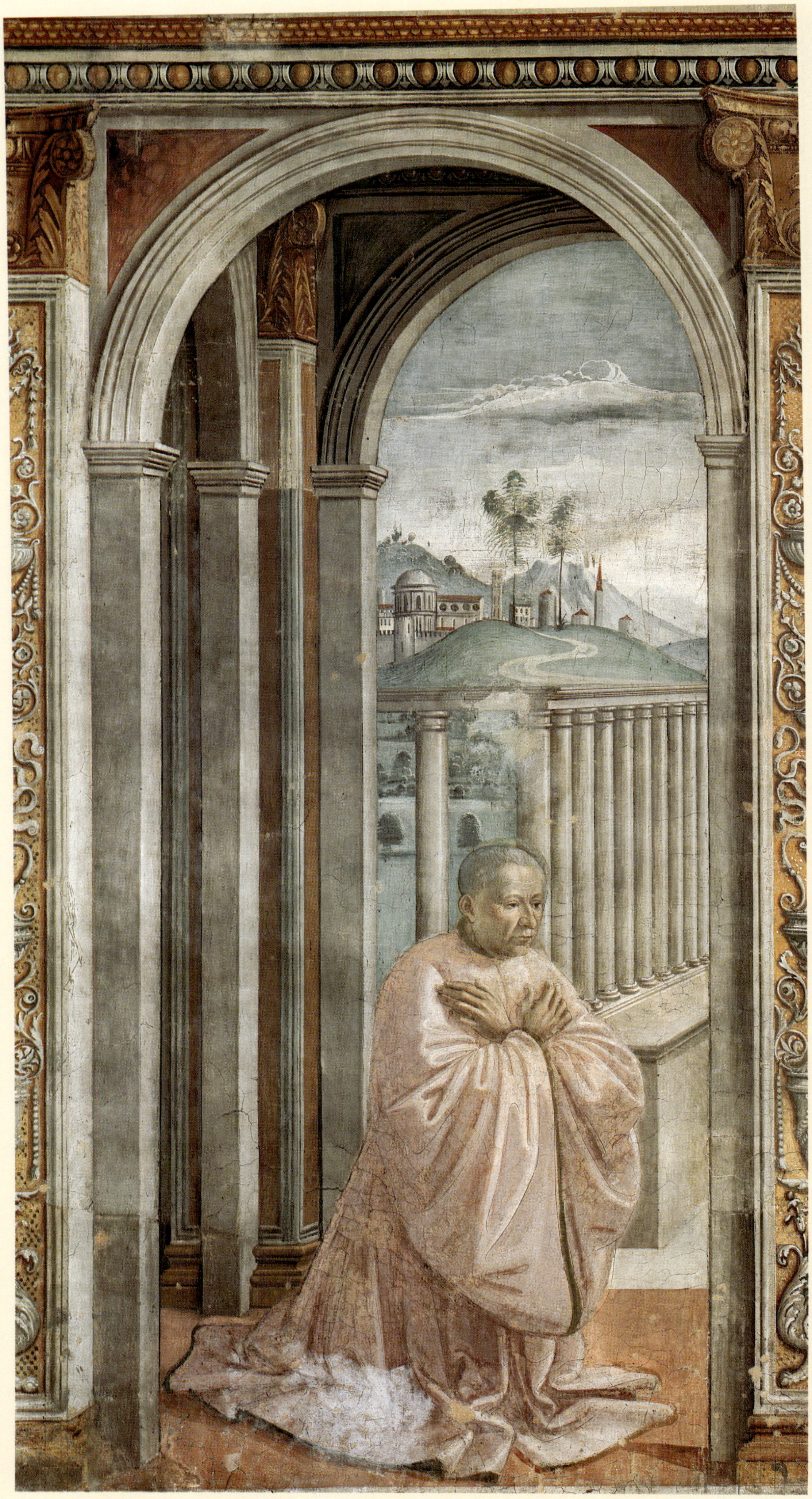

MACHT, GELD UND KUNST: DER FLORENTINER STADTADEL UND DAS REICHE BÜRGERTUM

Die immer wieder vertretene Ansicht, Ghirlandaio gebe in seinen Monumentalfresken ein genaues Abbild von der Lebensweise der Florentiner während der Renaissance und habe das alltägliche Leben des 15. Jahrhunderts ins Bild geholt, muß relativiert werden. Zwar schildert der Maler Wesen und Gehabe der vornehmen florentinischen Welt und führt die Pracht ihrer Räume, den Prunk ihrer Gewänder und die in ihr lebenden Menschen in eindrucksvollen Porträts vor; doch so, wie diese Figuren uns heute erscheinen, werden sie sich nicht im Alltag verhalten haben. In erster Linie präsentiert der Maler die idealisierten Höhepunkte im öffentlichen Leben älterer, wohlhabender und gebildeter Männer. Das einfache Volk bleibt zumeist ganz außen vor. Warum dem so ist, kann ein Vertrag zwischen Ghirlandaio und Tornabuoni über die Ausmalung der Chorkapelle von S. Maria Novella verdeutlichen. Er gibt Aufschluß über das Verhältnis zwischen Auftraggeber und Künstler, welches auch bei anderen Werken ähnlich gewesen sein wird. Im Vertragstext verlangt der Stifter, die Kapelle »mit edlen, würdigen, auserlesenen und dekorativen Wandbildern zu schmücken, als ein Akt der Ehrfurcht und der Liebe zu Gott, sowie zur Erhöhung seines Hauses und seiner Familie und zur Steigerung des Ansehens der Kirche und der Kapelle.« Der Vertrag fordert nach der Aufzählung der zu verwendenden Farben und der zu malenden Szenen:

»Und in all den oben erwähnten Historien und Bildern, an allen Wänden der Kapelle, an der Decke, dem Gewölbe, den Säulen soll er (Ghirlandaio) malen und darstellen Figuren, Gebäude, Burgen, Städte, Berge, Hügel, Ebenen, Felsen, Gewänder, Tiere, Vögel und Vieh aller Art, wie es Giovanni (dem Stifter) genehm erscheint.« Eine solche Forderung garantierte zwar den Aufwand an Arbeit, aber nicht ihre künstlerische Qualität. Die von Ghirlandaio in die biblischen Szenen integrierten Porträts seiner Zeitgenossen wurden im Vertrag nicht erwähnt. Doch der Künstler hatte für jede einzelne Szene genaue Entwürfe zu liefern, wobei dem Stifter das Recht vorbehalten blieb, nach seinen Wünschen Änderungen jeglicher Art zu verlangen.

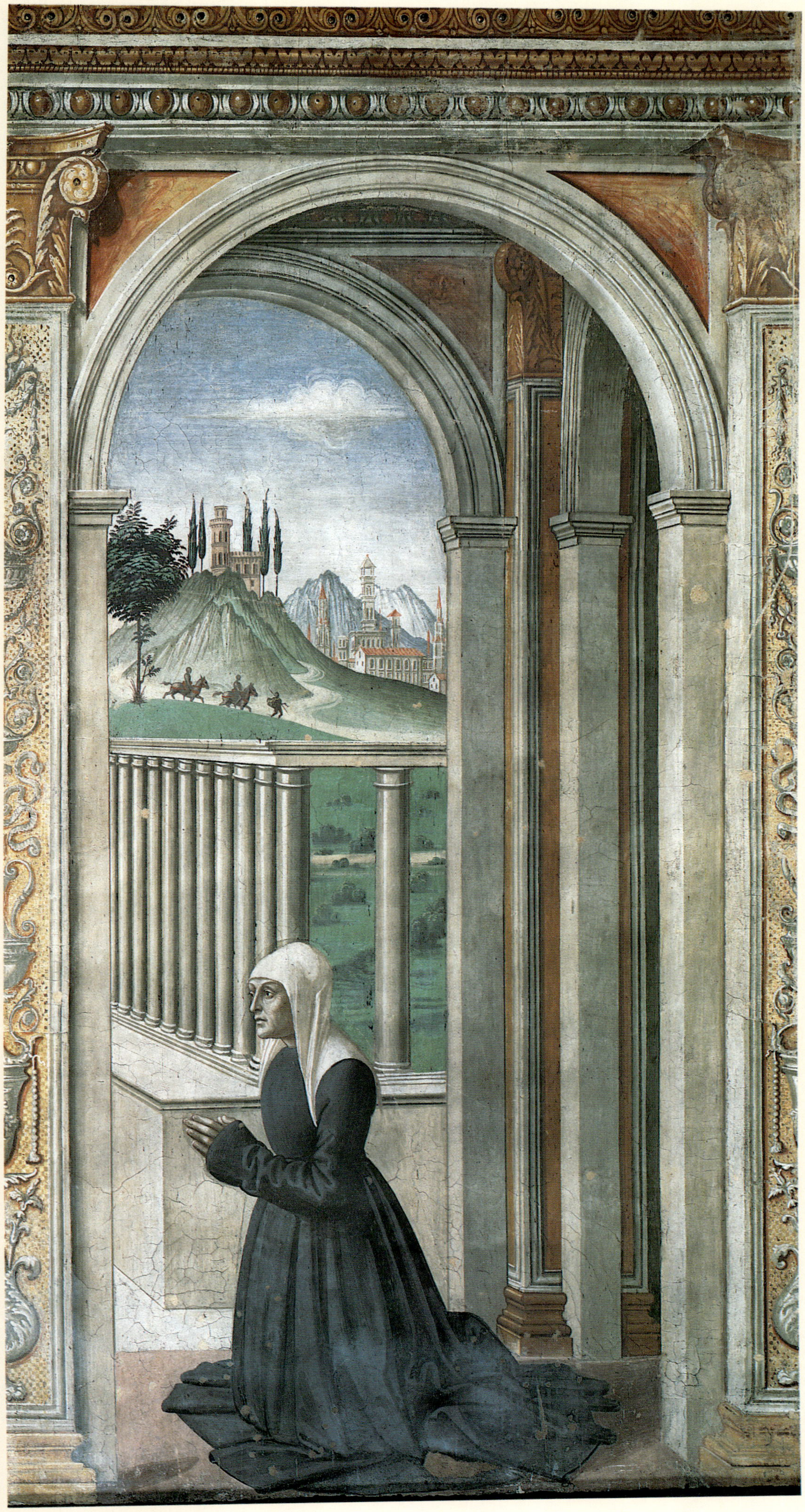

Nach dem Willen seines Auftraggebers schuf Ghirlandaio ein Idealbild (Abb. 106, 107). Ein Schein wird entworfen, den die Herrschenden zu ihrer Verherrlichung und zur Rechtfertigung ihres Reichtums wünschten. Die Förderung der Künste war keineswegs so uneigennützig, wie der Mythos des Mäzenatentums glauben machen möchte. Reiche Kaufleute und vor allem Bankiers standen häufig unter dem Verdacht, das Wucherverbot übertreten zu haben. Die Legitimierung des eigenen Reichtums durch fromme Stiftungen war daher eine der Triebkräfte, Kunst zu fördern. Allzu oft wollten sich die Stifter in die Nähe der Heilsfiguren und damit ins rechte Licht rücken. Kunst galt ihnen als Mittel zur Darstellung von Macht und zur demonstrativen Zurschaustellung ihrer Frömmigkeit. Sie wollten sich im Bild von Fürsten, Geistesgrößen und auch Künstlern umgeben sehen.

Auf diese Weise ist es einigen Stiftern bis heute gelungen, sich selbst mit dem Ruhm der Künstler zu verbinden. Es entstand eine faszinierende Symbiose von Kunst, Macht und Mäzenatentum, in der sich die Künstler erst langsam – vor allem im Jahrhundert nach Ghirlandaio – Freiräume schufen.

106 (links) Stifterbildnis, *Giovanni Tornabuoni*
1486–1490
Fresko
Cappella Tornabuoni, S. Maria Novella, Florenz

Mit demütig vor der Brust verschränkten Armen kniet der reiche Bankier betend in einer offenen Bogenarchitektur vor einem Landschaftsausblick. Landschaft und Architektur werden auf der rechten Seite im Bildfeld mit seiner Frau perspektivisch richtig fortgeführt. Die Säulenreihe hinter ihm verleiht dem Bild eine große Raumtiefe.

107 Stifterbildnis, *Francesca Pitti-Tornabuoni*
1486–1490
Fresko
Cappella Tornabuoni, S. Maria Novella, Florenz

Die Frau des Stifters kniet betend auf der rechten Seite ihrem Mann gegenüber. Zur Entstehungszeit des Freskos war sie bereits einige Jahre verstorben. Vielleicht verweist ihr bleiches Gesicht darauf.

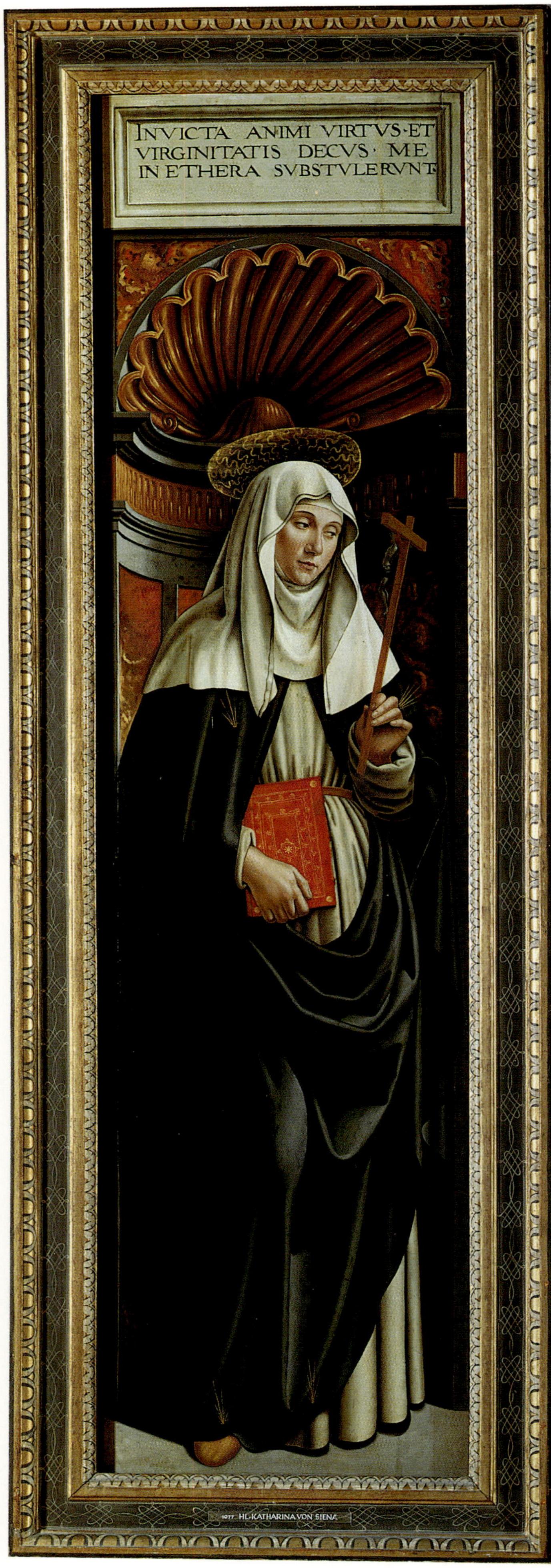
INVICTA ANIMI VIRTVS·ET
VIRGINITATIS DECVS· ME
IN ETHERA SVBSTVLERVNT
1077 HL·KATHARINA VON SIENA

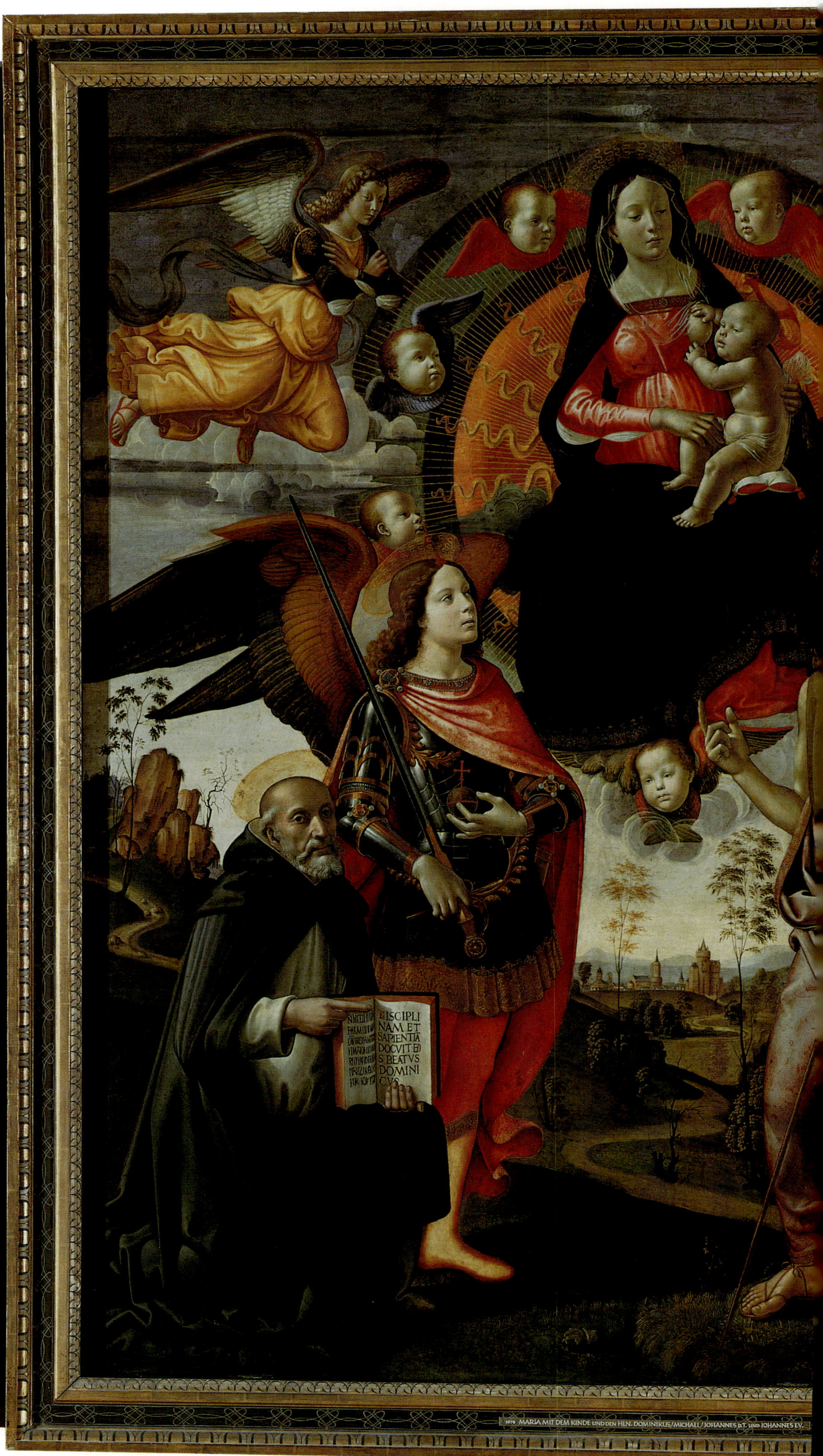
DISCIPLI
NAM ET
SAPIENTIA
DOCVIT EO
S BEATVS
DOMINI
CVS
1076 MARIA MIT DEM KINDE UND DEN HLN. DOMINIKUS/MICHAEL/JOHANNES D.T. UND JOHANNES EV.

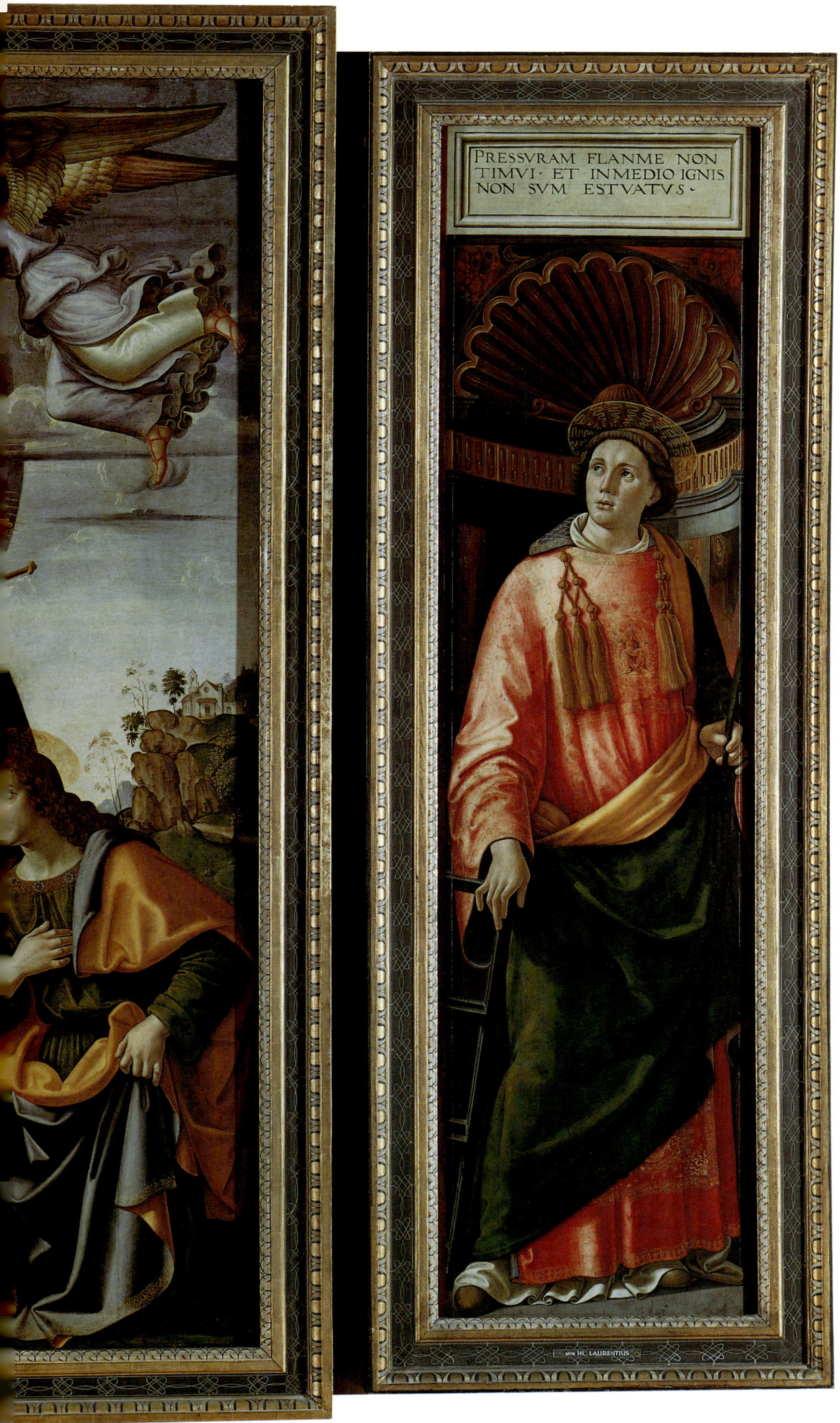
PRESSVRAM FLANME NON
TIMVI· ET INMEDIO IGNIS
NON SVM ESTVATVS·
HL. LAURENTIUS

Tafelbilder

Ghirlandaios große Leistung war die Ausmalung zumeist privater Kapellen mit monumentalen Fresken. Dafür war er berühmt und als Künstler begehrt. Doch zur Ausstattung einer Kapelle gehörte immer ein Altaraufsatz, bei dem es sich in der Regel um Altargemälde handelte. Die in der Gotik üblichen Altarbilder mit vielen einzelnen Tafeln und Darstellungen vor Goldgrund hatten sich zu Ghirlandaios Zeit verwandelt. Ein neuer Typ des Altarbildes war üblich geworden: die quadratische Tafel.

Obwohl Ghirlandaio in vielen Motiven von flämischen Tafelbildern beeinflußt war, übernahm er deren neue Technik mit Öl als Malmittel nicht, sondern arbeitete zeitlebens vorwiegend in der Tempera-Technik. Zwei Tafelbilder Ghirlandaios wurden bereits an früherer Stelle beschrieben: Die Madonna mit Heiligen in Lucca von circa 1479 (Abb. 10) und die *Anbetung der Hirten* in der Sassetti-Kapelle von 1485 (Abb. 59).

Doch nicht nur dort, sondern auch in der größeren Tornabuoni-Kapelle sorgte Ghirlandaio, wie erwähnt, für die komplette malerische Ausstattung. Zum Gesamtvolumen jenes Auftrags gehörte das Tafelbild für den Hauptaltar der Kirche S. Maria Novella – die *Pala Tornabuoni* – und dessen Rückseite zur Chor-Kapelle hin. Während das Sassetti-Bild mit der Anbetung der Hirten noch immer am ursprünglichen Ort von den seitlich freskierten Stiftern angebetet wird, wurde das Ensemble der Tornabuoni-Kapelle im Jahr 1816 auseinander gerissen. Das Hauptaltarbild, welches die wichtigsten Heiligen für diesen Ort vereint, ist heute in München zu sehen (Abb. 108), während die Rückseite des Bildes mit der *Auferstehung Christi* nach Berlin gelangte (Abb. 109). Beide Werke wurden in den letzten Lebensjahren Ghirlandaios begonnen und wahrscheinlich erst nach seinem Tod vollendet, weshalb darüber diskutiert wird, welche Teile vom Meister selbst und welche von der Werkstatt gemalt worden sind.

108 *Madonna in der Gloriole mit Heiligen (Pala Tornabuoni),* um 1490–1496
Holz, 221 x 198 cm
Alte Pinakothek, Bayerische Staatsgemäldesammlung, München

Maria, die Hauptpatronin der Kirche, schwebt mit ihrem Kind von Engeln umgeben in einer Gloriole über dem Hl. Domenikus, dem die Mönche von S. Maria Novella nachfolgen. Ihr Ordensgründer kniet mit einem Buch vor dem Erzengel Michael. Rechts steht der Täufer Johannes vor dem knienden Evangelisten Johannes. Dem Täufer ist der Freskenzyklus auf der rechten Chorkapellenwand gewidmet.

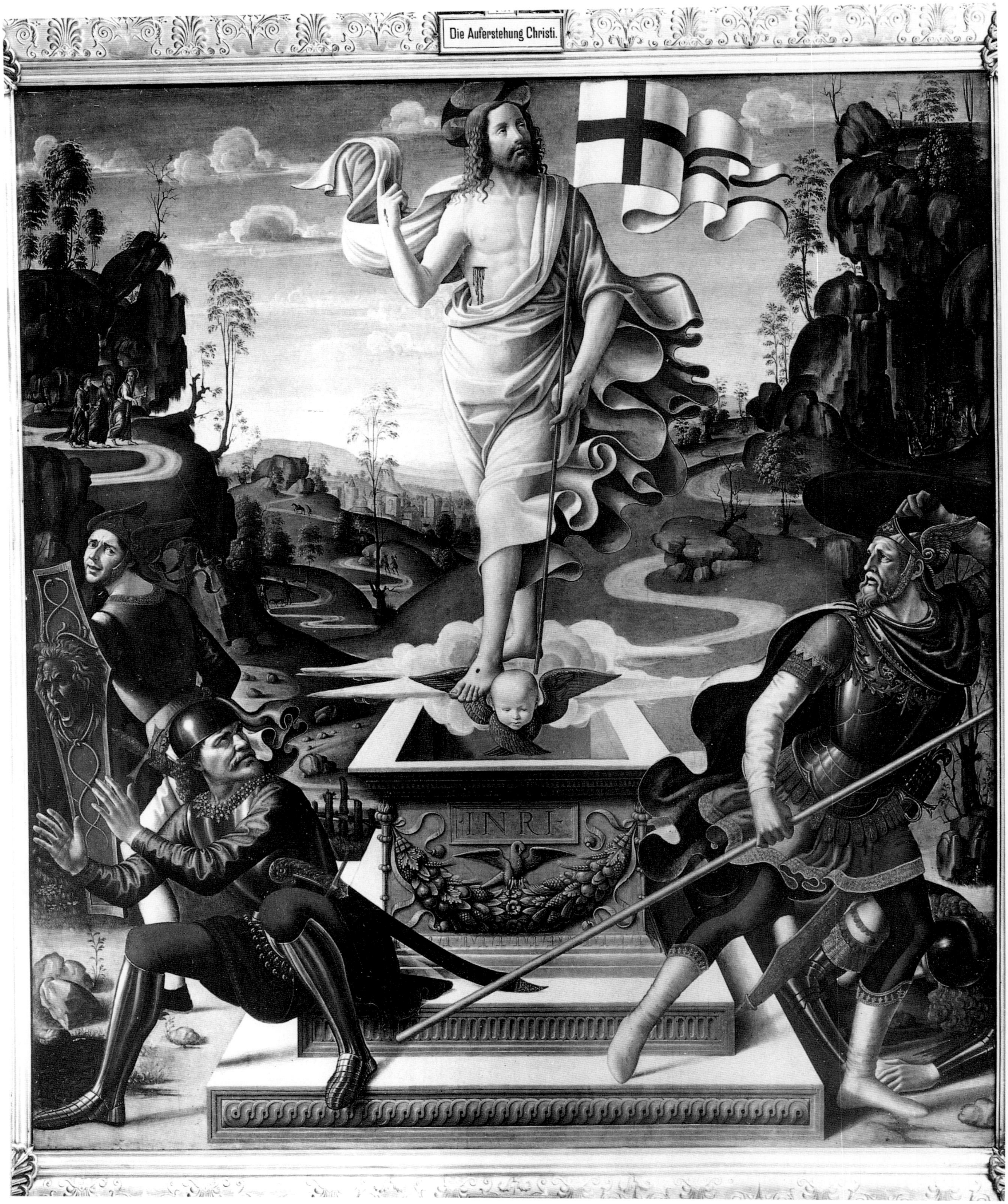
Die Auferstehung Christi.
I N R I

LASST UNS PREISEN DEN HERRN – SZENEN MIT DER ANBETUNG DER KÖNIGE

Angesichts seiner Großprojekte konnte der Meister kaum solche Altargemälde persönlich ausführen. Das war auch den Stiftern bekannt, weshalb einige vertraglich auf Eigenhändigkeit der von ihnen bezahlten Ware bestanden. So bestellte der Prior eines Waisenhauses am 28. Oktober 1485 bei Ghirlandaio ein Tafelbild mit der *Anbetung der Könige* (Abb. 110–114). Das Bild war für den Hauptaltar des Ospedale degli Innocenti, des sogenannten Findelhauses, bestimmt. Ein Fra Bernardo trat als Makler auf und verfaßte einen Vertrag, der Folgendes verlangte: Ghirlandaio habe »besagte Tafel eigenhändig zu kolorieren, in der Art, wie es auf einer Papierzeichnung zu erkennen ist, mit den Figuren und in der Art, die darin gezeigt ist, und in allen Einzelheiten dem gemäß, was ich, Fra Bernardo, für das beste halte; er darf nicht von der Art und der Komposition der besagten Zeichnung abweichen.« Außerdem sollte der Künstler die Tafel auf eigene Kosten kolorieren und dabei gute Farben benutzen. Auch die Qualität der besonders teuren Farbe Blau wurde vertraglich exakt festgelegt: Der Maler hatte »Ultramarin im Werte von 4 Florinen die Unze« zu verwenden. Ghirlandaio sollte das Tafelbild nach dreißig Monaten liefern und dafür 115 große Florinen erhalten, falls die Tafel diesen Betrag wert sei.

109 (links) *Auferstehung Christi*, um 1490–1496
Holz, 221 x 199 cm
Gemäldegalerie, Staatliche Museen Preußischer Kulturbesitz, Berlin

Vor dem auferstandenen Christus, der über einem antikischen Sarkophag zum Himmel emporsteigt, fliehen die Grabwächter in panischer Angst. Ihre Rüstungen, Schilde und Helme sind detailreich wiedergegeben, die erschreckten Gesichter der Soldaten sind großartig geschildert. Im linken Hintergrund nahen die drei Marien, die das Grab Christi leer vorfinden werden.

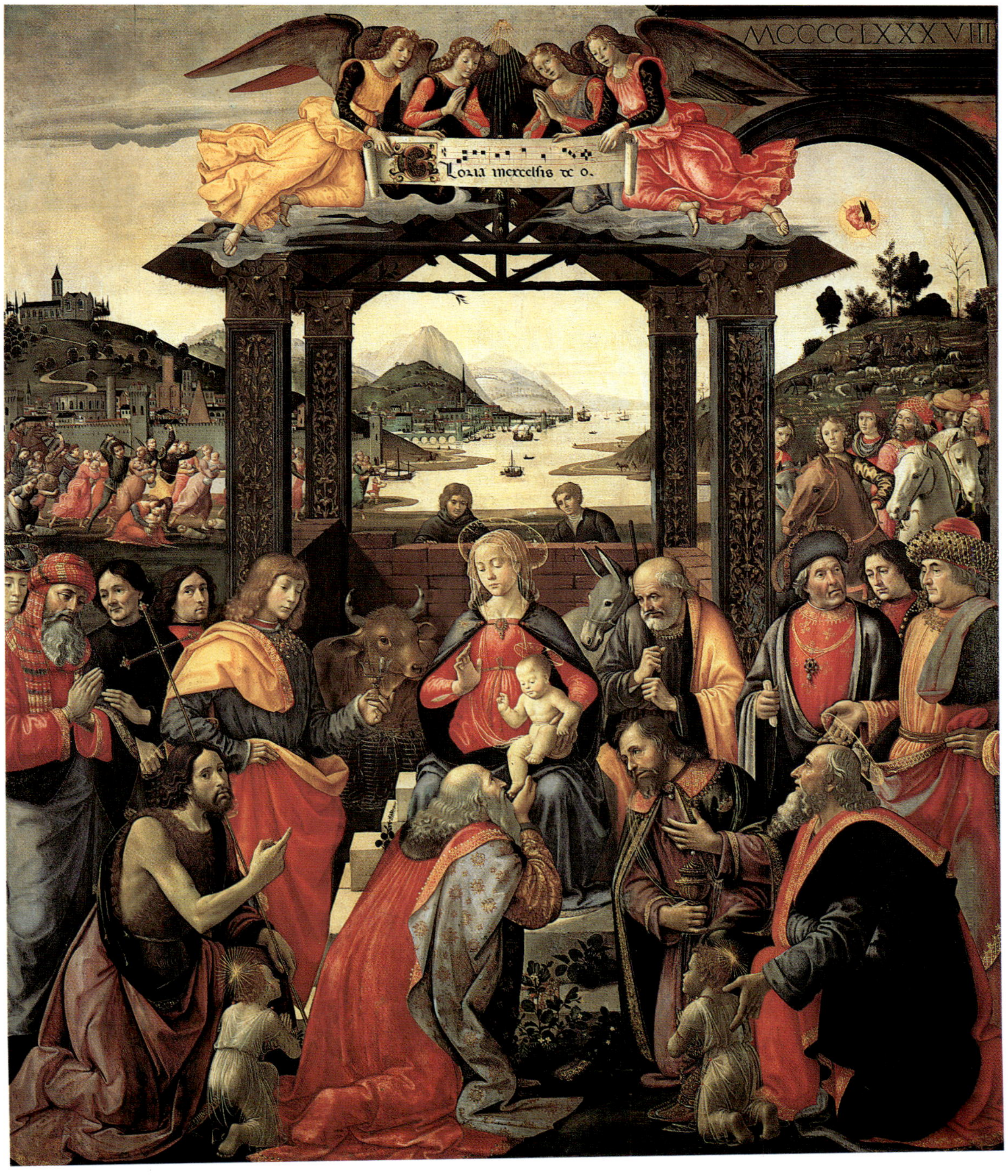

110 *Anbetung der Könige*, 1488
Holz, 285 x 243 cm
Ospedale degli Innocenti, Florenz

Es fällt nicht leicht, die drei Könige zu erkennen, da auch andere Heilige an der Anbetung teilnehmen. Links kniet Johannes der Täufer und deutet auf die Madonna. Stellvertretend für die Waisenkinder des Ospedale knien im Vordergrund zwei der unschuldig beim Kindermord von Bethlehem hingemetzelten Knaben. In ihren Gesichtern, an Armen und im Nacken klaffen blutende Wunden.

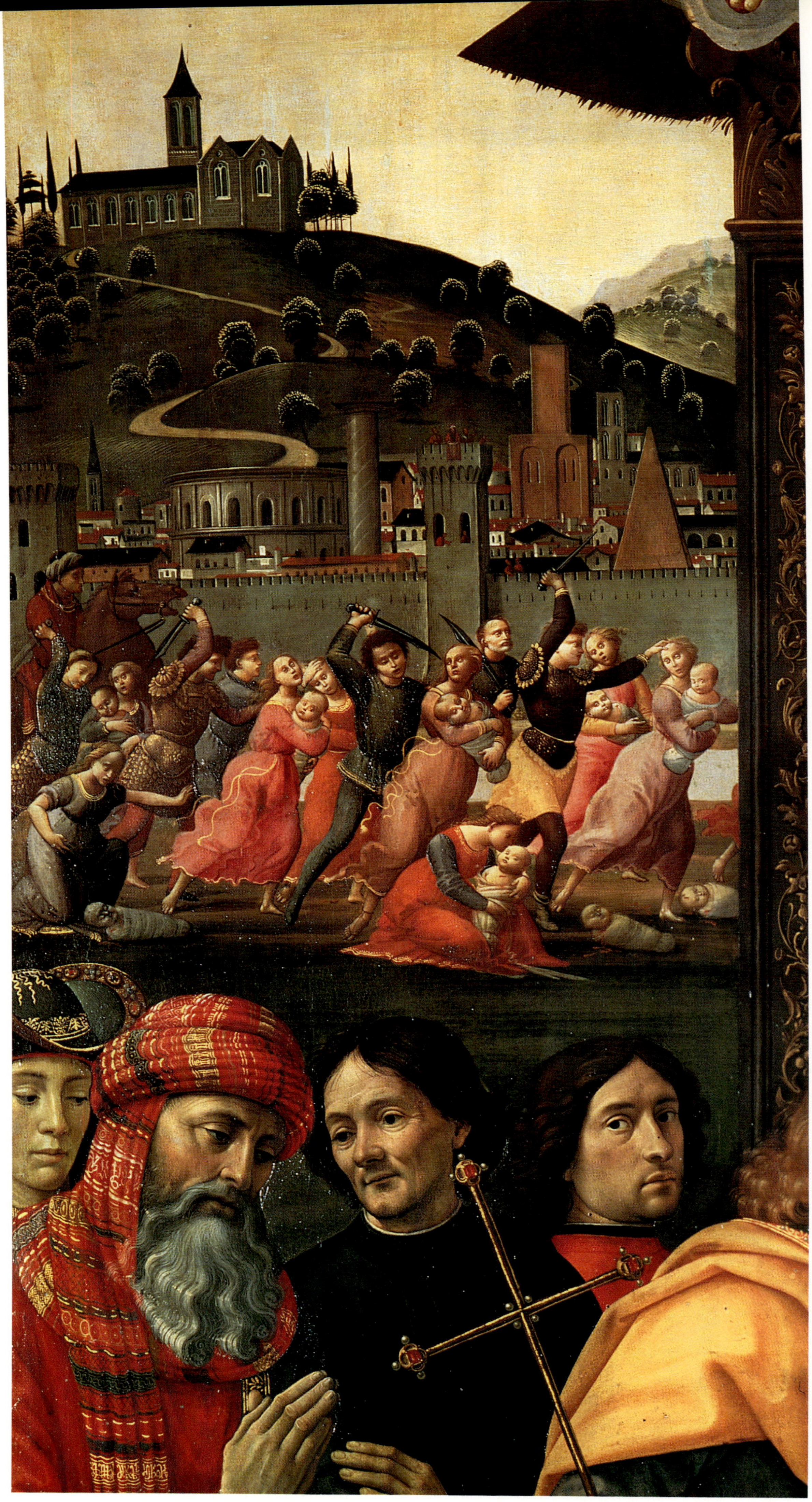

111 *Anbetung der Könige* (Detail Abb. 110)

Bescheidener als in anderen Werken blickt hier wieder der Künstler aus dem Bild heraus. In dem schwarz gekleideten Geistlichen vor ihm wird der Auftraggeber des Tafelbildes, Francesco di Giovanni Tesori, vermutet. Über den beiden Porträts ist der Kindermord von Bethlehem dargestellt. Die Stadtkulisse dahinter soll mit einigen Monumenten wie dem Kolosseum, der Trajanssäule, der Torre delle Milizie und einer Pyramide an römische Bauwerke erinnern.

112 *Anbetung der Könige* (Detail Abb. 110)

Hier zeigt Ghirlandaio Interesse für feine Kopfbedeckungen und aufwendigen Schmuck, der wie in flämischen Bildern äußerst detailliert und variationsreich wiedergegeben ist. Die drei Männerköpfe scheinen Porträts zu sein, lassen sich aber nicht mehr identifizieren.

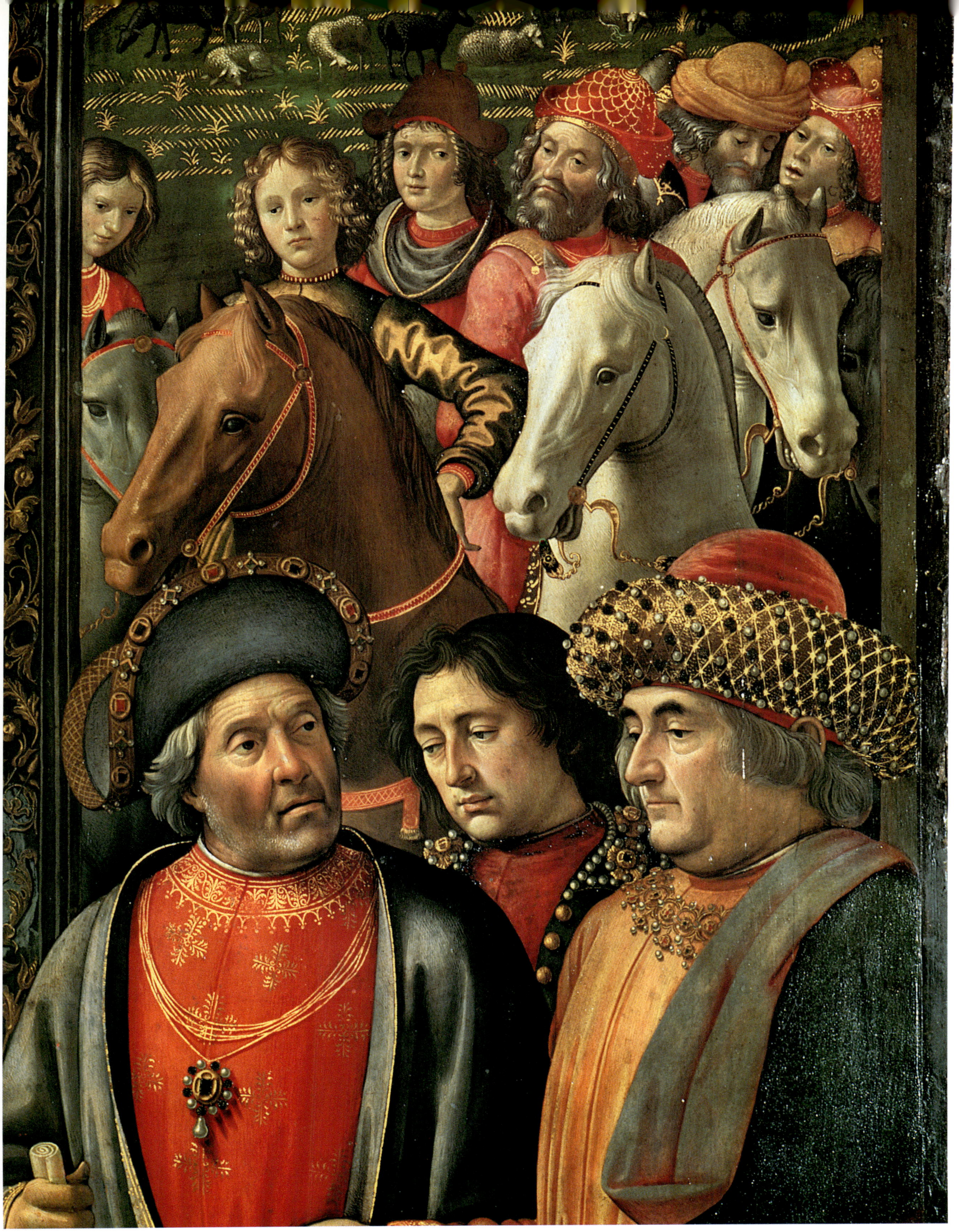

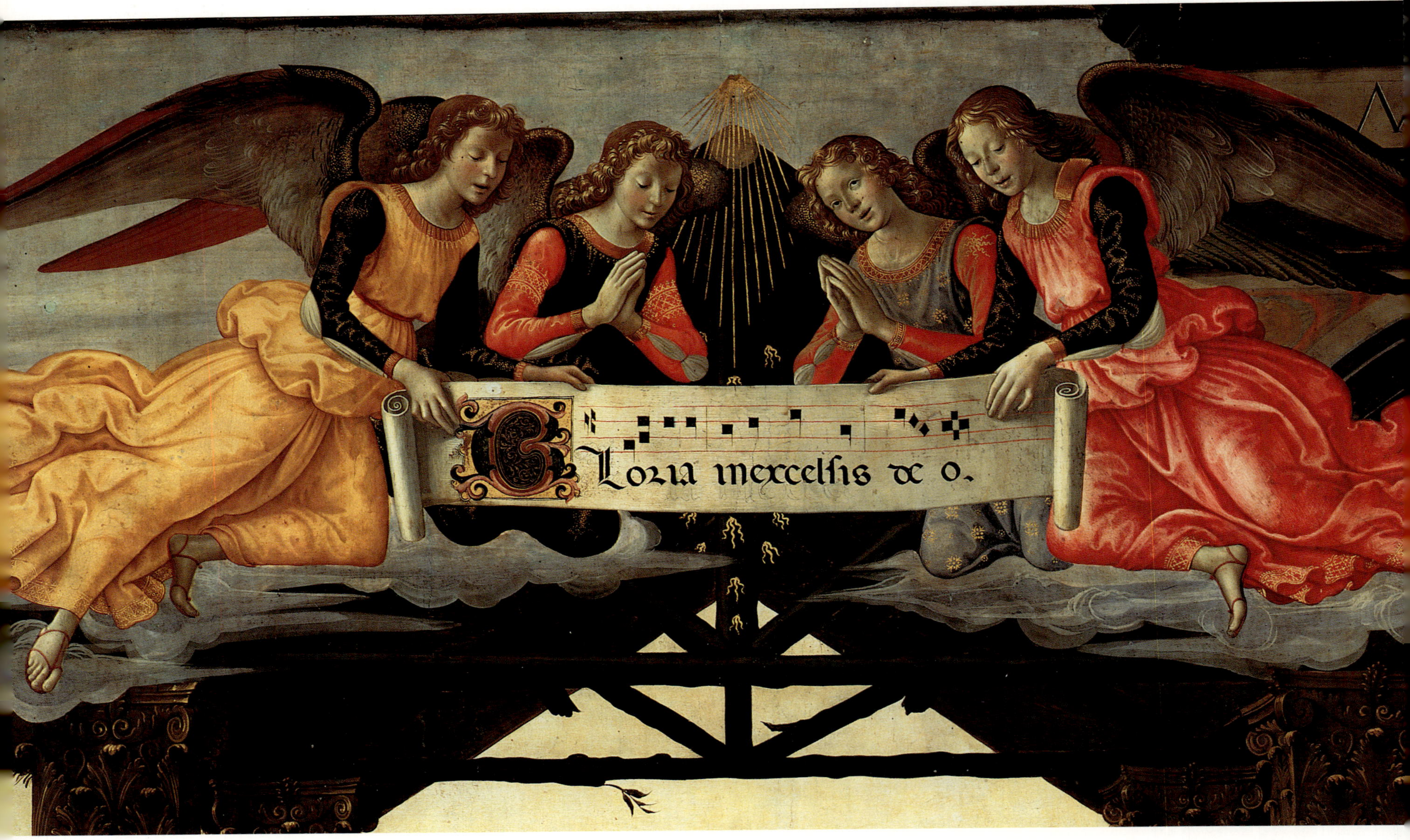

113 *Anbetung der Könige* (Detail Abb. 110)

Über der Szene schweben vier Engel mit einer Schriftrolle, auf welcher »Gloria in excelsis deo« mit Noten zu lesen ist. Der Engelschor stimmt bereits diesen Gesang an. Als Aufforderung, in die Lobpreisung Gottes einzustimmen, halten die Engel dem Betrachter demonstrativ die Noten entgegen.

114 (rechts) *Anbetung der Könige* (Detail Abb. 110)

Die sehr gelungene Landschaft ist mit vielen Figuren bevölkert. Schiffe aller Art fahren mit zum Teil geblähten Segeln über das Wasser. Hinter einer provisorischen Mauer, die den Stall abtrennt, beobachten zwei einfach gekleidete Männer neugierig die Anbetung des Kindes.

Die Entscheidung darüber lag beim Makler des Vertrages, der sich im Text zusicherte: »und ich kann eine Meinung über ihren Wert oder ihre künstlerische Ausführung einholen, bei wem es mir beliebt, und wenn sie den festgesetzten Preis nicht wert scheint, wird er (der Künstler) um soviel weniger erhalten, wie ich, Fra Bernardo, für richtig erachte.«

Das 1488 vollendete Werk gefiel nicht nur dem Makler und Auftraggeber, sondern gilt noch heute als eines des besten Tafelbilder Ghirlandaios. Der Maler erhielt seinen vereinbarten Lohn und noch zusätzliches Geld für eine Predella.

In dieser *Anbetung der Könige* ist die durchdachte Farbregie des Meisters zu bewundern. Gleichmäßig verteilt Ghirlandaio die leuchtenden Farbwerte: Maria in der Mitte trägt einen blauen Mantel über einem roten Kleid. Der älteste, vor ihr kniende König zeigt eine Abwandlung dieser Farben in Kombination mit Gelb. Links von Maria ist der jüngste König mit dem kostbaren Glas in der Hand – man könnte ihn für den Evangelisten Johannes halten – ebenfalls mit den Farben Blau und Gelb am Oberkörper, ergänzt durch Rot bekleidet.

Die Figur mit kostbarem Hut am rechten Bildrand wiederholt diese Farbkombination, verkehrt aber die Farben Gelb und Blau. In der zweiten Figur von rechts mit dem blauen Hut erscheinen wieder die Madonnenfarben Rot und Blau, die am linken Bildrand in dem Bärtigen mit Turban erneut gegeben werden.

Zwischen dem Mann mit blauem Hut rechts und der Madonna setzt der Maler in der Figur des Joseph einen gelben Akzent mit abgeschwächtem Blau. Allein in dieser Figurenreihe ergibt sich ein Farbrhythmus von links nach rechts: Rot und Blau, Gelb, Blau und Rot, Rot und Blau, Gelb und Blau, Rot und Blau, Gelb, Blau und Rot.

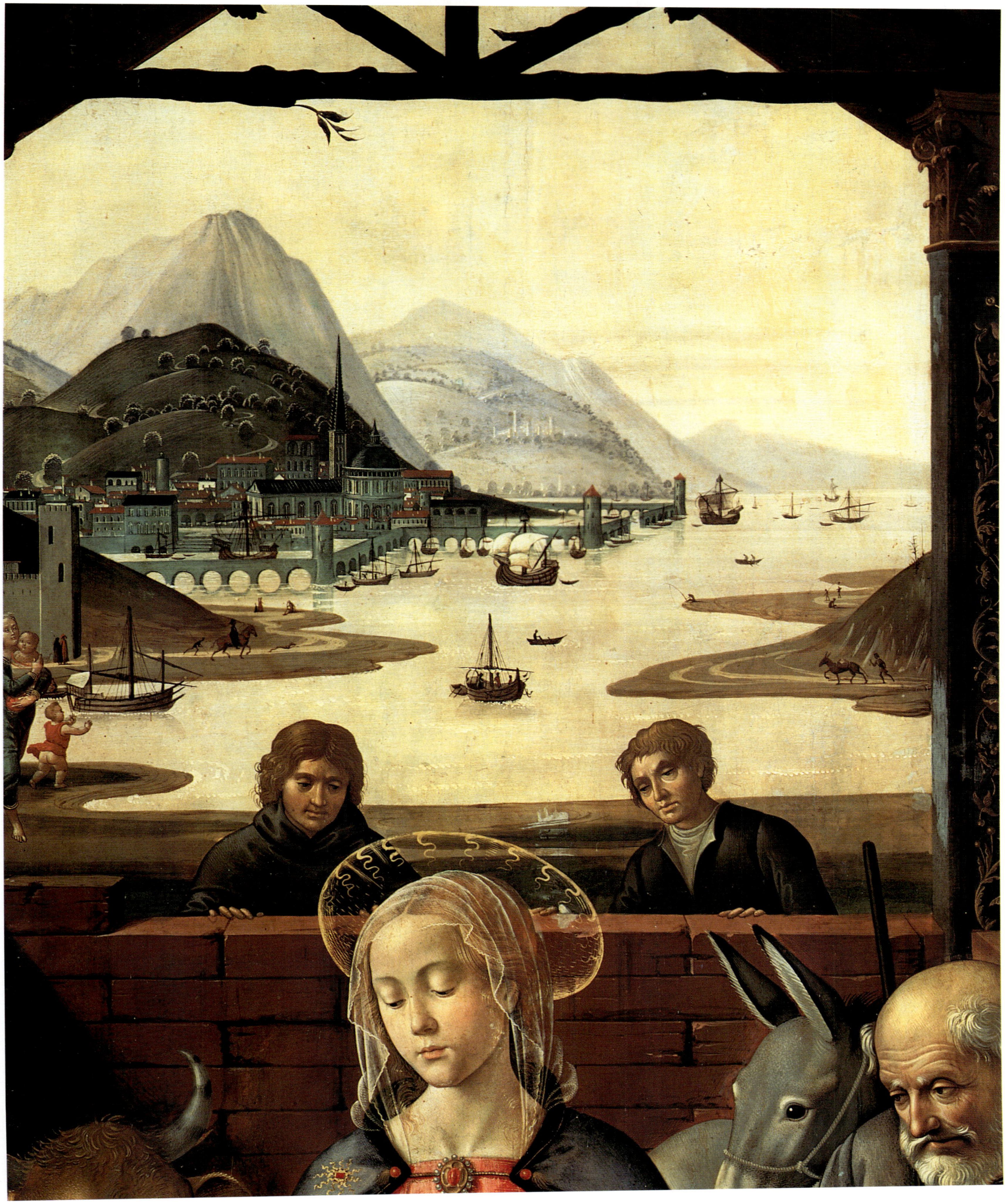

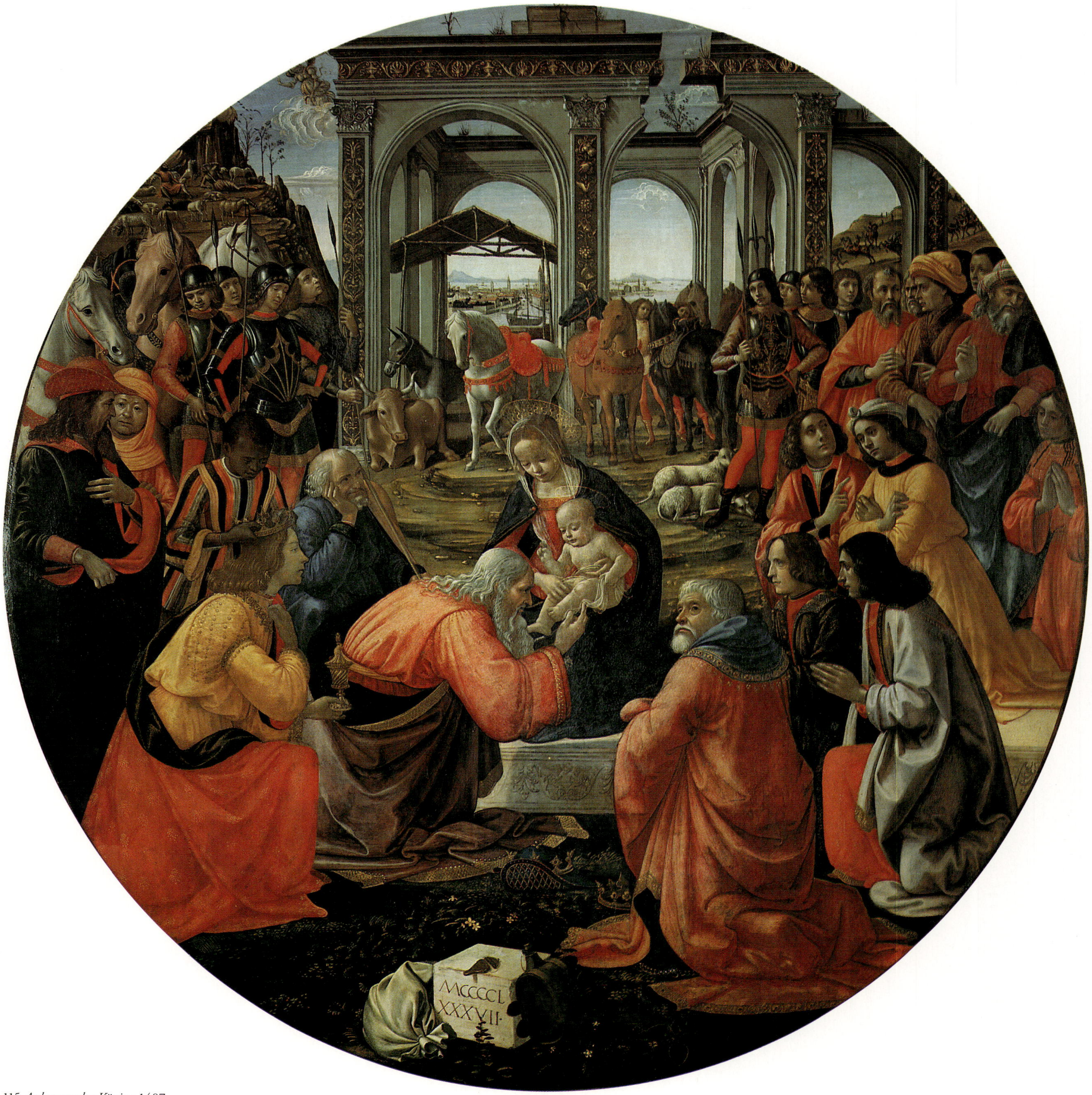

115 *Anbetung der Könige*, 1487
Holz, Durchmesser: 172 cm
Galleria degli Uffizi, Florenz

Um die Heiligen Drei Könige zu empfangen, ist Maria mit ihrem Kind auf eine freie Ebene vor den Stall getreten. Sie hat auf einem Stein Platz genommen, der wohl zu der antiken Ruine im Hintergrund gehört. Die älteren Könige haben bereits ihre Kronen vor dem Heiland niedergelegt, um ihn zu verehren. Dem jüngsten König nimmt gerade ein farbiger Diener die Krone ab. Hier ist das Motiv der dunklen Hautfarbe vom König auf den Pagen verlagert.

Ghirlandaio malte 1487 eine weitere *Anbetung der Könige* als großes Rundbild für die Familie Tornabuoni (Abb. 115). Tondi waren zur Ausschmückung privater Räume sehr beliebt, wobei die runde Form besonderes Geschick in der Komposition erforderte. Im Zentrum thront die kindlich wirkende Maria mit ihrem Kind. Hinten steht zwischen den verfallenen Arkaden eines antiken Bauwerks eine einfache Hütte, die Ochs und Esel als Stall und der Heiligen Familie als Obdach dient. Das große Gefolge der Könige drängt sich an den Seiten bis zur Ruine, nur hinter der Madonna wird ein runder Platz freigelassen.

So nimmt die Komposition auf die Form der Tafel Rücksicht. Links ist eine schöne Gruppe aus vier behelmten Soldaten mit Lanzen gegeben, die in verschiedene Richtungen blicken. Den Soldaten sind vier Pferde zugeordnet, die sich ebenfalls in unterschiedliche Richtungen wenden.

Als Pendant sind rechts in größerer Entfernung vier weitere Soldaten in prächtigen, zeitgenössischen Rüstungen gegeben. Sehr gelungen sind auch die Pferde vor der Ruine, bei denen der Künstler zeigt, daß er Tiere in verschiedenen Ansichten perspektivisch verkürzt darzustellen weiß. Der Kontrast zwischen dem prächtigen Schimmel und dem grauen Esel ist sicher absichtsvoll eingesetzt. Über diesen Tieren kann der Blick des Betrachters durch die offene Bogenarchitektur der antiken Ruine weit in die Ferne schweifen. Dort liegt in atmosphärischer Helligkeit eine Stadt von Wasser umgeben, die an Venedig erinnert.

Beide *Anbetungen der Könige* von Ghirlandaio verweisen in ihrer Komposition auf die einzigartige Tafel Leonardo da Vincis von 1481 in den Uffizien. Obwohl Leonardo dieses Werk nie vollendete, hatte es doch enormen Einfluß auf die Künstler seiner Zeit. Ghirlandaio übernahm die pyramidale Komposition der Hauptfiguren mit Maria als Spitze in seinen beiden Bildern. Die neugierigen Zuschauer hinter der Mauer in Ghirlandaios Innocenti-Tafel gehen wahrscheinlich auf die unvollendete Tafel der Uffizien zurück. Auch der rundliche Freiraum hinter Maria im Tondo könnte von Leonardos Bild inspiriert sein.

Ein weiteres Rundbild mit der *Anbetung des Kindes* durch die Heilige Familie aus Ghirlandaios Umkreis befindet sich heute in Mailand (Abb. 116). Wahrscheinlich wurde in seiner Werkstatt eine ganze Reihe derartiger Bilder gefertigt, von denen sich nur wenige erhalten haben.

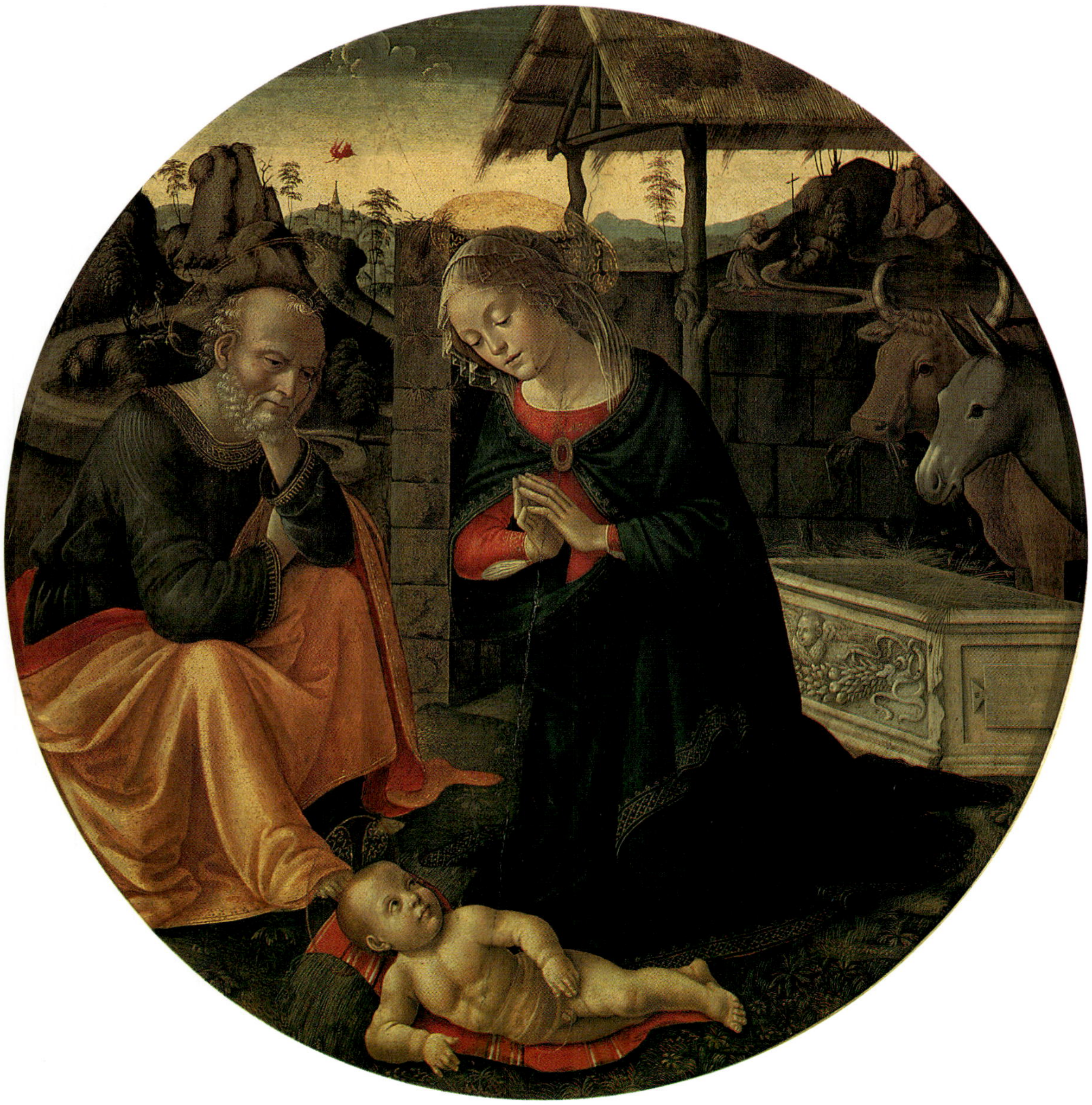

116 *Anbetung des Kindes* (Werkstattarbeit?)
Holz, Durchmesser: 90 cm
Pinacoteca Ambrosiana, Mailand

Dieses Tondo wurde Ghirlandaio zugeschrieben, da einige Details aus seiner erfolgreichen *Anbetung der Hirten* in der Sassetti-Kapelle stammen. Die Madonna ist zum Beispiel spiegelverkehrt gegeben. Ochs und Esel rücken mitsamt ihrer marmornen Krippe an den Bildrand. Joseph paßt sich wie das Christkind am vorderen Bildrand in die Form des Rahmens ein. Die für ein Kleinkind unpassende Haltung erinnert an antike Flußgötter.

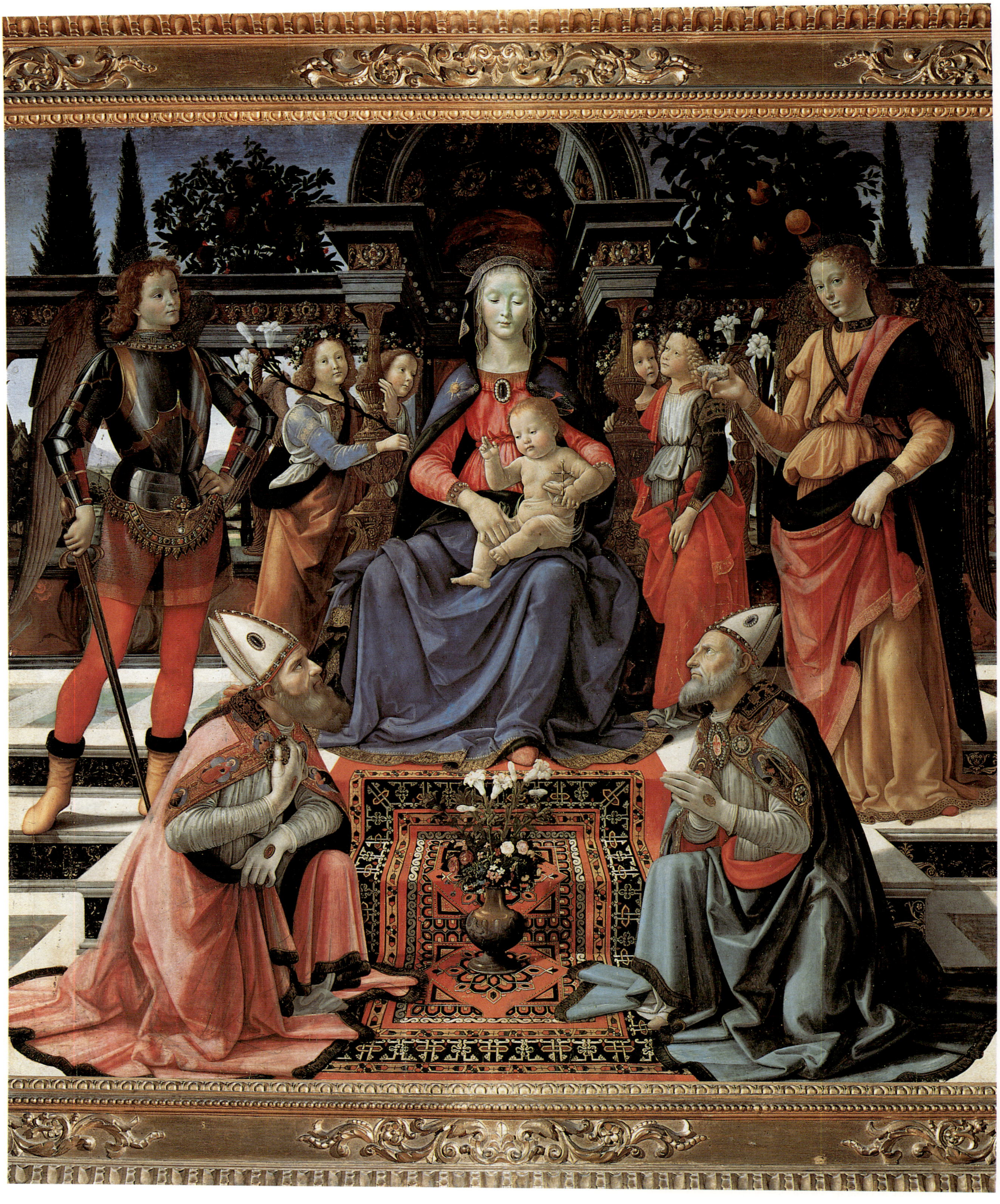

Besonders weit verbreitet waren Altarbilder, auf denen die Jungfrau Maria und Christus zusammen mit mehreren Heiligen dargestellt waren. Großer Beliebtheit erfreuten sich im Italien jener Zeit meist erhöht thronende Madonnen umgeben von Heiligen. Diesen Bildtypus nennt man »Sacra Conversazione«, also »Heilige Unterhaltung«. In einem solchen Bild konnten verschiedene Heilige so zusammengestellt werden, wie es die jeweiligen Interessen der Stifter und Kirchenvertreter notwendig machten. Der Namenspatron konnte etwa neben dem Hauptpatron der Kirche, des Altares oder einem Ordensgründer präsentiert werden. Oft ist an den gezeigten Heiligen abzulesen, welchem Orden die jeweilige Kirche, in der sich ein Bild befand, angehörte. Auf diese Weise hat man Konflikte vermieden, wie sie Francesco Sassetti ausgetragen hatte, als ihm die Abbildung seines Namenspatrons Franziskus in S. Maria Novella verwehrt wurde. Die Auswahl der Heiligen konnte gleichsam beliebig erweitert werden, um zum Beispiel die Schutzpatrone der Stadt oder einer Zunft mit einzubeziehen. Zwei derartige Werke von Ghirlandaio befinden sich heute in den Uffizien in Florenz (Abb. 117, 118). In den beiden Bildern ist das Christkind in ähnlicher Haltung segnend gegeben.

Während Ghirlandaio in dem frühen Bild mit dem zur Seite gezogenen Vorhang, das sich im Dom zu Lucca befindet (Abb. 10), alle Heiligen stehen läßt, knien in den späteren Werken die zwei vorderen nieder. So wird die Bildfläche besser ausgenutzt und zugleich eine spannende Figurenregie erreicht, indem eine pyramidale Komposition aus den knienden Heiligen und der Madonna entsteht. Die Tafeln der Uffizien sind mit schmückendem Beiwerk versehen, das wie die Teppiche auf den Thronstufen und die Blumenvasen sicherlich durch flämische Werke beeinflußt ist. Die Madonnendarstellungen folgen jedoch Verrocchios Vorbildern.

117 (links) *Thronende Madonna mit den Erzengeln Michael und Raffael sowie den Bischöfen Zenobius und Justus*, um 1483, Holz, 191 x 200 cm
Galleria degli Uffizi, Florenz

Das Bild ist streng symmetrisch komponiert. Der Erzengel Michael in glänzender Rüstung ähnelt dem Hl. Julianus in Ghirlandaios frühester Sacra Conversazione in S. Andrea a Brozzi. Das Ognissanti-Abendmahl wird in den Bäumen zitiert. Ein vergleichbarer Teppich diente dem Hl. Hieronymus in Ognissanti als Tischdecke.

118 *Thronende Madonna mit den Heiligen Dionysius Areopagita, Domenicus, Papst Clemens und Thomas von Aquin*, um 1486
Holz, 168 x 197 cm
Galleria degli Uffizi, Florenz

Vorne rechts kniet Papst Clemens. Er hat seine Tiara vor sich abgelegt und scheint den Betrachter zur Verehrung der Madonna aufzufordern. Neben ihm kniet Domenikus, der Gründer des Dominikanerordens, während einer der wichtigsten Vertreter dieses Ordens, Thomas von Aquin, rechts ein kostbares Buch präsentiert.

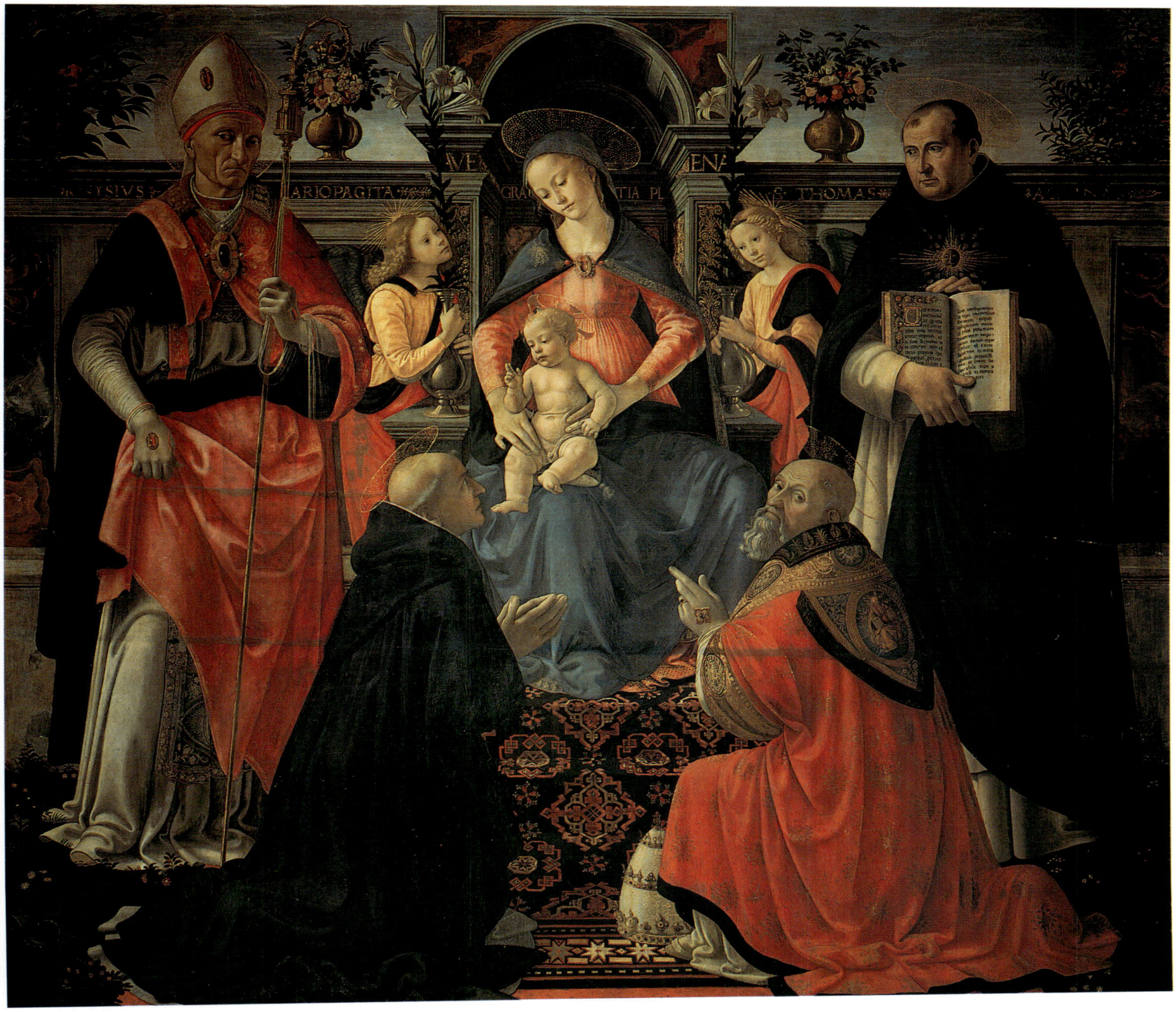

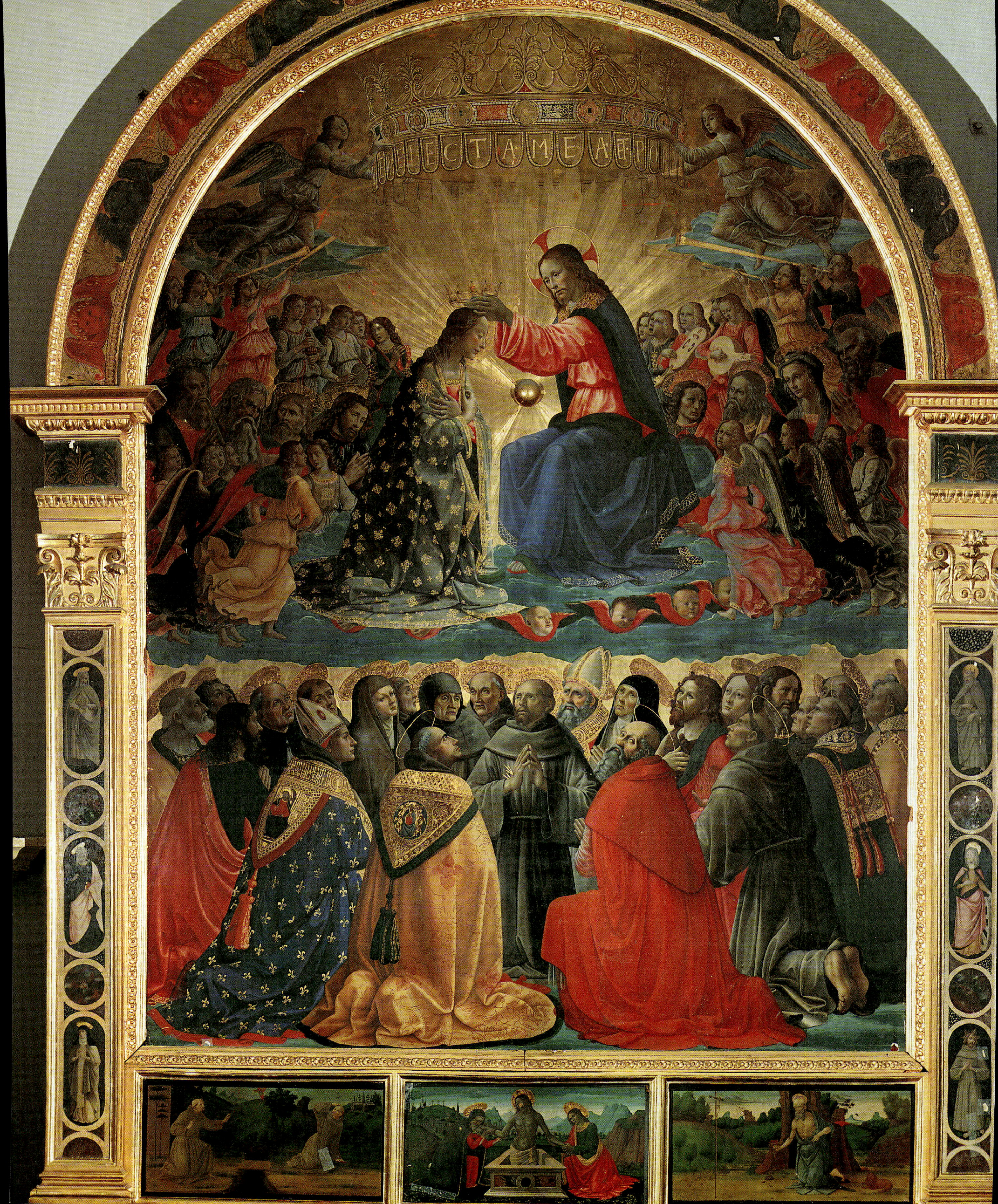
VENI ELECTA MEA ET PO

Auf einigen Altarbildern sollte die Jungfrau Maria als Himmelskönigin verehrt werden, so daß die sonst übliche »Sacra Conversazione« mit thronender Madonna nicht in Frage kam. In diesen Fällen teilten die Maler das Bildfeld waagerecht, um die Krönung Mariens oberhalb einer Reihe von Heiligen darzustellen. Hochformatige Tafeln mit rundem oberen Abschluß waren für solche Kompositionen ganz besonders geeignet. Zwei Tafeln Ghirlandaios von circa 1486 mit diesem Thema haben sich erhalten. Obwohl beide Werke auf den ersten Blick völlig unterschiedlich erscheinen, folgen beide der herkömmlichen Bildtradition (Abb. 119, 120). Der antagonistisch zur Farbigkeit gesetzte Goldgrund sowie die Überfüllung der Fläche mit Heiligen und Engeln im Bild der Stadt Nani ist ungewöhnlich für Ghirlandaio. Vielleicht waren diese konservativen Gestaltungsmittel von den Auftraggebern aus der Provinz in Umbrien gewünscht. Auch das Werk in Città di Castello ist wegen der eingeschränkten Farbpalette untypisch für Ghirlandaio; denn es wirkt vor allem aus dem Kontrast verschiedener Blau- und Rottöne mit wenigen gelben Akzenten. In beiden Werken wird ein erheblicher Anteil der Ausführung Ghirlandaios Werkstatt zugeschrieben, dennoch war gerade das Bild in Nani, Ghirlandaios größtes Tafelbild, so erfolgreich, daß es später mehrfach kopiert wurde.

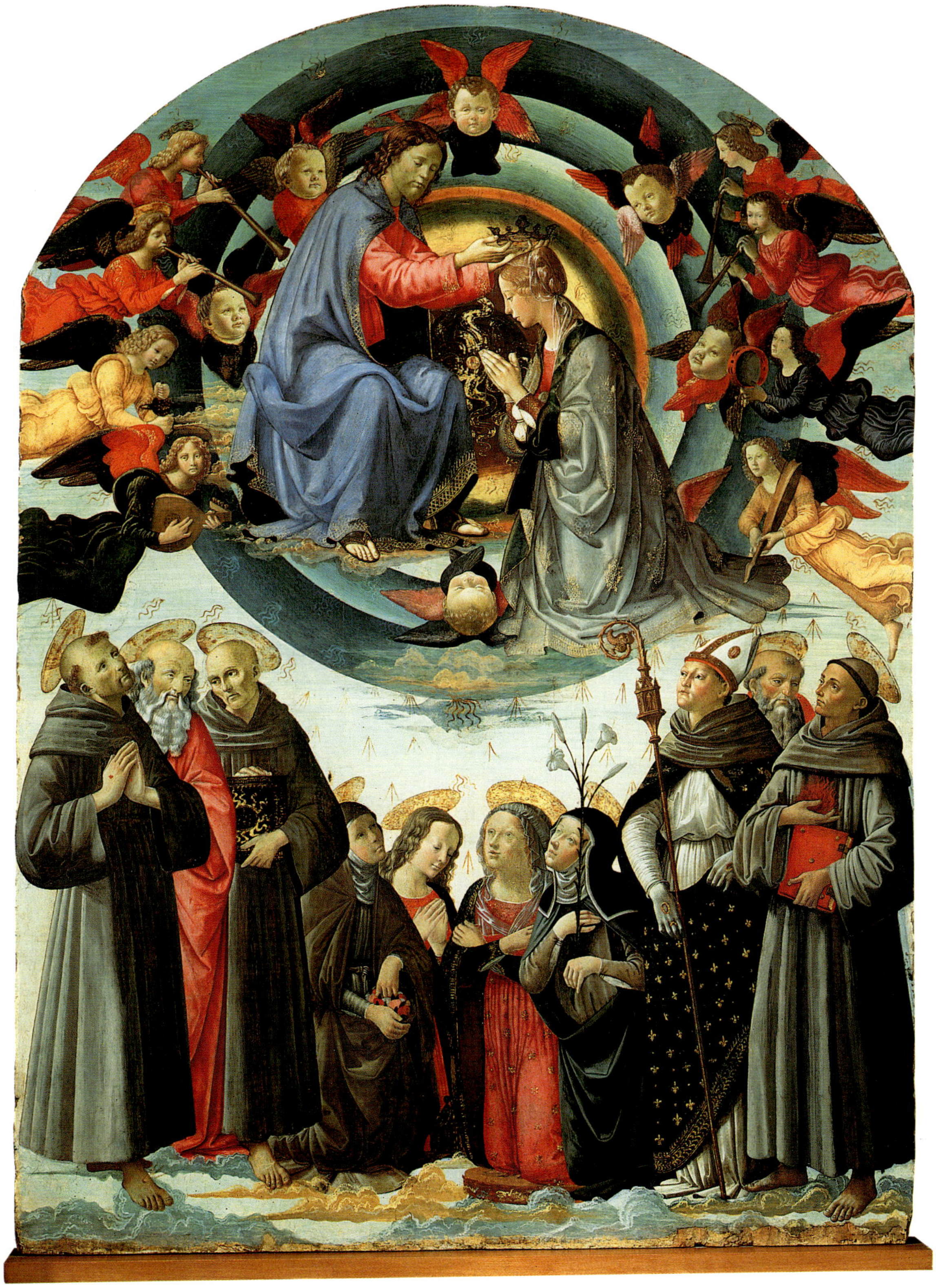

119 (links) *Marienkrönung* (Werkstattarbeit?), 1486
Holz, 330 x 230 cm
Palazzo Comunale, Nani

Christus und seine Mutter Maria erscheinen auf Wolken inmitten der himmlischen Heerscharen. Die Engel musizieren, während Christus der demütigen Jungfrau die Krone der Himmelskönigin auf das geneigte Haupt setzt. In der unteren Zone knien viele heilige Männer und Frauen um den Hl. Franziskus herum und nehmen betend an der höchst feierlichen Zeremonie teil.

120 *Marienkrönung* (Werkstattarbeit?), um 1486
Holz
Pinacoteca Comunale, Città di Castello

Im Gegensatz zum altertümlichen Bild in Nani knien bei dieser Marienkrönung nur die weiblichen Heiligen in der Mitte, während je drei heilige Männer an den Seiten stehen. Dadurch wird die kreisrunde Gloriole aus luftigen Blautönen betont; das Werk bekommt eine dynamische und heitere Gesamtwirkung. Die Heiligen auf diesem Bild gehören überwiegend dem Franziskanerorden an. Ganz links steht der Ordensgründer Franziskus von Assisi.

121 *Christus in der Gloriole mit den Heiligen Benedikt, Romuald, Attinea und Grecinana,* um 1492
Holz, 308 x 199 cm
Pinacoteca Comunale, Volterra

Der kahlköpfige Stifter mit markantem Profil reiht sich demütig betend in die Gruppe der Christus verehrenden Heiligen ein. Diese sind geradezu starr symmetrisch geordnet. Zwei weibliche Lokalheilige in leuchtendem Rot knien in Rückenansicht im Vordergrund. Säulenhaft stehen die zum Verwechseln ähnlichen männlichen Heiligen an den Seiten.

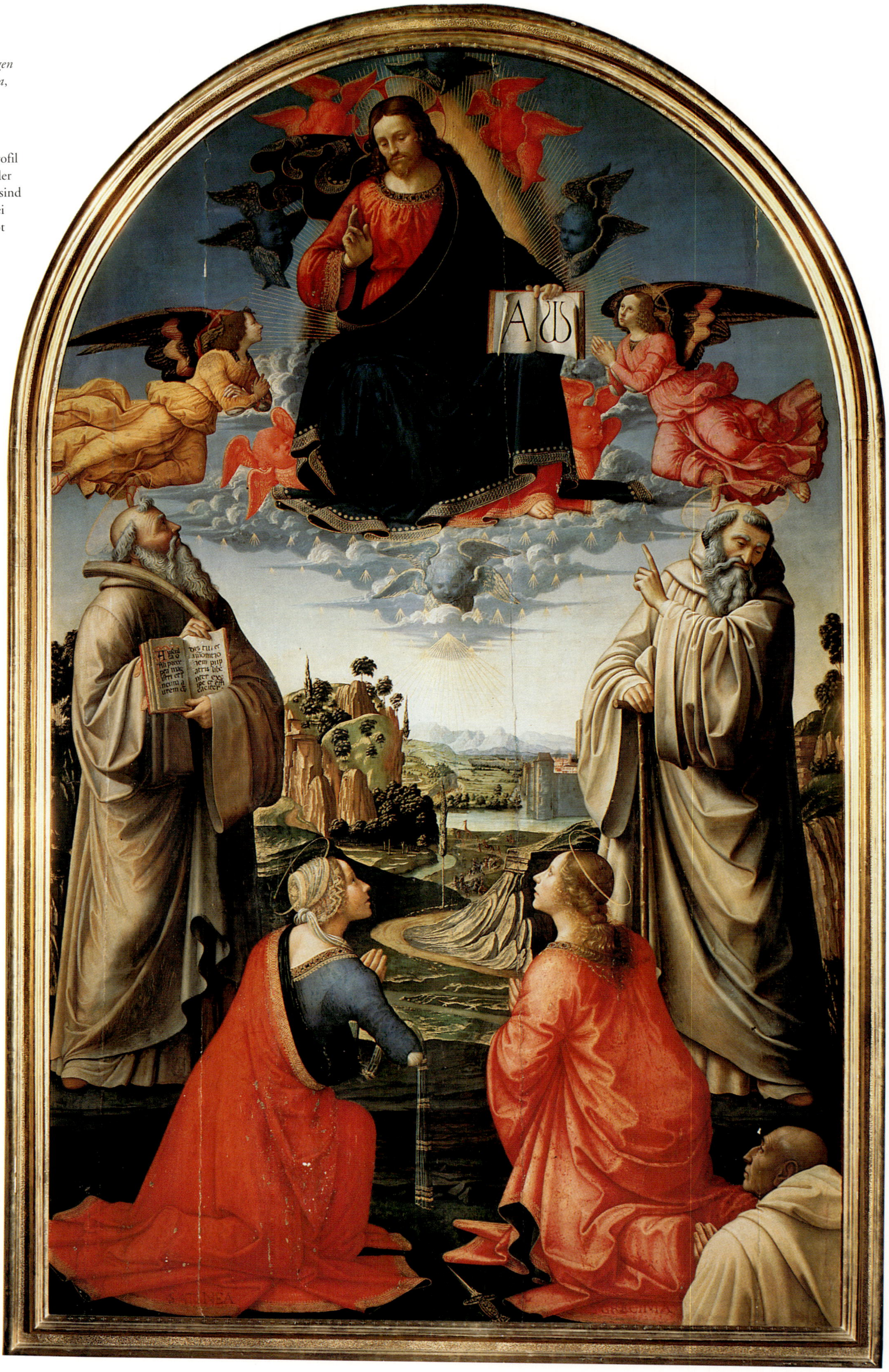

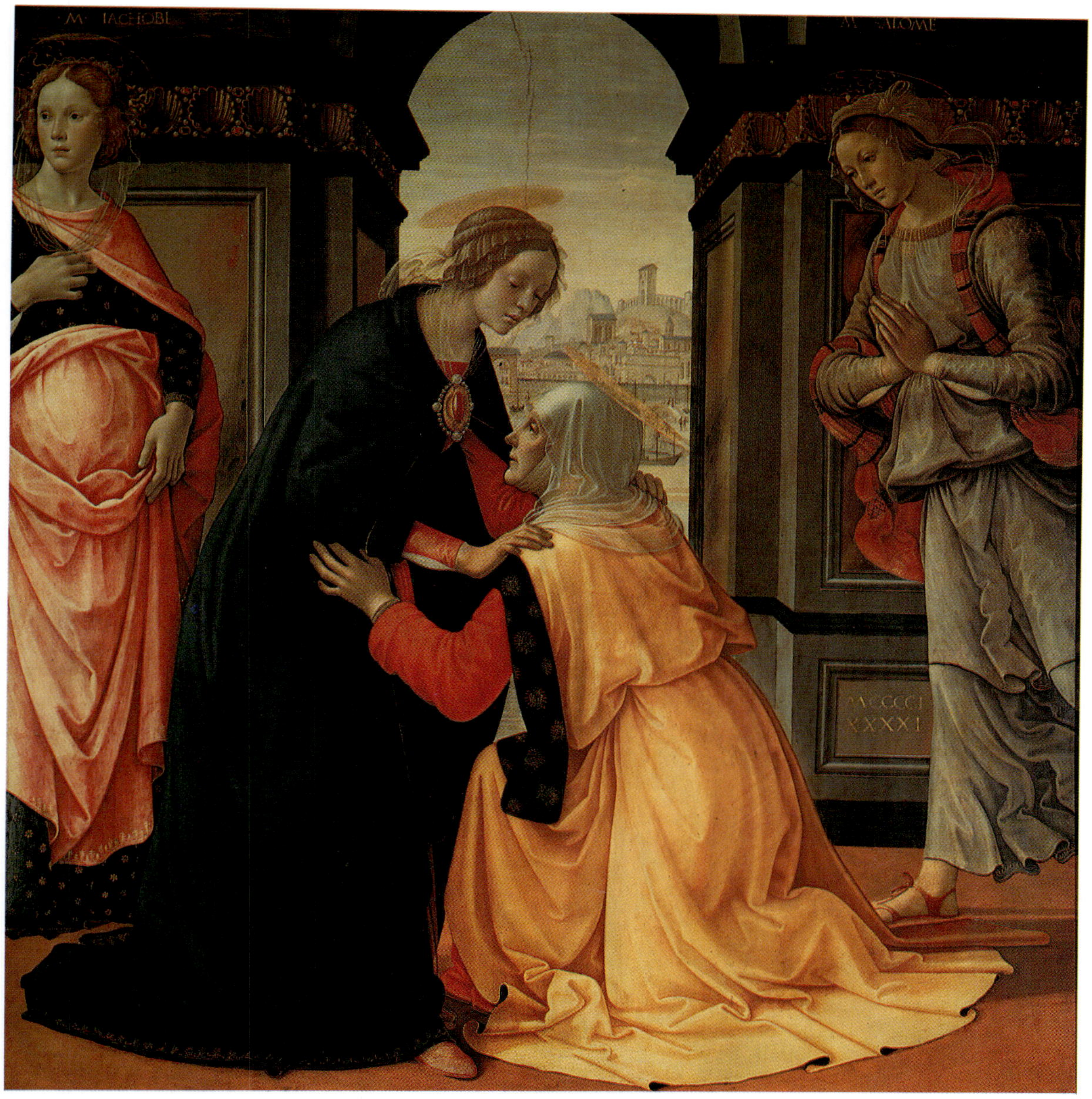

122 *Heimsuchung*, 1491
Holz, 172 x 165 cm
Musée du Louvre, Paris

Voll Ergriffenheit sinkt die greise Elisabeth vor Maria in die Knie. Still und zart beugt sich die Muttergottes zu ihr nieder. Die einfache geschlossene Gruppe der beiden durch Wunder schwangeren Frauen wird von feierlicher Stimmung erfüllt und von einem Rundbogen mit Ausblick auf eine Stadt überhöht. Dort ist ein Triumphbogen neben dem römischen Pantheon zu sehen. An den Seiten flankieren zwei heilige Frauen, Maria Jacobi und Maria Salome, die Szene.

123 Gewandstudie, um 1491
Pinselzeichnung auf Papier, 29 x 13 cm
Gabinetto dei Disegni e delle Stampe, Galleria degli Uffizi, Florenz

In dieser hervorragenden Zeichnung bereitete Ghirlandaio den Mantel der Maria für das Tafelbild mit der *Heimsuchung*, die heute im Pariser Louvre hängt, vor. Unter dem Gewand wird die vorgebeugte Haltung der Jungfrau deutlich angegeben. Der hintere Kontur der Figur ist in einem großen Bogen sehr geschlossen gezeichnet. Kopf und Hände wurden ausgespart und wahrscheinlich auf einem gesonderten Blatt vorbereitet.

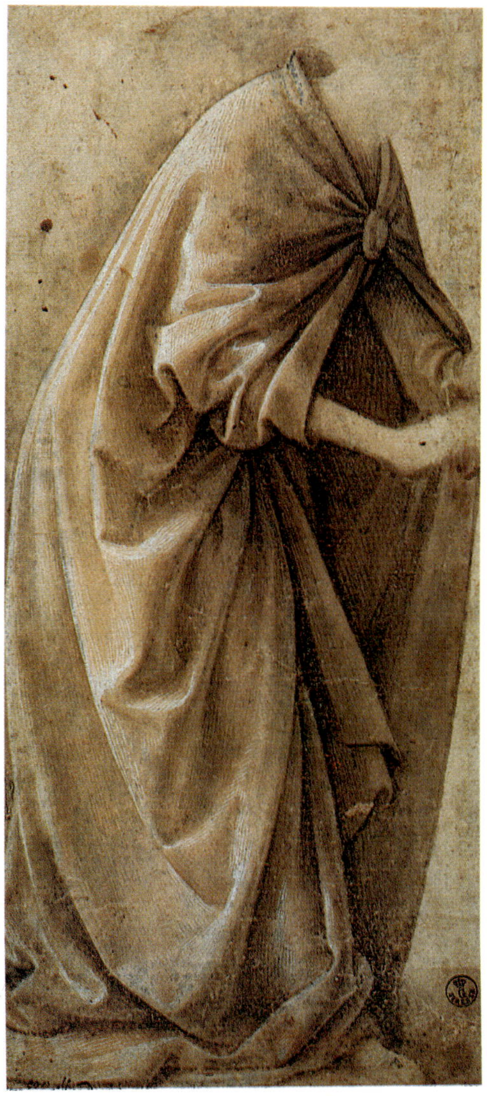

Das Kompositionsschema mit zentraler Heilsfigur und sie umgebenden weiteren Heiligen nimmt Ghirlandaio in einem späteren Werk von circa 1492 auf: Er präsentiert den segnenden Christus von Engeln umgeben auf einer Wolkenbank thronend (Abb. 121). Die Hauptlinien der Gewänder, die Konturen der Figuren und die Blicke leiten zu Christus, der den Bildaufbau bekrönt. Neben den Heiligen drängt sich auch der Stifter Fra Giusto Bonvicini, Abt eines Camaldulenser-Klosters, in das Bildfeld. Er trägt das Ordensgewand der sogenannten »weißen Benediktiner«, einem vom Hl. Romuald gegründeten Einsiedlerorden. Ghirlandaio schafft in dieser Komposition einen ungewöhnlichen Bildaufbau, bei dem die Figuren um eine leere Mitte zu kreisen scheinen. Hier wird der Blick auf eine der gelungensten Landschaften Ghirlandaios freigegeben.

Der Pariser Louvre bewahrt ein Tafelbild Ghirlandaios, das ein wenig aus dem Rahmen fällt. Wie eines der Fresken der Tornabuoni-Kapelle zeigt es die *Heimsuchung Marias* (Abb. 122). Ghirlandaio schuf das Werk 1491 für eine andere Privatkapelle derselben reichen Familie in S. Maria Maddalena dei Pazzi. Gewandstudien belegen wie sorgfältig Ghirlandaio gerade für dieses ungewöhnliche Werk jede einzelne Figur sorgfältig vorbereitet hat (Abb. 123).

So auch die von rechts anbetend ins Bildfeld schreitende Maria Salome, die ein antikisch bewegtes Gewand trägt und an Figuren Filippino Lippis erinnert. Auf der gegenüberliegenden Seite nimmt Maria Jacobi eine herkömmliche Haltung ein, blickt aber ungewöhnlicherweise nach links aus dem Bild. Diese beiden seitlichen Figuren sind vom Bildrand stark beschnitten und geraten dadurch in eine spannungsreiche Beziehung zu der in sich ruhenden Gruppe der beiden Hauptpersonen. Wegen ihrer malerischen Qualität gehört diese Tafel zu den herausragenden Werken des Meisters. Besonders reizvoll sind die jugendlichen Gesichter der Marien im Gegensatz zur alten Anna.

Bis hierhin waren alle Bilder Ghirlandaios von religiösem Inhalt geprägt. Seine Altarbilder zeichneten sich durch strenge Kompositionen aus, die sich oft an damals vorherrschende Schemata hielten. Sie zeigen, daß der Maler auf eine harmonische Gesamtwirkung von Farbe und Bildaufbau bedacht war.

PORTRÄTS

In vielen Fresken mit biblischen Szenen hatte Ghirlandaio, wie zuvor beschrieben, Porträts seiner Zeitgenossen integriert. Wahrscheinlich war er gerade deshalb bei den reichen, auf Selbstdarstellung bedachten Florentinern so beliebt. Um so mehr erstaunt es, daß sich nur wenige profane Porträts von Ghirlandaios Hand erhalten haben.

Am Ende des 15. Jahrhunderts wurde das Porträt vor allem in der Skulptur zu einem Hauptgegenstand florentinischer Kunst. Bildhauer wie Mino da Fiesole, Benedetto da Maiano, Antonio Rossellino und Ghirlandaios Vorbild Verrocchio schufen beeindruckende Meisterwerke, die durch einen hohen Realitätssinn geprägt waren. Ihre Porträtbüsten feierten die jugendliche weibliche Schönheit oder verewigten die typischen Merkmale männlicher Zeitgenossen mit erbarmungsloser Ehrlichkeit in Stein. Doch erst hundert Jahre nach Ghirlandaio wurden in den reichen und mächtigen Familien offizielle Hofporträtisten beschäftigt. Ghirlandaio kann nicht als offizieller Porträtist des Florentiner Bürgertums gelten, obwohl er der bedeutendste und begehrteste Maler der führenden Gesellschaftsschicht war. Fast alle maßgeblichen Personen seiner Heimatstadt konnten sich in seinen Bildern wiederfinden.

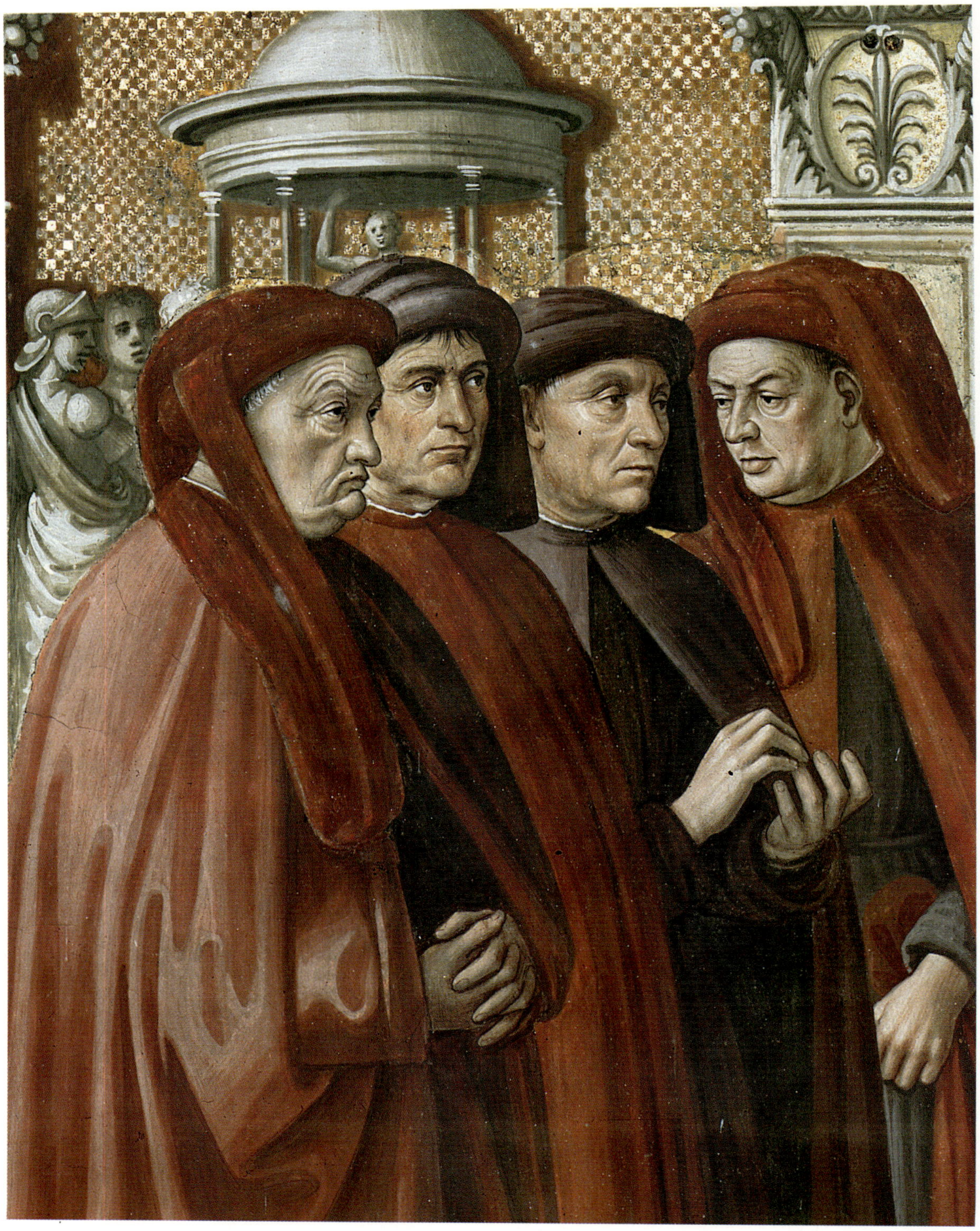

124 *Verkündigung an Zacharias* (Detail Abb. 91)

Diese Reihe von Porträtköpfen zeitgenössischer Neuplatoniker setzt in isokephalischer Reihung die antiken Köpfe im Relief des Hintergrundes fort. Dadurch zeigt der Künstler, in welcher geistigen Tradition die Männer stehen.

EINE STADT IN IHRER BLÜTE: DER HUMANISMUS UND DIE FLORENTINER RENAISSANCE

Die bei Ghirlandaio in Auftrag gegebenen Werke waren meist biblischen Inhalts. Doch warum zitiert der Maler Versatzstücke der heidnischen Antike in seinen religiösen Werken?

Eine Erklärung für die scheinbare Unvereinbarkeit von Christen und antikem Heidentum bietet eine wissenschaftliche Bewegung der Zeit, der Humanismus. Der Humanismus ging mit der Wiederentdeckung der Antike einher. Die wesentliche geistige Vorarbeit leisteten die großen Denker Dante und Petrarca. Die literarische und geistige Aneignung der Antike im 14. bis 16. Jahrhundert war Voraussetzung der sogenannten »Wiedergeburt der Antike«, der Renaissance der bildenden Künste. Zentrum des Humanismus war während dieser Zeit das Florenz der Medici. Dort galt die Antike als Verkörperung des vollendeten Menschentums, das man durch Bildung zu erreichen glaubte (Abb. 124). Bildung galt als höchstes Gut. In idealisierter Form sollte das Altertum neu erstehen. Die antikischen Kulissen in Ghirlandaios Fresken sind weniger von römischen Göttern und Heroen bevölkert als vielmehr von zeitgenössischen Vertretern der geistigen Elite, unter denen die bedeutendsten Florentiner Humanisten der Zeit zu erkennen sind. Deren Hauptleistung bestand in der Herausgabe, Erläuterung und Übersetzung antiker Schriften. Sie brachten eine an klassischen Vorbildern geschulte Geschichtsschreibung und biographische Literatur hervor, zu der auch Vasaris viel zitierte Künstlerviten zählen.

Mit dem Humanismus gingen Neugestaltung des Lebens durch Forschung, künstlerische Daseinserhöhung und Kult des Schönen einher. Man wußte die Schönheit antiker Kunstwerke zu schätzen und als diplomatische Mittel einzusetzen. Nachdem Lorenzo de' Medici 1471 als florentinischer Gesandter der Papstweihe Sixtus' IV. beigewohnt hatte, berichtete er: »Ich wurde mit großer Ehrerbietung empfangen und kehrte mit zwei antiken Skulpturen zurück, die mir der Papst schenkte: eine Augustus- und eine Agrippa-Figur.« Auch Ghirlandaios Auftraggeber Francesco Sassetti besaß eine berühmte Handschriftensammlung antiker Texte und sammelte antike Münzen.

Die italienischen Humanisten fühlten sich als Nachkommen der Römer, wie eine Behauptung Agnolo Polizianos verdeutlicht: Er behauptet, die Legende mit Fakten belegen zu können, nach der Florenz ursprünglich von den Römern gegründet worden sei. Ghirlandaio porträtierte ihn als Lehrer der Medici-Kinder (Abb. 125) und einmal mehr in der Tornabuoni-Kapelle neben weiteren Hauptvertretern des florentinischen Humanismus (Abb. 126). Des weiteren ist dort der Platoniker Cristoforo Landino zu sehen, der Kommentare zu Dantes »Göttlicher Komödie« geschrieben und Plinius' »Naturgeschichte« (77 n. Chr.) übersetzt hat. Zudem war er Dozent für Poetik und Rhetorik an der Florentiner Universität und einer der besten Kunstkritiker seiner Zeit.

Neben diesen beiden Gelehrten steht der Philosoph Marsilio Ficino, der Platon übersetzte und an der Akademie in Florenz lehrte. Er versuchte, die Kultur vom Christentum zu lösen und sie unter den Einfluß Platons zu stellen.

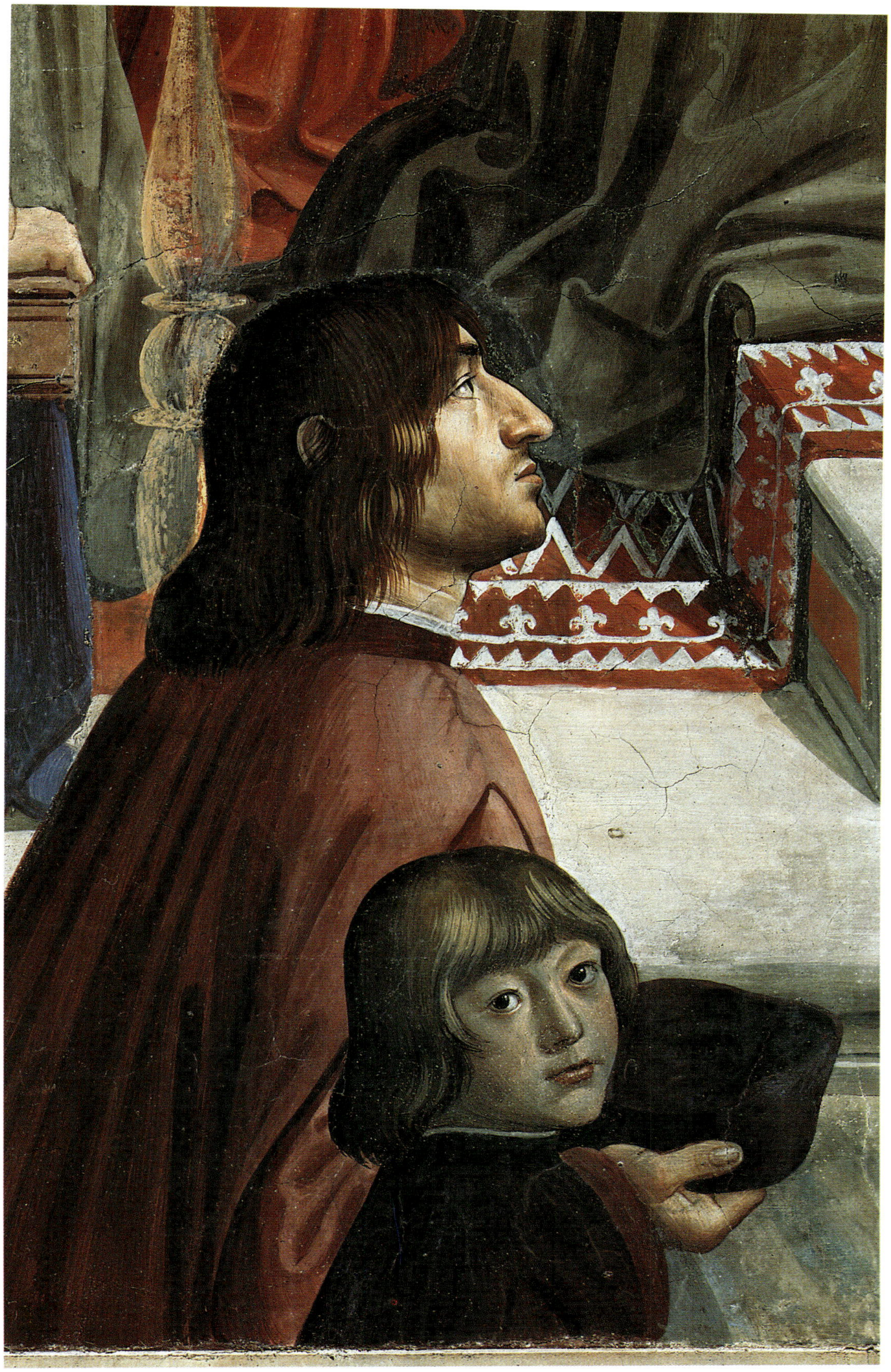

125 *Bestätigung der Ordensregel der Franziskaner* (Detail Abb. 48)

Der italienische Humanist und Dichter Agnolo Poliziano – hier mit seinem Schüler Giuliano de' Medici – war Professor für Griechisch und klassische Sprachwissenschaft. Er verfaßte Oden und Elegien in italienischer, griechischer und lateinischer Sprache und führte die Textkritik in die klassische Literaturwissenschaft ein. Poliziano starb in demselben Jahr wie Ghirlandaio.

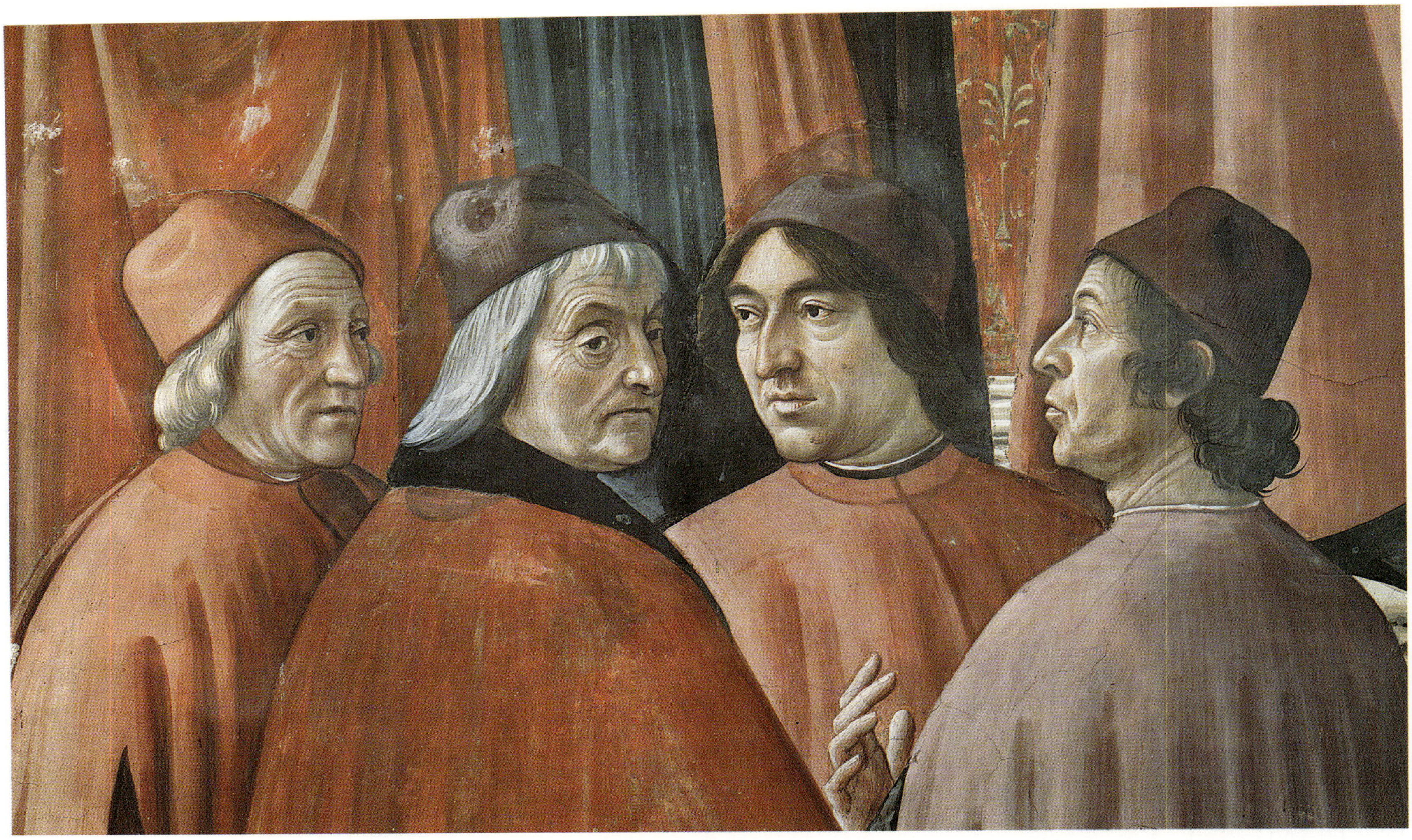

126 *Verkündigung an Zacharias* (Detail Abb. 91)

Die gebildeten Männer von Florenz stehen hier beisammen. Vasari hat sie als den Platoniker Marsilio Ficino, den Dichter und Redner Cristoforo Landino und den Humanisten Agnolo Poliziano identifiziert. Der Kopf im Profil stellt entweder den zeitgenössischen griechischen Platoniker Demetrio Greco oder Gentile de' Becchi dar.

127 (rechts) *Giovanna Tornabuoni*, um 1490
Holz, 77 x 49 cm
Sammlung Thyssen-Bornemisza, Madrid

Ghirlandaio schuf dieses anmutige Bildnis nach dem Tod der Dargestellten. Wahrscheinlich starb Giovanna bereits 1488 im Alter von zwanzig Jahren im Wochenbett. Ein Zettelchen im Hintergrund lobt das Wesen der früh Verstorbenen: »Wenn Kunst doch auch Charakter und Seele darstellen könnte, dann gäbe es kein schöneres Bild auf Erden.«

Bei dieser Orientierung der geistigen Elite an antiken Vorbildern wundert es nicht, daß Florentiner Künstler wie Ghirlandaio nach Rom reisten, um dort antike Monumente zu studieren. Im Escorial bei Madrid hat sich ein umfangreiches Skizzenbuch, der »Codex Escurialensis«, mit Zeichnungen von vielen römischen Bauwerken und Architekturdetails aus der Werkstatt Ghirlandaios erhalten.

Man fragt sich, wie ein Maler, der den gräßlichsten Hautausschlag der Kunstgeschichte zeigte, ausgerechnet für seine Porträtkunst berühmt und mit Aufträgen von eitlen, auf Repräsentation bedachten Zeitgenossen überhäuft werden konnte.

Zwei Porträts, im Pariser Louvre und in Madrid von circa 1490, sind hervorragende Meisterwerke seiner Kunst und doch grundsätzlich verschieden: *Giovanna Tornabuoni* ist zu einer »Ikone« der Schönheit junger Florentiner Mädchen idealisiert (Abb. 127), während der *Alte mit dem Knaben* mit schonungslosem Realitätssinn gemalt ist. Ghirlandaio schreckte nicht einmal vor der Wiedergabe der entstellten Nase zurück (Abb. 128).

Das Bild in Madrid zeigt Giovanna degli Albizzi in einem Prunkgewand aus Goldbrokat mit engen, geschlitzten Seidenärmeln. Sie stammte aus einer der bedeutendsten Florentiner Familien und heiratete 1486 Lorenzo Tornabuoni. Nach ihrem frühen Tod schuf Ghirlandaio zwei Porträts, deren Karton er vielleicht noch zu Lebzeiten der Dargestellten hat anfertigen können. In einem Fresko der Tornabuoni-Kapelle wohnt Giovanna ganzfigurig der Heimsuchung Marias als Zeugin bei. Das dortige Porträt hat der Maler im Tafelbild mit einem neuen Hintergrund versehen und leider Arme und Hände unglücklich beschnitten. Das liebliche Profil der jungen Dame hebt sich nun in deutlichem Hell-dunkel-Kontrast von der schwarzen Nische des Hintergrundes ab. In der erstaunlichen Klarheit des formalen Aufbaus findet die verschlossene Schönheit der jungen Frau ihren angemessenen Ausdruck.

Sie trägt ein wertvolles Schmuckstück mit goldgefaßtem Rubin und drei seidig glänzenden Perlen an einer feinen Schnur um den schlanken Hals. Ein ganz ähnliches Kleinod liegt hinter ihr und gibt zusammen mit einer roten Korallenkette auf dem schwarzen Grund dem Werk eine noble Wirkung. Diese Kette ist ein Rosenkranz, dessen herabhängendes Ende die aufrechte Haltung und den geraden Rückenkontur der Figur betont und zugleich den Blick auf das Gebetbuch lenkt. Zwischen diesen beiden »frommen« Gegenständen verweist ein Zettelchen auf die schöne Seele der Dargestellten durch ein Epigramm des römischen Dichters Martial aus dem ersten Jahrhundert.

Angesichts dieses hervorragenden Porträts, das zu den berühmtesten des Quattrocento zählt, wird klar, daß Frauenbildnisse zu Ghirlandaios idealen Motiven gehören.

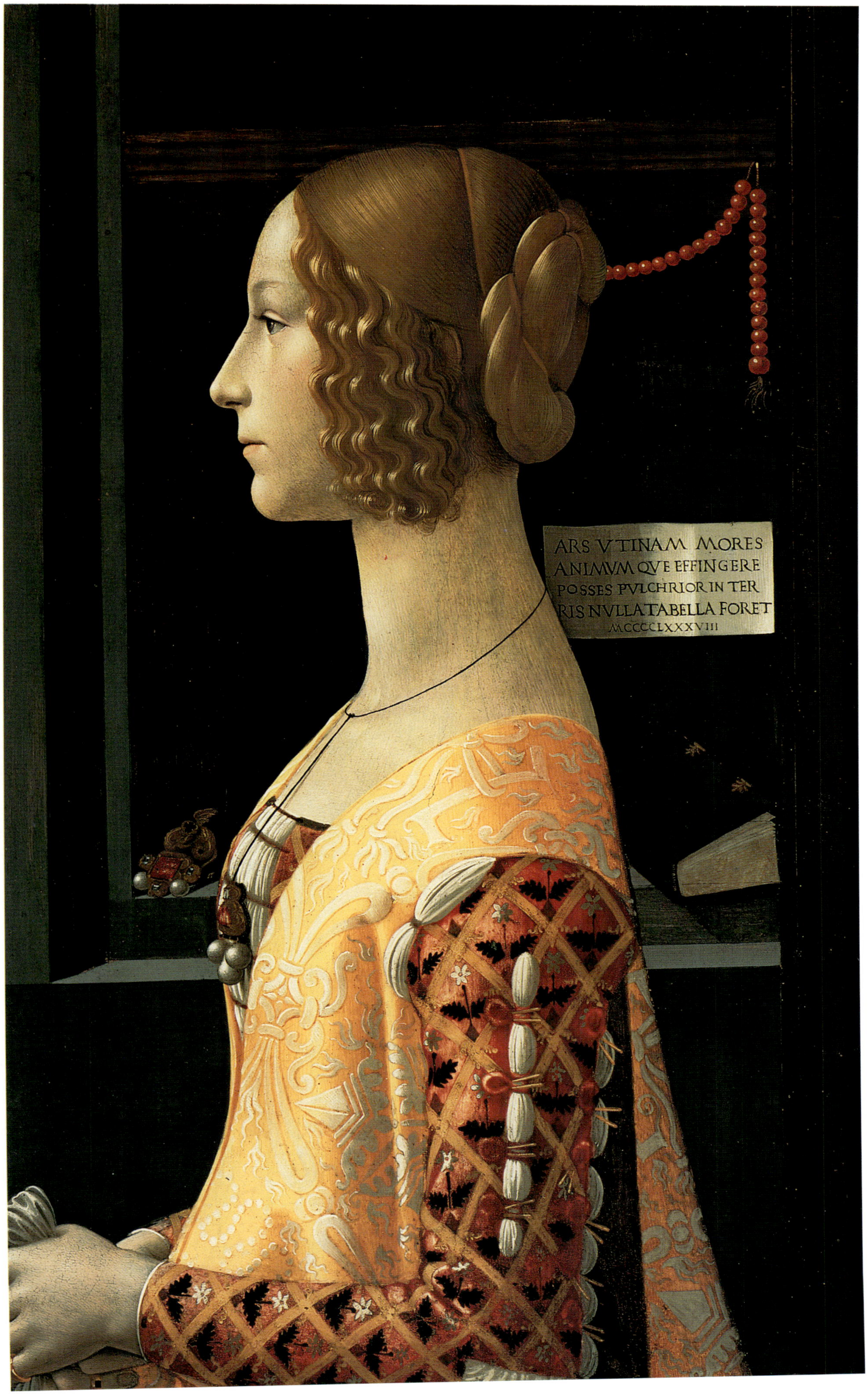
ARS VTINAM MORES
ANIMVMQVE EFFINGERE
POSSES PVLCHRIOR IN TER
RIS NVLLA TABELLA FORET
MCCCCLXXXVIII

128 *Alter Mann mit einem kleinen Jungen*, um 1490
Holz, 62 x 46 cm
Musée du Louvre, Paris

Da die Identität der beiden Personen nicht mehr bekannt ist, läßt sich ihr vermutetes Verwandtschaftsverhältnis, Großvater und Enkel, nicht mit Sicherheit bestimmen. Die durch eine scheußliche Hautkrankheit geschundene Nase des Mannes regte in neuerer Zeit zu medizinischen Aufsätzen an. Sie war zusätzlich durch Kratzer in der Malschicht entstellt. Eine Restaurierung beseitigte diesen Schaden im Jahre 1996.

Doch dem Maler gelingt es auch in seinem Doppelporträt im Louvre nicht nur, die beiden männlichen Personen mit menschlicher Wärme zu schildern, sondern zugleich eindrucksvoll die innige Zuneigung der beiden Dargestellten zu vermitteln.

Der Knabe schmiegt sich zart an sein Gegenüber. Ihre Blicke treffen sich auf der Bilddiagonalen, so wirkt die Komposition ausgeglichen, und der Betrachter wird zugleich ausgeschlossen. Die Blickrichtung des Jungen verläuft schräg nach oben am Kontur des Alten entlang, wodurch der Knabe eigentlich direkt auf die ihm entgegenragende riesige Nase blickt. Durch den Gegensatz wirkt die Stupsnase des Kleinen und sein staunend geöffneter Mund besonders kindlich.

Der Alte sitzt in einer Raumecke vor einem offenen Fenster. Der schöne Landschaftsausblick kommentiert mit seiner Zartheit gleichsam das innige Zusammensein der beiden Generationen. Durch das Fenster fällt weiches Licht auf die Gesichter, wobei der Alte von rechts, der Knabe von oben beleuchtet werden. Da die hellen Gesichtshälften einander zugewandt sind und wegen der gleichen leuchtend roten Farbe von Mütze und Gewändern, die sich in satter Fülle vom grauen Mauergrund abheben, verschmelzen die beiden Menschen zu einer Einheit. Das Bild ist ganz auf ihre Zusammengehörigkeit abgestimmt. Niederländische Einflüsse sind in dem Raumeckmotiv wie in der Landschaft unverkennbar, denkt man etwa an Dirk Bouts' Londoner Männerporträt von 1462 oder an Porträts von Petrus Christus.

Im Nationalmuseum in Stockholm befindet sich eine gezeichnete Vorstudie von Ghirlandaio, die den Alten mit geschlossenen Augen zeigt, weshalb sie oft als Totenbildnis angesehen wird. Die Möglichkeit, daß er dort schlafend gezeigt wurde, ist eher abwegig. Vielmehr könnte man annehmen, daß die Angehörigen des Verstorbenen mit dem Auftrag an Ghirlandaio die Erinnerung an ihr geliebtes Familienmitglied vor allem für den im Bild gegebenen Nachkommen lebendig halten wollten. Gerade Ghirlandaios Fähigkeit zur naturnahen Wiedergabe der persönlichen Züge einer Person waren hier gefragt, da es sich weniger um ein repräsentatives, für die Öffentlichkeit gedachtes Gemälde handelte, sondern eher um ein privates kleinformatiges Erinnerungsbild. Heute, im Zeitalter der Fotografie und des Films, läßt sich der persönliche Wert, den derartige Porträts für die Zeitgenossen hatten, kaum mehr ermessen. Bildnisse von verstorbenen Personen in den privaten Wohnbereichen dienten den reichen und adeligen Familien als Zeichen der Ehrerbietung und des Andenkens an den Verstorbenen und konnten zudem späteren Generationen deren Herkunft erläutern. Ein schwächeres, nachahmendes Gemälde im New Yorker Metropolitan Museum beweist, wie erfolgreich Ghirlandaios Kompositionen waren.

Rückblick

In seiner kaum 25jährigen Schaffenszeit hat Ghirlandaio, der populärste Maler seiner Tage, eine große Menge bedeutender Werke hervorgebracht, die er nur als Unternehmer mit Hilfe seiner Werkstatt – der meistbeschäftigten jener Jahre – bewältigen konnte. Ghirlandaios atmosphärische Räume, die Charakterköpfe seiner Porträts und der Liebreiz seiner Figuren waren schon damals hoch geschätzt. Als der Herzog von Mailand nach den besten Künstlern für ein Projekt suchte, schickte er 1490 einen Agenten nach Florenz. Dieser erstellte ein Gutachten über vier in Florenz arbeitende Maler. In seiner Bewertung lobte er Sandro Botticelli, Filippino Lippi, Perugino und Ghirlandaio. Über letzteren urteilte er: »ein guter Meister auf der Holztafel und mehr noch an Wänden. Seine Sachen haben ein gutes Aussehen (*bona aria*); er ist ein erfahrener Mann und jemand, der viel Arbeit bewältigen kann.«

Vielleicht war Ghirlandaio gerade deshalb so erfolgreich, weil er in seiner Kunst zum Teil tradierten Formen folgte und sich oft an ikonographische Vorgaben hielt. Sicher fehlte ihm der titanenhafte Charakter eines Michelangelo oder die mystische Dimension eines Leonardo da Vinci, um den Stoff für Legenden zu bilden. Seine Persönlichkeit eignete sich nicht dazu, eine schillernde Figur zu formen. Mit oft nüchterner, in jedem Fall aber klar gegliederter und um Symmetrie bemühter Komposition gestaltet der traditionsbewußte Domenico seine überwiegend religiösen Themen. In Ghirlandaios Schaffen treffen zwei neue Impulse auf die tradierte Malerei und werden in seinem persönlichen Stil umgeformt zu jener Kunst, die für die Renaissance charakteristisch ist. Ghirlandaio war sowohl aktuellen nordalpinen Einflüsse ausgesetzt, als auch der sogenannten »Wiedergeburt der Antike« verpflichtet. Diese beiden Pole spiegeln sich in seinen Werken.

Neben seinen an altrömischen Vorbildern orientierten Phantasie-Architekturen schuf er meisterhafte Stadtansichten. In reichen, immer neuen Raumlösungen umgibt er seine Szenen mit einer luftig-lichten Atmosphäre, die als Stilmerkmal seine Werke prägt. So schuf er Bilder von edler Anmut in klarer, rhythmisch vollendeter Komposition. Indem Ghirlandaio sakralen Bildinhalten profane Elemente hinzufügte, werden die religiösen Geschehnisse häufig in den Hintergrund gedrängt. Dabei integriert er in die Erzählungen Bildnisse seiner Zeitgenossen in größerer Zahl, wobei sich physiognomische Prägnanz mit monumentaler Stilisierung reizvoll verknüpfen. Mit seinen Porträts protokollierte der Maler die Machtverhältnisse und wirtschaftlichen Bedingungen in Florenz am Ende des Quattrocento und wurde so zum Chronisten der Florentiner Gesellschaft zur Zeit Lorenzo de' Medicis.

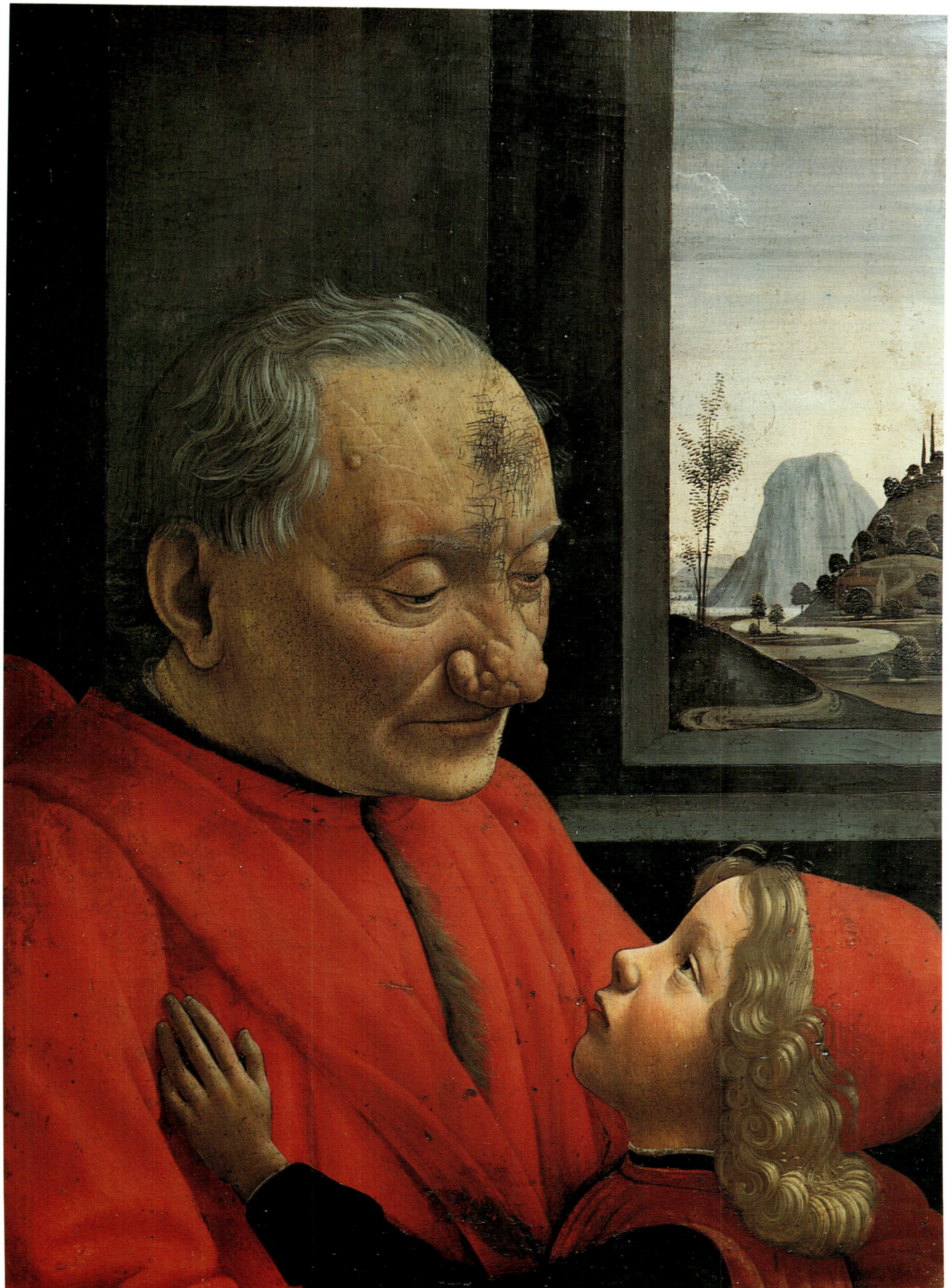

ZEITTAFEL

1449	Domenico wird in Florenz als erster Sohn des wohlhabenden Tommaso di Currado Bigordi geboren.
1466	Sebastiano Mainardi wird in San Gimignano geboren. Er arbeitet später in Ghirlandaios Werkstatt mit.
bis ca. 1472	Vasari erzählt, daß Domenico die Malerei und Mosaikkunst bei Alessio Baldovinetti erlernte. Wahrscheinlich verbrachte Domenico einige Jahre in der Werkstatt Andrea del Verrocchios. Das Ende der Lehrjahre kann für das Jahr 1472 angenommen werden, da Domenicos Name in diesem Jahr in den Büchern der Malergilde »Compagnia di San Luca« erscheint.
um 1471	Apsisfresko in der Pfarrkirche S. Andrea in Cercina bei Florenz, Ghirlandaios frühestes erhaltenes Werk.
um 1472/1473	Fresken der Vespucci-Kapelle in der Florentiner Kirche Ognissanti und Fresken mit der Taufe Christi und der thronenden Madonna in S. Andrea a Brozzi in San Donnino bei Florenz.
1473–1475	Fresken der Fina-Kapelle in der Collegiata von San Gimignano.
1475–1476	In Rom schafft Ghirlandaio mit seinem Bruder Davide für Papst Sixtus IV. dekorative Fresken in der Bibliothek des Vatikan. Sie zeigen Brustbilder von hl. Kirchenlehrern neben antiken Philosophen mit Spruchbändern.
1476	Erstes Fresko mit dem Abendmahl in Passignano bei Florenz.
1477	Dekoration der Tornabuoni-Kapelle in S. Maria sopra Minerva in Rom, nicht mehr erhalten.
um 1479	Zwei Altarbilder mit einer Sacra Conversazione in Pisa und Lucca.
vor 1480	Domenico heiratet Constanza di Bartolomeo Nucci.
1480	Fresken mit dem Abendmahl und dem hl. Hieronymus in Ognissanti, Florenz.
1481–1482	Zwei Fresken der Sixtinischen Kapelle im Vatikan, Rom.
1482–1484	Wanddekoration im Liliensaal (Sala dei Gigli) im Florentiner Palazzo Vecchio.
um 1483	Altarbild mit einer Sacra Conversazione für die Kirche S. Giusto alle Mura in Florenz, heute in den Uffizien.
1482–1485	Fresken der Sassetti-Kapelle in S. Trinità, Florenz.
1485	Altarbild der Sassetti-Kapelle mit der Anbetung der Hirten. Die Kapelle wird am 25. Dezember 1485 geweiht. Am 1. September Auftrag für die Fresken der Tornabuoni-Kapelle in S. Maria Novella, Florenz. Am 23. Oktober Auftrag für das Altarbild mit der Anbetung der Könige für das Ospedale degli Innocenti, Florenz.
1486–1490	Fresken der Tornabuoni-Kapelle in S. Maria Novella, Florenz.
um 1486	Fresko mit dem Abendmahl in S. Marco, Florenz. Altarbild mit einer Sacra Conversazione für S. Marco, heute in den Uffizien.
1486	Altarbild mit Marienkrönung für S. Girolamo, Narni.
1487	Tondo mit der Anbetung der Könige für die Familie Tornabuoni, heute in den Uffizien.
1488	Altarbild mit der Anbetung der Könige für das Ospedale degli Innocenti, Florenz. Nach dem Tod seiner ersten Frau heiratet Ghirlandaio Antonia di Simone Paolo.
1489–1490	Mosaik mit der Verkündigung am Florentiner Dom.
um 1490	Porträt der Giovanna Tornabuoni, heute in der Sammlung Thyssen-Bornemisza, Madrid. Porträt eines Alten mit seinem Enkel, heute im Louvre.
1490–1496	Altarbilder für den Hauptaltar von S. Maria Novella und die Tornabuoni-Kapelle, heute in München und Berlin.
1491	Altarbild mit der Heimsuchung aus der Tornabuoni-Kapelle in S. Maria Maddalena dei Pazzi, heute im Louvre.
um 1492	Altarbild mit Christus in der Gloriole, Volterra.
11. Januar 1494	Zwei Jahre nach dem Tod Lorenzo de' Medicis stirbt Ghirlandaio plötzlich mit 45 Jahren an einem pestartigen Fieber, als er große Werke in Pisa und Siena beginnen will. Er wird auf dem alten Friedhof von S. Maria Novella in Florenz beigesetzt.

Glossar

Altarbild/Altartafel, Altäre wurden im Mittelalter häufig mit Bildwerken versehen. Zunächst waren diese als Goldschmiedearbeiten oder plastische Figuren gearbeitet, später in Form der Altarbilder oder mehrteiliger Altartafeln, die sich oftmals hinter dem Altar oder über dessen rückwärtiger Seite erhoben (Altarretabel).

Antike (lat. antiquus, »alt«), das griechisch-römische Altertum. Die Antike beginnt mit der frühgriechischen Einwanderung im 2. Jt. v. Chr. und endet im Westen 476 n. Chr. mit der Absetzung des römischen Kaisers Romulus Augustulus, im Osten 529 n. Chr. mit der Schließung der Platonischen Akademie durch Justinian.

Apostel, die zwölf Jünger Jesu, von ihm selbst aus der großen Schar seiner Anhänger ausgewählt, um sein Werk fortzusetzen und das Evangelium zu verkünden.

Apsis (griech. »Rundung, Wölbung«), über einem halbkreisförmigen oder polygonalen Grundriß errichtete und mit einer Halbkuppel überwölbte (Altar-)Nische, im Anschluß an den Haupt- oder Chorraum einer Kirche (auch: Exedra oder Chorhaupt). Kleinere Nebenapsiden finden sich oftmals am Chorumgang oder an den Kreuzarmen.

Attribut (lat. attributum, »das Beigefügte«), der einer Person zur Identifizierung beigegebene Gegenstand oder das eine Person kennzeichnende Symbol, meist in Bezugnahme auf eine wesentliche Begebenheit in deren Leben.

Bischof (griech.), in der katholischen Kirche vom Papst frei ernannter, leitender Geistlicher mit der Vollmacht des Lehr-, Priester- und Hirtenamtes; ausgezeichnet mit Bischofsmütze (Mitra), Bischofsstab und Bischofsring.

Chor (griech. choros, »Reigentanz«), zumeist erhöhter, räumlich gesonderter Bereich im Inneren einer Kirche, dem gemeinsamen Gebet der Kleriker oder dem Chorgesang vorbehalten. Seit karolingischer Zeit bezeichnet man die über die Vierung hinausreichende Verlängerung des Mittelschiffs – einschließlich der sich oftmals als Abschluß anschließenden Apsis – als Chor.

Chorschranken (griech. choros, »Reigentanz«, lat. chorus, »Rundtanz«), die den ausschließlich dem Gebet oder Gesang der Kleriker vorbehaltenen Chorraum abgrenzenden Brüstungen oder Wände, oftmals mit bildlichem Schmuck versehen.

Dominikaner (lat. Ordo fratrum praedicatorum), vom Hl. Dominikus 1216 in Toulouse gegründeter Bettelorden, der Ausbreitung und Verteidigung des Glaubens durch Predigt und Unterrichtung verpflichtet; 1232 wurden die Dominikaner vom Papst mit der Durchführung der Inquisition beauftragt.

Ensemble (frz. »zusammen«), in der bildenden Kunst: die Gesamtheit einer Gruppe zusammengehöriger Kunstwerke verschiedener Gattungen und Techniken (z. B. einer Kapellenausstattung).

Epigramm (griech. »Aufschrift«), dichterisch verfaßte Aufschrift u. a. an Kunstwerken, Grabmälern, Weihgeschenken.

Farbperspektive, optische Tiefengliederung eines Gemäldes durch sich proportional zur Entfernung vermindernde Intensität der Farben.

Fluchtpunkt, zentraler Punkt einer perspektivischen Konstruktion, in dem sich alle in die Bildtiefe führenden Geraden treffen.

Franziskaner (lat. Ordo Fratrum Minorum), 1209 (1223) durch Franz von Assisi (1181/1182–1226) gegründeter Bettelorden, den Idealen von Askese und Besitzlosigkeit in besonderem Maße verpflichtet. Als glühendste Marienverehrer des Mittelalters stellten die Franziskaner ihren Orden unter den Schutz der Mutter Gottes.

Fresko (ital. »frisch«), Technik der Wandmalerei, bei der die Farben auf den frischen, noch nassen Putz aufgetragen werden. Aufgrund des schnellen Trocknens kann jeweils nur der Teil der Wand verputzt werden, den der Künstler an einem Tag zu bemalen in der Lage ist. Es entstehen die sogenannten Tagwerke. Im Vergleich zur auf trockenem Grund angelegten Seccomalerei sind Fresken unter guten klimatischen Bedingungen äußerst haltbar.

Fries, plastische oder gemalte, streifenartig fortlaufende Wandverzierung in horizontaler Ausrichtung, dem Schmuck, der Gliederung oder der Belebung einer Wandfläche dienend.

Gebälk, aus Architrav, Fries und Kranzgesims bestehender, oberer Teil einer Säulenordnung.

Genremalerei (frz.), Gattung der Malerei, die die Darstellung von Szenen und Begebenheiten aus dem Bereich des alltäglichen Lebens zum Gegenstand hat.

Gesims, waagerechter, aus der Wand hervortretender Streifen, der die horizontalen Abschnitte eines Gebäudes gliedert.

Glorie (auch: Gloriole, aus lat. gloria, »Ruhm, Glanz«), Heiligenschein, der den ganzen Körper umgibt.

Gotik (ital. gotico, »barbarisch, nicht antik«), europöische Stilepoche des Mittelalters, auf die Romanik folgend und der Renaissance vorausgehend. Um 1150 von Nordfrankreich ausgehend, breitete sich die Gotik allmählich nach England, Spanien, Deutschland und Italien aus. In Italien endet die Gotik schon um 1400, während sie andernorts bis zum Anfang des 16. Jahrhunderts andauert. Bestimmend für die gotische Baukunst ist die Kathedrale. Spezifische Merkmale sind die Einführung des Spitzbogens (im Gegensatz zum romanischen Rundbogen), das Kreuzrippengewölbe und die Verlegung des Strebewerks nach außen. Gotische Gebäude streben in die Höhe; Auflösung und Durchlichtung der Wand- und Mauerflächen prägen den Gesamteindruck (Skelettbau).

Die gotische Skulptur ist in besonderem Maße an die Architektur gebunden. Kennzeichnend ist eine idealisierte Naturauffassung; Körper und Gewänder sind – zumeist in überproportionierter Streckung – in ihrem Zusammenspiel wesentlich für die Ausdrucksgestaltung. Hauptaufgaben der gotischen Malerei sind das Tafelbild und die Glasmalerei.

Grisaille (frz. gris, »grau«; grisailler, »grau anstreichen«), Art der Malerei die in bewußtem Verzicht auf farbliche Abstufungen ausschließlich Steinfarben, Brauntöne oder Grau verwendet; besonders geeignet zur malerischen Nachahmung bildhauerischer Arbeit. (Grau-in-Grau-Malerei).

Humanismus (lat. humanum, »menschlich«), In Italien kennzeichnet der Humanismus eine seit der Mitte des 14. Jahrhunderts entwickelte Geisteshaltung, die in Anlehnung an die Antike das menschliche Dasein in den Mittelpunkt rückte. Im Humanismus, als prägender Geisteshaltung der Renaissance, vollzog sich die Emanzipierung des Menschen vor Gott. Damit einher ging das Bestreben um neue, am Diesseitigen orientierte, geistes- und naturwissenschaftliche Erkenntnisse. Die Humanisten widmeten sich in besonderem Maße der Wiederentdeckung und Pflege der griech. und lat. Sprache und Literatur; bis heute kennzeichnet der Begriff die vermeintlich ideale Verbindung aus der auf antiker Gelehrsamkeit beruhenden Bildung und einer aus Wirklichkeitsnähe und -beobachtung erwachsenden Menschlichkeit.

Illusionismus, Art der Malerei, die durch perspektivische und malerische Gestaltungsmittel den optischen Eindruck von dreidimensionaler Räumlichkeit hervorruft.

Ikonographie (griech. eikon, »Bild«, graphein, »schreiben, beschreiben«), Lehre von Inhalt, Sinn und Symbolik bildlicher Darstellungen, vor allem in der christlichen Kunst; ursprünglich Porträtkunde des Altertums.

Inkarnat (lat. carnis, caro, »Fleisch«), in der Malerei: Fleischfarbe, Farbton der menschlichen Haut.

Interieur (frz.), in Gemälden: die malerische Darstellung von Innenräumen.

Isokephalie (griech.), Kompositionsweise, bei der die Köpfe aller dargestellten Personen in einer Höhe erscheinen; oft mit dem Prinzip der Reihung verbunden.

Kapelle (lat. capa »Mantel«), nach dem Mantel des Hl. Martin von Tours, dessen Aufbewahrungsort im Betraum der Königspfalz zu Paris (seit dem 7. Jahrhundert) allein »Capella« hieß; kleinere Kirche ohne Pfarrechte für besondere Zwecke (z. B. Tauf- oder Grabkapelle) oder An- bzw. Einbau (z. B. Chorkapelle oder Kapellennischen).

Karton, ein in Originalgröße auf starkem Papier mit Kohle, Kreide oder Bleistift ausgeführter Entwurf zur Ausführung von Wandmalereien, Mosaiken, Glasgemälden oder Bildteppichen.

Komplementärfarben (auch: Ergänzungs- oder Gegenfarbe), einander im Farbkreis kontrastierend gegenüberstehende Farben, deren Farbwerte sich zu Weiß ergänzen (z. B. Grün-Rot, Gelb-Blau usw.).

Kontrapost (ital. contrapposto, »Gegensatz«), Standmotiv in der Bildhauerkunst, bei dem die verschiedenen Kraft- und Bewegungsrichtungen des menschlichen Körpers zu einem harmonischen Ausgleich gebracht werden. Lastende und tragende, ruhende und treibende Kräfte einer Figur werden durch ausgewogene Verteilung auf Stand- und Spielbein ausbalanciert. Der Kontrapost geht ursprünglich auf antike griechische Statuen zurück und wurde besonders in der Renaissance wieder aufgegriffen.

Loggia (ital.), offener, von Säulen oder Pfeilern gestützter Bogengang (oder Bogenhalle).

Luftperspektive, die auf farblicher Seherfahrung beruhende Aufhellung aller Farben mit zunehmender bildräumlicher Tiefe. Bei Leonardo bezeichnet die Luftperspektive insbesondere den Detailverlust bis hin zur Auflösung der geschlossenen Gestalt von Gegenständen bei zunehmender Entfernung.

Martyrium (griech. martyrion, »Zeugnis, Beweis«), aufgrund des Glaubens oder Überzeugungen wegen erlittene Qualen, Folterungen; Opfertod.

Medici, florentinisches Patriziergeschlecht, das insbesondere durch Bankgeschäfte zu Reichtum kam. Von 1434–1737 hatten sie mit kurzen Unterbrechungen die Herrschaft über Florenz und ab 1569 über die Toskana inne. Einer der einflußreichsten Medici war Lorenzo I., der Prächtige (1469–1492), der besonders die Künste und die Wissenschaften förderte und an der Platonischen Akademie in Florenz führende Humanisten versammelte. Sein Sohn Giovanni de' Medici regierte 1513–1521 als Papst Leo X. in Rom.

Pantheon, antiker Kuppelbau mit achtsäuliger Giebelvorhalle, der in Rom unter Kaiser Hadrian als allen Göttern geweihtes Heiligtum errichtet wurde. Später wurde das Gebäude zur christlichen Kirche.

Patronat (lat. »Schutzherrschaft«), das kirchl. geordnete Verhältnis zwischen einem Stifter und der von ihm durch Vermögensausstattung geförderten Kirche; die Schutzherrschaft eines Heiligen über einen ihm geweihten Ort oder Gegenstand (Kirche, Kapelle, Altar usw.).

Pendant (frz. »hängend«), ergänzendes Gegenstück.

Perspektive (lat. perspicere, »durchschauen, hindurchsehen«), Darstellung dreidimensionaler Gegenstände auf der ebenen Bildfläche. Objekte und Figuren werden dabei weitestgehend gemäß den optischen Bedingungen wiedergegeben, unter denen sie einem Betrachter auch in Wirklichkeit erscheinen.

Physiognomie (griech. physis, »Natur«, gnomon, »Beurteiler, Kenner«), äußeres Erscheinungsbild eines Menschen, insbesondere des Gesichtes.

Pietà (ital. »Erbarmen, Mitleid«, auch: Vesperbild), Darstellung der trauernden Muttergottes, die den Leichnam Christi in ihren Armen hält.

Pilaster (ital.), rechteckiger, zumeist nur wenig vorspringender Wandpfeiler mit Basis, Schaft und Kapitell, der die Wandfläche gliedert; oft kanneliert, d. h. mit senkrechten Rillungen am Schaft versehen.

Ponderation (lat. ponderare, »abwägen«), gleichmäßige Verteilung der Körperschwere auf die Gliedmaßen einer Statue.

Postament (lat. postamentum), Sockel oder Unterbau eines Pfeilers, einer Säule oder einer Statue.

Quattrocento (ital. »vierhundert«), italienische Bezeichnung für das 15. Jahrhundert.

Refektorium (aus lat. reficere, »wiederherstellen«), klösterlicher Speisesaal.

Relief (lat. relevare, »erheben«), die aus einer Fläche durch Skulpturieren oder Modellieren herausgearbeitete Darstellung. Nach Grad der plastischen Tiefe und Hervorhebung unterscheidet man Flach-, Halb- und Hochrelief.

Renaissance (frz. »Wiedergeburt«), progressive, geistig und kulturell folgenreiche Epoche zwischen dem 14. bzw. 15. und dem 16. Jahrhundert in Süd-, West- und Mitteleuropa. Ursprungsland ist Italien. Der Begriff (»rinascita«) wurde 1550 von Vasari geprägt, der damit zunächst nur den Akt der Überwindung der mittelalterlichen Kunst meinte. Man unterscheidet zwischen Früh- (ab ca. 1420), Hoch- (bis ca. 1520/1530) und Spätrenaissance (auch Manierismus, bis ca. 1600). Schöpfer der Renaissancekultur waren vor allem bildende Künstler, Wissenschaftler, Philosophen und Literaten, angeregt durch den Humanismus, der mit Berufung auf das antike Vorbild die Herausbildung eines neuen, diesseitig orientierten Menschen-, Welt- und Naturbildes förderte. Der ausgeprägte Anthropozentrismus entwickelte u. a. das Leitbild des »uomo universale«, des geistig und körperlich allseitig begabten und gebildeten Menschen. Das Erstarken des Bürgertums und die macht- und kulturpolitisch bestimmenden einzelnen Herrscherfamilien (z. B. Medici, Gonzaga, Sforza) prägten die Stadtstaaten, die sich in der Tradition der griechischen Polis verstanden. Die Baukunst bezog sich auf die Architekturtheorien Vitruvs und zeichnete sich im wesentlichen durch die Aufnahme antiker Bauelemente und die Ausbildung einer Palast- und Schloßarchitektur aus; der Zentralbau wurde zum typischen Renaissancebauentwurf. Die bildenden Künste gelangten vom Handwerksstatus in den Rang der freien Künste, wodurch der soziale Status und das Selbstverständnis der Künstler eine qualitative Erhöhung fanden. Kunst und Wissenschaft standen in direkter Verbindung und wirkten aufeinander (z. B. in der Entdeckung mathematisch berechenbarer Perspektive oder anatomischer Erkenntnisse).

Sacra Conversazione (ital. »heilige Unterhaltung«), Darstellungstypus des würdevollen Beieinanders von Maria und mehreren Heiligen in einem einheitlichen Raumgefüge. Der Begriff ist irreführend, da keine tatsächliche Unterhaltung dargestellt wird.

Sarkophag (griech. sarcophagos, »Fleischfresser«), reichhaltig verzierter, aus Holz, Metall, Ton oder Stein gefertigter Sarg.

Schutzmantelmadonna, in der Malerei: Darstellung Marias, die die Gläubigen mit ihrem Mantel schützend umfängt. Die Geste des Mantelschutzes stammt ursprünglich aus dem juristisch-weltlichen Bereich. Kinder wurden legitimiert und adoptiert, indem der Vater sie unter seinen Mantel nahm. Hochgestellte Personen, besonders Frauen, konnten Verfolgten unter ihrem Mantel Schutz gewähren und für diese um Gnade bitten. Dieses Mantelschutzrecht der Frauen wurde auf Maria übertragen.

Sibyllen, Zukunft weissagende Frauen des Altertums, die der Legende nach wie die männlichen Propheten Geburt, Passion und Auferstehung Christi vorausgesagt hatten.

Signoria (ital. »Herrschaft«), seit dem späten Mittelalter leitender Rat (Regierung) italienischer Städte, meist unter Vorsitz einzelner Familien.

Sinopie (ital. sinopia), die originalgroße Vorzeichnung eines Fresko. Der Ausdruck leitet sich von der Stadt Sinope am Schwarzen Meer ab, wo die hierzu verwendete rötliche Erde abgebaut wurde.

Sixtinische Kapelle, Hauskapelle des Papstes im Vatikan; 1473–1481(1484?) im Auftrag Sixtus' IV. von Giovanni de Dolci erbaut. Fresken von Botticelli, Ghirlandaio und anderen verweisen auf die päpstliche Lehr-, Priester- und Regierungsgewalt. Die Altarwand mit den Fresken des Jüngsten Gerichts sowie die Deckenfresken mit Szenen des Alten Testaments sind Hauptwerke Michelangelos.

Stilleben (auch frz. nature morte, ital. natura morte), bildliche Darstellung unbelebter, regloser Dinge in künstlerischem Arrangement (Blumen, Obst, Bücher, Gefäße, tote Tiere usw.). Als Bildgattung kommt das Stilleben im späten 14. Jh. auf und erlebt seinen Höhepunkt in der niederländischen Malerei des 17. Jh.

Tafelbild, ein auf Holz (oder in kleineren Formaten auch auf Kupfer) gemaltes Bild. Tafelbilder kamen im 12. Jh. auf und waren insbesondere vor Einführung des Leinwandbildes weitverbreitet.

Tempera (aus lat. temperare, »mischen, mäßigen«), Maltechnik, bei der die Farben mit einem Bindemittel aus Ei, Leim oder Kasein vermischt werden. Im Vergleich zur Ölmalerei trocknen die Farben schneller, so daß ein Naß-in-Naß-Malen nicht möglich ist. Daher werden feine Schattierungen und Übergänge mit vielen Lagen parallel geführter Striche erreicht. Farbunterschiede zwischen der nassen und der trockenen Tempera machen es bei etwaigen Übermalungen schwer einen gleichen Farbton zu treffen.

Tondo (ital.), kreisrunde Gemälde- oder Reliefdarstellung.

Trajans-Säule, monumentale, 113 n. Chr. in Rom errichtete Säule mit spiralartig umlaufenden Reliefbändern zum Gedenken an die Taten des Kaisers Trajan.

Trinität (lat. »Dreieinigkeit«), christliche Glaubenslehre von der Dreifaltigkeit Gottes (in der Einheit von Vater, Sohn und Heiligem Geist).

Triptychon (griech. »aus drei Stücken bestehend«), dreiteilige Bildtafel, insbesondere als mittelalterlicher Flügelaltar, aus einem feststehenden Mittelteil und zwei beweglichen Seitenflügeln bestehend.

Triumphbogen, seit dem 2. Jh. v. Chr. Ehrenbogen für einen Kaiser oder Feldherrn als freistehender Torbau mit Durchgängen.

Vasari, Giorgio, 1511–1574, ital. Baumeister, Maler und Kunstschriftsteller, seine Lebensbeschreibungen italienischer Künstler (Vite, 1555/1568) sind eine der wichtigsten Quellen der Kunstgeschichtsschreibung.

Auswahl-Bibliographie

W. Adelmann, H. Albertus und G. Boulboullé u. a.: Florenz. Ein Reisebuch, Bremen 1983

Michael Baxandall: Die Wirklichkeit der Bilder. Malerei und Erfahrung im Italien des 15. Jahrhunderts, Frankfurt a. M. 1987, (Painting and Experience in the Fifteenth Century Italy, A Primer in the Social History of Pictorial Style, Oxford 1972, dt. von Hans-Günter Holl)

Jan Bialostocki: Spätmittelalter und beginnende Neuzeit, in: Propyläen-Kunstgeschichte, Sonderausgabe, Bd. 7, Frankfurt a. M., Berlin 1990

Eve Borsook und Johannes Offerhaus: Francesco Sassetti and Ghirlandaio at Santa Trinità, Florence. History and Legend in a Renaissance Chapel, Doornspijk 1981

Liana Castelfranchi Vegas: Italien und Flandern. Die Geburt der Renaissance, Stuttgart, Zürich 1994

Gerals S. Davies: Ghirlandaio, London 1908

Herman Egger: Codex Escurialensis. Ein Skizzenbuch aus der Werkstatt Domenico Ghirlandaios, Wien 1905

Henri Hauvette: Ghirlandaio, Paris 1907

Roland G. Kecks.: Ghirlandaio, catalogo completo, Florenz 1995

Bram Kempers: Kunst, Macht und Mäzenatentum. Der Beruf des Malers in der italienischen Renaissance, München 1989

Paul Erich Küppers: Die Tafelbilder des Domenico Ghirlandajo, Strassburg 1915

Jan Lauts: Domenico Ghirlandajo, Wien 1943

Emma Micheletti: Domenico Ghirlandaio, Florenz und Mailand 1990

Wolfram Prinz und Max Seidel: Domenico Ghirlandaio, Atti del Convegno Internazionale, Firenze, 16–18 ottobre 1994, Florenz 1996

Ernst Steinmann: Ghirlandaijo, Bielefeld und Leipzig 1897

Giorgio Vasari: Leben der ausgezeichnetsten Maler, Bildhauer und Baumeister, von Cimabue bis zum Jahre 1567, Nachdruck der ersten deutschen Gesamtausgabe, Stuttgart und Tübingen 1832–1849, Darmstadt 1988

Aby Warburg: Bildniskunst und Florentinisches Bürgertum. Domenico Ghirlandajo in Santa Trinità. Die Bildnisse des Lorenzo de' Medici und seiner Angehörigen, Leipzig 1902

Bildnachweis

Artothek, Peissenberg, Photo: Blauel/Gnamm (114/115); Bildarchiv Preußischer Kulturbesitz, Berlin, Photo: Jörg P. Anders (55, 66, 116); Cassa di Risparmio di Firenze, Firenze (43); © Fundación Colección Thyssen-Bornemisza, Madrid (133); Scala, Istituto Fotografico Editorale, Antella/Firenze (8, 10, 12/13, 15, 16, 17, 20, 23, 24, 25, 26/27, 28/29, 30/31, 34, 35, 36/37, 38/39, 40, 41, 42, 44, 46/47, 50, 51, 52, 53, 58/59, 62, 63, 64, 67, 68/69, 71, 72, 76, 79, 80, 82, 83, 84/85, 87, 88, 90/91, 92, 96, 98, 101, 102, 103, 104, 105, 108, 109, 110, 111, 112, 113, 117, 122, 123, 124, 125, 126, 127, 128, 129, 135); The Detroit Institute of Arts, Detroit (18).